程海英《针灸学》精品课程教案

程海英　编著

中医古籍出版社

图书在版编目（CIP）数据

程海英《针灸学》精品课程教案/程海英编著．－北京：中医古籍出版社，
2013.6

ISBN 978－7－5152－0363－8

Ⅰ．①程… Ⅱ．①程… Ⅲ.① 针灸学－教案（教育） Ⅳ.①R245

中国版本图书馆CIP数据核字（2013）第072140号

程海英《针灸学》精品课程教案

程海英 编著

责任编辑 孙志波
封面设计 映象视觉
出版发行 中医古籍出版社
社 址 北京东直门内南小街16号（100700）
印 刷 三河市华东印刷厂
开 本 710mm×1000mm 1/16
印 张 26.75
字 数 466千字
版 次 2013年6月第1版 2013年6月第1次印刷
印 数 0001～3000册
书 号 ISBN 978－7－5152－0363－8
定 价 48.00元

作 者 简 介

　　程海英，1978年2月考入北京第二医学院（后更名为首都医科大学）中医系，成为恢复高考后首批大学生，1982年12月以优异成绩毕业，同年被分配到京城著名的北京中医医院至今。1988年晋升为主治医师，1994年晋升为副主任医师，2000年晋升为主任医师。现任主任医师、教授、硕士研究生导师；北京中医医院教学监控工作委员会专家组成员、工作组组长，新名医战略指导导师，北京国际针灸培训中心教授；国家科学技术奖评审专家，中国针灸学会科学技术奖评审专家，中华中医药学会科学技术奖评审专家，中国针灸学会常务理事，北京针灸学会副会长，北京针灸学会科普专业委员会主任委员，世界中医药学会联合会国际培训中心特聘专家，中华医学会医疗事故技术鉴定专家等职。1997年被卫生部、人事部、国家中医药管理局确定为国家级名老中医贺普仁教授的学术继承人，跟师三年，虚心求教，善于思考，深得老师真传，2000年底经全面考核顺利出师，经专家评选获优秀出师论文。

　　自1987年开始从事教学工作至今已25年，其中1992至1994年在医院教育处从事教学管理工作。自1987年以来十余次被评为医院、卫生局、高校优秀教师。2006年入选北京市中医管理局北京市优秀中医药人才，2007年被国家中医药管理局授予"全国优秀中医临床人才"称号，2010年入选北京市卫生人才"十、百、千"人才"十"层次人选。2007年荣获中华中医药学会全国首届中医药传承高徒奖，2011年荣获首都市民"学习之星"称号。

　　常年承担大学的课堂授课和实习、见习工作及国际针灸教学，迄今为止大学课堂授课时数近1300学时。教学中注意书本知识与临床实践的有机结合，讲究讲课艺术、技巧，形成了独特的风格，在多次教学评估中成绩名列前茅，并作为示范教学在同行中进行讲授，深受师生们的赞誉。1997年经考核被国家教委认定为高校教师，1997年9月被北京联合大学中医药学院聘为副教授，2004 年经高级专业技术职务评审委员会评审晋升为首都医科大学中医药临床医学院教授。2008 年作为负责人成功申报首都医科大学《针灸学》精品课程，成为医院首门中医临床精品课程。2011 年作为带头人领导的《针灸学教学团队》获得首都医科大学优秀教学团队称号，这是中医药临床医学院首个也是唯一一个获此殊荣的临床教学团队。

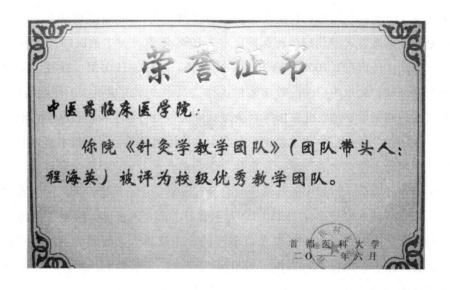

前　　言

　　教案是最能体现教师教学思想、教学过程以及教学精华的重要方面之一，书写教案是体现备课思想、整理教学思路的过程，因此也是及时反馈教学、总结教学的一种模板。优秀的教案集中反映了教师的教育思想、智慧、经验、个性和教学艺术性等多个层面。

　　教师的教学质量如何，取决于教师的责任心。教师的责任心，首先表现在是否能够认真备课和编写教案上。编写教案的目的是实施教师培养学生的实践思想，它要体现教学活动的整体功能，增长学生的知识，培养学生的能力和形成学生正确的情感、态度和价值观。任何一位教师不管教学经验多么丰富，都应写好教案。教案是教师在钻研课程目标、教材、教学参考书和了解学生的基础上，经过充分准备精心设计出来的成果。只有这样，课堂教学才能有目的、有计划地进行。

　　笔者从1987年开始从事课堂授课至今已经25个春秋，授课对象有本科、研究生、成人教育、国际教学等不同，但是认真备课、书写教案是不变的，总结起来感觉应该抓住以下几个环节。

　　1. 博览精选，厚积薄发　教师应该是一个学识渊博的人，她不仅要精通本专业的知识，还要对相关专业的知识甚至对教育学、心理学、天文地理等各方面的知识都应该掌握或了解。

　　2. 消化吸收，贵在创新　对各种教学资料不能机械地照搬照抄，重在消化吸收，贵在创新运用。把教学参考书当作开拓思路的工具，在此基础上结合实际去发挥、去创造。

　　3. 贵在认真，力求真实　凡引入教学资料中的观点必须科学可靠，强调真实性、科学性，避免出现知识上的错误。

　　4. 加强创新，注意差异　随时关注本学科的进展，尽可能保证引入的教学资料具有先进性和创新性，避免千人一面，要反映出自己的特色。

　　本书正是将25年来的点滴教案进行编写整理而完成的，在此过程中，在遵循高校《针灸学》教学大纲的基础上，在体例的编排上尽量与其一致，但在具体内容上有如下创新。

　　1. 从针灸史入门

　　为了使学员对针灸医学有一个全面的了解，在针灸学内容之前用一定的篇幅介绍与针灸医学发展有关的历史，特别对重要的针灸医籍进行了介绍，提示他们在学习的过程中要认真阅读，达到"读经典，做临床"的目的。

2. 增加腧穴的释名和功能

大量临床实践证明，相当多的腧穴，其所处位置、主治功用与其命名密切相关，如果在最初学习腧穴的阶段就能清楚地掌握，那么对日后的临证意义重大。例如孔最：为通达鼻孔宣通肺气最宜之穴，故名。又如犊鼻：为髌韧带两旁凹陷有如牛犊鼻孔，故名。

针灸的腧穴与中药一样也有各自的功能，临证据此发挥不同的作用，而且腧穴的主治特点也是与功能不可分割的。但是迄今为止，几乎所有正规针灸教材都缺少腧穴功能，这样不利于学生和同行对腧穴的掌握，故此书增加该部分内容。

3. 腧穴异同比较

很多腧穴的功能主治有相似的地方，临证如何选择最佳的穴位，这是目前困扰很多医生的环节。本书对那些既常用又容易混淆的穴位增加了异同比较，着重突出相关穴位的功能、主治、经脉特点，使其临床应用更具针对性。

4. 融入名家经验

在治疗篇中为了拓宽治疗方法，根据不同病证将目前比较有影响力的名家或不同医家的治疗方法、选穴特点及组方经验有机融合，力图让读者耳目一新，既拓宽了视野又节省了学习的时间，达到事半功倍的效果。

总之，教案是老师教学的一面镜子，教案的书写要体现主导主体作用，即"教"为"学"服务。作为自己教学过程经验总结的教案，不仅仅见证了自己的从教过程，而且会成为自己不断积累、不断提高的一个阶梯，换言之，教案是促使自己成功的前提条件之一。正是有了多年书写教案的积淀，积累了丰富的教学经验，提高了教学质量，笔者才能作为负责人成功申报首都医科大学第一个中医临床专业——《针灸学》精品课程，笔者也是目前唯一一个获得中医临床专业优秀教学团队的带头人。

本书在编写过程中得到了王新颖处长领导的教育处的有力支持，研究生张圆、查嘉凤、姬旭、蔡秋云等参与了一些文字录入、校对工作，在此一并致谢。由于水平有限，错误不足在所难免，还请读者不吝赐教。希望本书的出版能够对教案书写质量的提高有一定的影响和作用。

程海英

2012 年 5 月于北京

4

目　录

下篇　针灸治疗学

绪　言

针灸学的定义：

针灸学是以中医理论为指导，运用针刺和艾灸防治疾病的一门临床学科。

针灸学的内容：

针灸学包括经络学、腧穴学、刺灸学及治疗学四部分。

针灸的特点：

适应证广——作为一种治疗手段可以用于各种疾病的治疗。

疗效显著——在多种疾病的治疗中可以达到效如桴鼓的功效，以疼痛最具代表性。

操作方便——不受地域、环境的限制，各种针具携带便捷。

经济安全——价格低廉，副作用小，安全可靠。

针 灸 史

一、针灸的起源

（一）针砭的起源

砭石的起源可追溯到距今一万至四千年前的新石器时代，甚至更早些。

旧石器时代：人们最初使用的工具是天然的木棒和石块，后来经过简单的打制成为尖状器、刮削器，这一时期称为旧石器时代。

新石器时代：将尖状器、刮削器进一步加工、磨制成石刀、石铲等工具，这一时期称为新石器时代。

砭石：就是尖状的石器。

《说文解字》："砭，以石刺病也。"即刺破疮肿，割治外疮。总之，把有尖的石器用于刺病，即产生了最早的针法。以后逐步改进，作为专门治病的砭石、砭针，后来又发明了骨针以及现在的金属针。

（二）灸法的起源

灸法起源于用火的经验。最初火是为了取暖，久之从偶然的经验中发现热物贴身可解除某些痛苦，逐渐形成了灸法。

二、针灸学理论基础的初步奠定

（一）《黄帝内经》对针灸学的主要贡献

针灸学属于中医理论体系范畴，是临床学科的一个分支，在中医理论指导下应用针灸手段治疗疾病，因此针灸学与《黄帝内经》理论密不可分。四时阴阳五行思想对针灸学有较大影响，如经脉分证，有阴经病候、阳经病候；刺法原则有补阴泻阳；取穴治疗辨别阴阳，阳病治阴，阴病治阳等，而且多与四时阴阳相结合。

1. 经络学说的确立

《黄帝内经》形成了经络体系，对十二经脉的循行、络属、所主疾病有明确记载，对奇经八脉亦有论述。十二经脉的循行走向很有规律，各经互相衔接，表里络属，不仅针灸的循行取穴离不开它，而且许多外感病、内科杂病的辨证论治也离不开经络学说。《黄帝内经》中阐述了十二经脉功能失调时所发生的病候，对十二经脉、经筋、经别、络脉，经脉与脏腑的络属关系，以及四海、气街、根结、标本等概念均基本形成。特别是《灵枢经》已有《经脉》《经别》《经筋》《根结》《海论》以及《营气》《卫气》《骨度》《脉度》等专章论述，阐述了人体中营、卫、气、血在经络内外流行散布的情况，以及对人体组织器官所起的营养濡润和卫外作用，从而构成了针灸学的重要内容。

2. 提出了针具、针法的种类、用途和操作方法

（有关九针的具体内容在中篇——刺灸学中介绍）。

《黄帝内经》中提出了疾徐补泻、开阖补泻、提插补泻、捻转补泻、呼吸补泻、迎随补泻的基本原则及手法，为后世针刺补泻复式手法奠定了基础。尤其在取穴法及其他针法方面，其内容十分丰富，如《灵枢·官针》就有"凡刺有九，以应九变"、"凡刺有十二节，以应十二经"、"凡刺有五，以应五脏"以及三刺法等，是值得重视和深入研究的内容。

3. 腧穴学理论的形成

《黄帝内经》对腧穴的概念及作用有较明确的论述，在病证的有关章节

中，对所取穴位及主治也都进行了论述，确定了腧穴的名称及部位，全书共记载 160 个穴，其中单穴 25 个，双穴 135 个，可以说《黄帝内经》奠定了腧穴学的基础。

4. 治病的手段主要是针灸

《黄帝内经》记载的病证甚多，但应用药物治疗却很少，主要应用针灸治疗，在辨证思想上，主要以经脉辨证及脏腑辨证为主体，局部取穴亦占一定比例，因此，《黄帝内经》是针灸治疗学的依据，对针灸临床有重大实践意义。

（二）相关著作

1. 《足臂十一脉灸经》《阴阳十一脉灸经》

1973 年湖南长沙马王堆三号汉墓出土，墓藏年代为汉文帝十二年（前168）。在这里，不仅仅出土了一具两千年前的外形完整无缺的女尸，也就是马王堆三号墓的主人，一位汉代丞相夫人。更为重要的是在这里出土了3000 多件珍贵文物，这也就是马王堆之所以成为一门专门学说的魅力所在，也是其被称为 20 世纪震动世界的考古发现的原因之一。《足臂十一脉灸经》与《阴阳十一脉灸经》两种帛书，是在马王堆三号墓出土的 12 万字帛书中，与针灸经络关系比较密切的两种书。《足臂十一脉灸经》与《阴阳十一脉灸经》是迄今发现最早的、较全面记载了人体十一条经脉循行路线及所主疾病的著作。

《足臂十一脉灸经》可能成书于春秋时期。书中以"足"表示下肢脉，共有 6 条；以"臂"表示上肢脉，共有 5 条（手厥阴心包经未记载）。这十一条脉的排列顺序是先足后手，循行的基本规律则是从四肢末端到胸腹或头面部。《足臂十一脉灸经》主治疾病有 78 种，但尚未对疾病进行分类。《阴阳十一脉灸经》在《足臂十一脉灸经》的基础上对十一条脉的循行及主病作了较大的调整和补充，以先阴脉后阳脉的原则来确定各脉的排列次序。《阴阳十一脉灸经》共记载了所主的 147 种疾病，并将各脉的病候按致病原因的不同，区分为"是动病"和"所产（生）病"。

《足臂十一脉灸经》《阴阳十一脉灸经》所记载的十一条经脉在循行分布上有如下几个共同特点。

（1）经脉的起点多在腕踝部附近；

（2）经脉循行路线的描述非常简单，有的脉甚至只有起点与终点的两点连一线的最简单形式；

（3）描述经脉循行时，使用频率最高也是最让今人难以理解的术语是"出"字；

（4）帛书记载的经脉没有互相衔接的联系，也无全身的循环流注，且循行路线和分支短少，病候记载也很简略。

这些特征反映了当时经脉的概念很原始、很简单，还没有形成上下纵横联络成网的经络系统的概念，帛书中所载脉的内容仅为经络学说的雏形。但是《十一脉灸经》这些记载与《灵枢·经脉》篇中十二经脉的理论有密切的渊源关系，为我们了解在《黄帝内经》成书以前的经络形态提供了非常宝贵的资料。《十一脉灸经》的出土是针灸学术领域的一件大事，凭借这一古老帛书的记载，有关中国早期经络的形态、走向、所主病证的种种推测，终于有了较为可靠的依据，诸多的迷团终于有了破解的可能。《十一脉灸经》的出土为学人苦苦寻觅的针灸经络的发展源头，揭开了一层神秘的面纱，折射出一道颇为夺目的光芒。

2. 《难经》

《难经》为东汉人所著，采用问答形式解释《黄帝内经》原文，其中23难~29难讨论经络；62难~68难讲解穴道；69难~81难研究针法。

（1）发展了经络理论

《难经》首次提出了奇经八脉这一名称，并作了集中阐述。《难经》根据《黄帝内经》的原意，明确提出了人体在十二正经之外还有八条不同于正经、没有与相关脏腑的络属关系、在十二正经以外的经脉谓之"奇经"。在《难经·二十七难》中具体列举了奇经八脉的名称："有阳维、有阴维、有阳跷、有阴跷、有冲、有督、有任、有带之脉，凡此八脉者，皆不拘于经，故曰奇经八脉。"《难经》明确论述了八条奇经的循行路线，对其生理功能，《难经》认为它的功能是贮藏十二正经中多余的气血；在病理变化上，《难经·二十九难》又补充了《黄帝内经》的不足，曰："奇经之为病何如？然，阳维维于阳，阴维维于阴，阴阳不能自相维，则怅然失志，溶溶不能自收持。阳维为病苦寒热，阴维为病苦心痛。阴跷为病，阳缓而阴急。阳跷为病，阴缓而阳急。冲之为病，逆气而里急。督之为病，脊强而厥。任之为病，其内苦结，男子为七疝，女子为瘕聚。带之为病，腹满，腰溶溶若坐水中。此奇经八脉之为病也。"

（2）发展了特定穴的理论

《难经·四十五难》中明确提出八会穴的理论，进一步丰富了腧穴学理论，凡脏、腑、气、血、筋、脉、骨、髓之病取各之会穴即可，扩大了其主治范围。

《难经》补充了《黄帝内经》之不足,对原穴作了进一步阐发。《难经·六十六难》指出"少阴之原,出于兑骨",使《灵枢》所缺之原穴补充完整。同时强调原穴与原气、三焦的关系,从而论述了原穴的功能(《难经·六十六难》)。

《难经·六十七难》提出"阴病行阳,阳病行阴"的理论,提示了脏腑俞募在生理上阴阳互通,维持相对平衡;在病理上五脏疾病可出行于阳分、六腑疾病可入行于阴分;在治疗上,脏病可以针刺背俞,腑病可以针刺腹募,目前临床上在运用俞募配穴时多遵循这个原则。

《难经》用阴阳五行理论,论述了五输穴的意义、阴阳五行属性及与天干、五行相配属关系。五输穴与五行的配属关系,最早见于《灵枢·本输》篇,但只提到手足三阴经井穴配属木,手足三阳经井穴配属金,其余则未明示五行配属。《难经·六十四难》按五行的相生关系,把五输穴各配以五行并结合天干,曰:"阴井乙木,阳井庚金。阳井庚,庚者,乙之刚也;阴井乙,乙者,庚之柔也。乙为木,故言阴井木也;庚为金,故言阳井金也。余皆仿此。"补充了在取穴配穴方面的阴阳五行理论的应用。

(3)发展了针法理论

《难经》根据五行生克制约规律制定的配穴方法有补母泻子法、刺荥泻井法、迎随补泻法、虚实补泻法等。

总之,《难经》反映了战国以后至秦汉时代的针灸学概貌,对针灸理论的形成有一定的贡献。尤其对奇经八脉的建立和特定穴的应用,补充了《黄帝内经》的不足,对后世针灸医学发展产生过深远影响。

3.《伤寒论》

张仲景所著,是一部辨证论治的经典著作,被后世誉为"方书之祖",在针灸应用上,也独具特色。书中涉及针灸者几近总数的十分之一,明确提到的穴位有风池、风府、期门、肺俞、肝俞、大椎、关元等7个。

《伤寒论》中关于针灸的论述涉及到以下几个方面。

(1)针药并用相得益彰

张仲景开辟了针药并用之先河,他在《伤寒论》中,常常针药并用。有先针后药者,如第24条"太阳病初服桂枝汤,反烦不解者,先刺风池、风府,却与桂枝汤则愈";有先灸后药者,如第325条:"少阴病,下利,脉微涩,呕而汗出,必数更衣,反少者,当温其上,灸之。"有或针或药随症选用者,如第306条、308条均为"下利便脓血,桃花汤主之",又可针刺之，或两者并用，用刺法辅助药物治疗，说明针灸与汤药各有所长，两者使用相得益彰，其效果往往比单一方法为好。

（2）单纯用针、灸治疗六经病证

在《伤寒论》中对于阳盛邪实者重在清泻实热用针法，其中大多数属于三阳篇，可见仲景善用针法治疗阳盛邪实之证。对虚证寒证常采用灸法，以达温里祛寒之功。

（3）列举针灸误治原因

在《伤寒论》中反复强调，火灸之法易伤阴液，助长火邪，故阳盛阴伤之证忌火灸治之，以免损伤阴液，阳热熏灼，造成火逆之证。书中记载的针灸误治16条中均与火热有关。

（4）既病防变治未病

张仲景提出的"见肝之病，知肝传脾，当先实脾"的理论，一直指导着临床实践，这一思想也体现在针灸应用上。《伤寒论》第8条云："太阳病，头痛至七日以上自愈者，以行其经尽故也。若欲作再经者，针足阳明，使经不传则愈。"伤寒传经古今虽有争议，但既病防变的思想至今仍有指导意义。

总之，《伤寒论》在针灸应用上独具特色，书中不仅对中医理、法、方、药作了精辟的论述，同时还重视针灸对疾病的治疗作用。其针灸治疗特色，以《黄帝内经》理论为基础，辨证施治为准绳，三阴三阳为提纲，结合其临床实践，对针灸学的继承和发展，作出了卓越的贡献。充分反映了仲景针灸治疗特色的基本观点，对指导针灸临床具有重要意义。

三、针灸学专科化的实现

由晋代到唐代，临床医学的发展特点是日趋专科化。

（一）现存最早的针灸专著

晋·皇甫谧所著的《针灸甲乙经》汲取了《素问》《针经》（即《灵枢》）《明堂孔穴针灸治要》三书的重要内容，结合《难经》等著作的部分内容以及自己的临证经验而成，与《黄帝内经》有着明显的传承关系。书中把散存于《黄帝内经》各篇相同的内容归纳在一起，使后人能全面了解针法、针感、禁忌和补泻手法等一系列的针刺问题。除系统整理《黄帝内经》经文外，该书又使其内容具体化，并对比各书的不同说法，提出新见解，使概念更为明确。该书进一步发展了《黄帝内经》中的腧穴理论，在

《黄帝内经》所述的百余个穴位的基础上，对十四经穴作了全面系统的归纳整理，将穴位增加到 349 个，其中单穴 49 个穴，双穴 300 个穴。穴位排列次序，按照人体头、面、耳、颈、肩、背、胸、腹等解剖部位，四肢分手足三阴、三阳经依次排列，比《黄帝内经》单纯依照经络排列要显得更加清晰明确，符合人体经络穴位的分布规律，也确立了后世穴位排列的基本规则。此外，《针灸甲乙经》还突破了《黄帝内经》中一穴只属一经的惯例，出现了如三阴交等交会穴的记载，这是对腧穴理论的一大发展。《针灸甲乙经》对 349 个穴位的位置与取穴方法都作了具体准确的记述，对每个穴位的针刺深度、留针时间等也作了详细的说明与规定，并且具体阐述了误刺禁针穴位所造成的后果，为后世医家确立了规范。

《针灸甲乙经》的著成，对于中国针灸学的发展起到了很大的促进作用。该书一直被认为是学习中医的必读之书，唐太医署曾采用其为法定教科书。后世宋、金、元、明、清等朝重要的针灸学理论基本上都是从此书的基础上发展起来的。

(二)《外台秘要》

《外台秘要》是唐代王焘所编纂的一部综合性医学巨著，王焘所处的历史时代背景正值唐代中期灸疗发展时期，当时的灸疗文献很丰富，反映出对灸的重视，这造就了王焘"针能杀生人，不能起死人"的观点和"唯取灸法"的学术思想。最能代表《外台秘要》学术价值的是重灸的学术思想，该书直接引用隋唐以前二十余部古代医籍中有关灸法的文献，集众多医家灸疗之长，融为一体，并将其广泛地应用于临床各科，扩大了祖国医学灸法的适用范围，使王焘重灸的学术思想更加丰满，同时衬托出王焘《外台秘要》辑录隋唐以前灸疗文献的重要性，对后世灸法的推广和研究起到了承前启后的作用。

晋代名医葛洪之妻鲍姑是有史记载的我国第一女灸家，她用灸法治赘疣，"效如桴鼓"。今广州越秀山麓的三元宫内设有鲍姑殿，并有塑像纪念她。

(三)针灸分科

据《新唐书·百官志》、《旧唐书·百官志》、《唐六典》这些史书的记载，唐太医署是一所制度健全分科明确的医科学校，设立于公元 624 年，下设四科：医科、针科（针灸）、按摩科和咒禁科（以画符、念咒方式进行的精神疗法），在针科配有针博士、针助教、针师、针生等。

四、针灸学的全面发展

（一）《铜人腧穴针灸图经》

宋·王惟一所著，全书共三卷，公元 1026 年成书。书中共考证了 354 个腧穴，其中单穴 51 个穴，双穴 303 个穴。由于该书要作为官方标准公布于世，故对历代腧穴定位作了不少校勘考证。王氏在总结腧穴的基础上，统一了十二经脉和任督二脉的腧穴归经。按十二经脉联系起来，注有穴位名称，绘制成图，为铜人注解。书中详述各个针灸穴位间的距离长短，针刺的深浅尺度，以及主治、功效等项，图样完整，内容丰富，经穴较多而系统，是我国古代针灸典籍中一部有重大价值的针灸学专著。《铜人腧穴针灸图经》结合前人及作者的经验，扩大了腧穴的主治功用，进一步完善了经穴主治理论，增强了腧穴的临证作用。该书与《外台秘要》《太平圣惠方》等较早的医籍相比，在腧穴主治方面增加了不少新的内容。王惟一创制的铜人也是针灸学术发展的又一重大突出贡献，是最早的针灸模型，对辨证经穴与教学起了很大作用。铜人体表用蜡封，体内灌水（或汞），是教育史上形象实物教学法的重要发明。其所设计的铜人，在脏腑的布局、经络的循行、穴位的精确等方面，不仅科学性强而且工艺水平相当高。他选择了精制的铜，铸成和一般人大小相似的人体，里面装有铜铸成的脏腑，躯壳表面刻有三百五十四个穴位，每个穴孔内装满水银，外封黄蜡，以防水银流出。应试者，当老师出题针刺某穴，或提问何病证该针何穴时，学生照题试针。若针得正确，一进针水银便会流出。若针得不对，就刺不进去。后人受他的启发，也做过不少铜人。铜人的铸造，对我国医学的发展，尤其对针灸学和针灸教学方面，起到了很大的促进作用，故为历代针灸学家所推崇，及至现代仍有突出的学习和研究价值。

（二）《针灸资生经》

王执中所著，是一部因证配穴，文献价值、临床价值均非常高的临证针灸专著。该书集中体现了王氏对于取穴、施灸、灸后护理、针灸禁忌以及针药关系等针灸学基本问题的独到见解，所载腧穴单穴 51 个，双穴 308 个，总计为 359 个。同时将《铜人腧穴针灸图经》《太平圣惠方》《千金要方》三书所载的腧穴主治内容按病证类编而成，其中也录有《千金要方》非针灸卷及《千金翼方》针灸篇中的少量针灸方，所以该书基本上是一部针灸腧穴专书。该书对于灸疗的记述特别丰富，这也是南宋盛行灸法的客观反映，具有承前启后的作用，明代的《针灸聚英》《针灸大成》、清代的《针灸集成》等针灸专著都从《针灸资生经》中汲取了许多灸疗经验。

（三）《标幽赋》

窦汉卿的《标幽赋》以歌赋体裁将针灸与经络的关系、补泻手法等等予以综合阐述，便于习诵，成为针灸学的纲领。《标幽赋》叙述精准，将幽冥隐晦、深奥难懂的针灸理论用歌赋的形式表达出来，对针灸临床有着非常重要的指导价值。

（四）《十四经发挥》

元·滑伯仁所著，在针灸学术上有两大贡献：提出任、督二脉皆有专穴，和其他奇穴不同，应与十二经脉相提并论而成为十四经脉，所载腧穴单穴 51 个，双穴 303 个，总计为 354 个。

宋、元间还出现了子午流注针法，主张依据不同的穴位，达到治疗目的。

（五）《针灸大成》

明·杨继洲所著，论述了经络、穴位、手法与适应证，介绍了应用针灸与药物综合治疗经验，并有治疗成功与失败的病案。

明代出现了崇尚药物而废弃针灸的倾向，而杨氏主张针灸和药物配合运用，宜灵活采取适当治法以取得较好的疗效。由于疾病的部位和性质不同，治疗的方法也应有所选择。"疾在肠胃，非药饵不能以济；在血脉，非针刺不能以及；在腠理，非熨不能以达。是针灸药者，医家之不可缺一者也。"丰富了众多的针刺手法是杨氏的一大贡献。

1. 十二针法

杨氏以自己的经验，结合《黄帝内经》和《难经》以及高武等有关学说，创立了十二字分次第手法，即爪切、指持、口温、进针、指循、爪摄、针退、指搓、指捻、指留、针摇及指拔十二法。上述针法，除口温法需改进外，其余诸法迄今仍有参考价值。清代的政府教科书《医宗金鉴》刺灸心法要诀中的"行针次第手法歌"基本上完全参考杨继洲的"十二法"。

2. 下手八法

杨氏十分重视实践和不断总结经验，他把十二字手法及窦汉卿的手指补泻十四法归纳为：揣、爪、搓、弹、摇、扪、循、捻，立为"下手八法"，这些手法相沿至清，为近代所习用。

3. 提出针刺补泻的强度

杨氏根据补泻的不同程度，分为"平补平泻"和"大补大泻"两种治法，提示任何补泻手法，操作都应根据刺激量的轻重而区别其大小，使针刺手法的理论发展达到比较成熟的阶段。

此外杨继洲还丰富了选穴配穴方法。

（1）透穴针法

杨氏结合临床经验，在注解"玉龙歌"时扩充至十四法，即"印堂透攒竹；风池透风府；合谷透劳宫；地仓透颊车；颊车透地仓；头维透额角；鱼尾透鱼腰；膝关透膝眼；阳陵泉透阴陵泉；昆仑透太溪；间使透支沟；液门透阳池；列缺透太渊；复溜透太溪"这十四法，都是十分切合实际，现代临床上也在常用。

（2）经验效穴与奇穴

杨继洲在《穴有奇正策》说："圣人之定穴也，有奇有正，而惟通于奇正之外者，斯足以神济世之术。"《针灸大成》卷七专立"经外奇穴"一节，论述了 35 个经外奇穴的名称和主治。《杨氏医案》也印证了他重视经验效穴与奇穴，如："李义河翁，患两腿痛十余载，诸药不能奏效。相公推余治之，诊其脉滑浮，风湿入于筋骨，岂药力能愈，须针可痊。即取风市、阴市等穴针之。官至工部尚书，病不再发。箕川公长爱，忽患惊风，势甚危笃，灸中冲、印堂、合谷等穴，各数十壮，方作声。张靖宸公夫人，崩不止，身热骨痛，烦躁病笃，召余诊，得六脉数而止，必是外感，误用凉药。与羌活汤热退，余疾渐可。但元气难复，后灸膏肓、三里而愈。"

（3）丰富井穴主治病证

《灵枢·九针十二原》和《灵枢·本输》及《灵枢·顺气一日分为四时》等篇均详细记载了井穴的名称和位置，而且还论及了井穴生理作用和主治功能，后经《针灸甲乙经》补充，使井穴的内容更加完善。杨继洲对井穴运用别具见地在《卷五·十二经井穴图》中绘有十二幅井穴图，记载了井穴的主治，扩大了《素问·缪刺论》中井穴的适应证，丰富了井穴的配穴方法和刺灸特点。

上篇　经络腧穴

第一章　经络总论

经络是经脉与络脉的总称，它内属于脏腑，外络于肢节。

经：有路径之义，贯通上下，沟通内外，是经络系统的主干。

络：有网络之义，是经脉别出的分支，遍布全身。

经络是人体运行气血的通道，是遍布体内的纵横交错的网络。在中医理论中，气血是维持人体生命活动的重要物质基础，而气血正是通过经络运行到身体的各个部位，维持各个部位的正常生理功能。

第一节　经络系统的组成

经络学说到《黄帝内经》时代初步形成了理论，历代医家不断充实而逐步趋于完善。经络与现代人体解剖学中的神经系统、循环系统、淋巴系统、免疫系统有着密切的关系，但不完全等同于这些系统。它综合了各系统的功能，是一个独立的体系。有不少学者致力于运用现代医学理论研究经络的实质，目前尚不能完全解释经络的实质，但对于经络的现象及作用是肯定的。

一、经络系统的主要内容

经络为运行气血的通道，以十二经脉为主，将人体内外连贯起来，成为一个有机的整体。

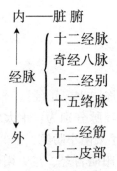

内——脏 腑

经脉 { 十二经脉　奇经八脉　十二经别　十五络脉

外 { 十二经筋　十二皮部

经络系统阴阳五行对合关系：

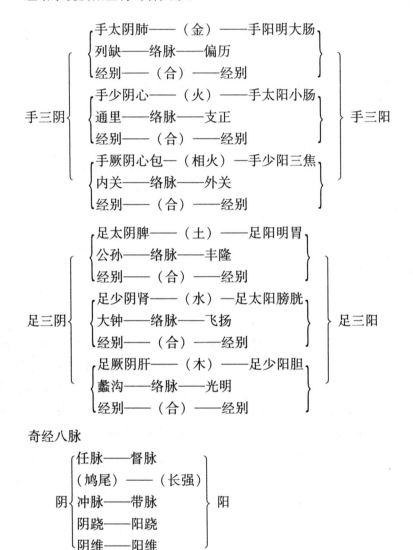

奇经八脉

二、十二经脉

十二经脉是经络系统的主体，又称"十二正经"。根据其循行的部位，与脏腑的关系，依据阴阳理论，十二经脉分别为：手太阴肺经、手少阴心经、手厥阴心包经、手阳明大肠经、手太阳小肠经、手少阳三焦经、足太阴脾经、足少阴肾经、足厥阴肝经、足阳明胃经、足太阳膀胱经、足少阳胆经。十二经脉"内属于脏腑，外络于支节"（《灵枢·海论》），将人体内外连贯起来，成为一个有机的整体。

（一）十二经脉的命名

经络系统大都以阴阳来命名，一阴一阳衍化为三阴三阳，相互之间具有对应关系（表里相合）。

$$
阴\begin{cases}太阴——阳明\\少阴——太阳\\厥阴——少阳\end{cases}阳
$$

三阴三阳是从阴阳气的盛衰来分。阴气最盛为太阴，其次为少阴，再次为厥阴。阳气最盛为阳明，其次为太阳，再次为少阳。三阴三阳的命名广泛用于经脉、络脉、经别、经筋、皮部的命名。

总之，十二经脉的名称由手足、阴阳、脏腑三部分组成。于十二经脉分别为：手太阴肺经、手阳明大肠经、足阳明胃经、足太阴脾经、手少阴心经、手太阳小肠经、足太阳膀胱经、足少阴肾经、手厥阴心包经、手少阳三焦经、足少阳胆经、足厥阴肝经。

（二）十二经脉的脏腑表里关系

十二经脉分布于肢体内侧的为阴，内脏"藏精气而不泻"者为脏，为阴。十二经脉分布于肢体外侧的为阳，内脏"传化物而不藏"者为腑，为阳。阴经属脏络腑，阳经属腑络脏，构成了阴阳、脏腑之间的表里相合关系。经脉内外相通，内可以应于外（即内脏疾病在外部的有关部位上有所反应），外可以应于内（即在外部的有关穴位上进行针灸能治疗内脏的疾病）。

手足三阴三阳十二经脉内系六脏六腑，阴经属脏络腑，阳经属腑络脏，构成了脏腑阴阳表里相合关系。"足太阳少阴为表里，少阳厥阴为表里，阳明太阴为表里，是谓足之阴阳也。手太阳少阴为表里，少阳心主（厥阴心包）为表里，阳明太阴为表里，是谓手之阴阳也。"（《素问·血气形志篇》）十二经脉阴阳相互衔接、脏腑相互络属以及络脉和经别的沟通构成了经脉的表里关系，这种表里关系使其在生理上相互联系，病理上相互影响。

（三）十二经脉在体表的分布规律

经脉的循行有一定规律，即"脉行之逆顺"，也称为"流注"。各经之间通过分支，互相联系，即"外内之应，皆有表里"。

1. 外行部分

经脉"外络于肢节"。支：四肢；节：骨节，又可指穴位。这些体表部位能反映脏腑的功能活动。

四肢部：阴经在内侧，阳经在外侧。

头面躯干部：

手三阴 { 太阴：上胸外侧
厥阴：乳旁
少阴：腋下

手三阳 { 阳明：肩前、颈、下齿、鼻旁
少阳：肩上、颈、耳后、眉梢
太阳：肩胛、颈、耳前

足三阴 { 太阴：胸腹第三侧线
厥阴：阴部、胁部
少阴：胸腹第一侧线

足三阳 { 阳明：目下、面、颈前、胸腹第二侧线
少阳：外眦、头颞、项、胁部
太阳：内眦、头顶、项后、背、腰、骶

2. 内行部分

阴经属脏络腑，阳经属腑络脏。六腑位于腹部，与足三阳关系特别密切，所以在足三阳经上六腑各有下合穴。

总之，十二经脉在体表左右对称的分布于头面、躯干和四肢，纵贯全身。六条阴经分布于四肢的内侧和胸腹部，其中上肢的内侧是手三阴经，下肢的内侧是足三阴经。六条阳经分布于四肢的外侧和头面部、躯干部，其中上肢的外侧是手三阳经，下肢的外侧是足三阳经。手足三阳经在四肢的排列顺序是阳明在前，少阳在中，太阳在后。手三阴经在上肢的排列顺序是太阴在前，厥阴在中，少阴在后。足三阴经在小腿下半段及足部排列顺序是厥阴在前，太阴在中，少阴在后，至内踝高点上八寸的地方足厥阴经与足太阴经交叉后，循行在太阴与少阴之间，便成为太阴在前，厥阴在中，少阴在后。

（四）十二经脉的循行走向与交接规律

1. 循行走向规律

手之三阴从胸走手，手之三阳从手走头，足之三阳从头走足，足之三阴从足走腹（胸）。

2. 交接规律

相表里的阴经与阳经在手足末端交接；同名的阳经与阳经在头面部交接；相互衔接的阴经与阴经在胸部交接。

通过阴阳经脉的交接，在体内构成了一个周而复始、如环无端的传注系统。气血通过经脉，内到脏腑器官，外达肌表，营养全身。

十二经脉的循行走向与交接规律：

手之三阴从胸走手

手之三阳从手走头

足之三阳从头走足

足之三阴从足走胸（腹）

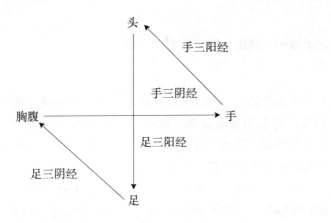

（五）十二经脉的流注关系

十二经脉运行气血，营行脉中，卫行脉外，营气的运行顺序就是十二经脉的循行顺序，而且与督、任相通。

肺—→大肠—→胃—→脾—→心—→小肠—→膀胱

流注顺序

任←—督←—肝←—胆←—三焦←—心包←—肾

三、奇经八脉

奇经八脉与十二经脉不同，不直接隶属于脏腑，无阴阳表里络属关系，"别道奇行"，是与奇恒之府有密切联系的八条经脉。分别为任脉、督脉、冲脉、带脉、阴维脉、阳维脉、阴跷脉、阳跷脉。奇经八脉交错地循行分布于十二经之间，将部位相近、功能相似的经脉联系起来，沟通了十二经脉之间的联系，达到统摄气血、协调阴阳的作用。奇经八脉中的任脉、督脉，各有其所属的腧穴，故与十二经脉相提并论合称"十四经"。

以下叙述哪项是错误的？
A. 奇经八脉不直接隶属于十二脏腑
B. 奇经八脉没有表里的属络关系
C. *任脉和督脉没有所属腧穴*
D. 任脉和督脉与十二经脉合成为十四经
E. 奇经八脉一共有八条

任脉
督脉　　起于胞中，同出会阴，称为"一源三歧"
冲脉

督脉调节全身阳经阳气，与六阳经有联系，称为"阳脉之海"。任脉调节全身阴经阴气，与六阴经有联系，称为"阴脉之海"。冲脉与督脉、任脉、足阳明、足少阴均有联系，故称为"十二经之海"或"血海"。

带脉约束联系纵行于躯干部的诸条经脉；阴、阳维脉联系阴、阳经，主管一身之表里；阴、阳跷脉共司下肢运动和寤寐，阳主动，阴主静。

奇经八脉的功能主要体现在两个方面，一是沟通了十二经脉之间的联系，将部位相近、功能相似的经脉联系起来，起到统摄有关经脉气血、协调阴阳的作用。二是对十二经气血有蓄积和渗灌的调节作用。当十二经脉及脏腑气血旺盛时，奇经八脉能加以蓄积，当人体功能活动需要时，奇经八脉又能渗灌供应血于组织当中。

表1-1 奇经八脉循行分布和功能

经脉名称	循行分布	功能
督脉	腰、背、头面正中	总督六阳经,调节全身阳经经气,为"阳脉之海"
任脉	腹、胸、颏下正中	总任六阴经,调节全身阴经经气,称为"阴脉之海"
冲脉	与足少阴经相并上行,环绕口唇,与任、督、足阳明经有联系	涵蓄十二经气血,称为"十二经之海"、"血海"
带脉	起于胁下,环腰一周,状如速带	约束纵行躯干的诸条经脉
阴维脉	小腿内侧,并足太阴、足厥阴经上行,至咽喉合于任脉	调节六阴经经所
阳维脉	足跗外侧,并足少阳经上行,至项后合于督脉	调节六阳经经气
阴跷脉	足跟内侧,伴足少阴经上行,至目内眦与阳跷脉会合	
阳跷脉	足跟外侧,伴足太阳经等上行,至目内眦与阴跷脉会合	调节肢体运动,司眼睑开合

四、十五络脉

络脉是经脉别出的分支,全身的络脉中,十五络较大,络脉中浮行于浅表的部位称为浮络,最细小的分支称为孙络,遍布全身不计其数。

十五络脉的分布特点是:①十二经脉的别络均从本经四肢肘膝关节以下的络穴分出,走向其相表里的经脉,即阴经别络走向阳经,阳经别络走向阴经。②任脉、督脉以及脾之大络,主要分布在头身部。

十五络脉是指十二经脉和任、督二脉各自别出一络,加上脾之大络,共计十五条,称十五络脉。以各自发出处的穴位命名,分别为手太阴络列缺,手少阴络通里,手厥阴络内关,手太阳络支正,手阳明络偏历,手少阳络外关,足太阳络飞扬,足少阳络光明,足阳明络丰隆,足太阴络公孙,足少阴络大钟,足厥阴络蠡沟,任脉之络鸠尾,督脉之络长强,脾之大络大包。十二经别络加强了阴阳表里经之间的联系,任脉别络沟通了腹部经气,督脉别络沟通了背部经气,脾之大络沟通了侧胸部的经气。孙络细小密布,主要作用是输布气血,濡养周身。

四肢部的十二络脉沟通表里两经，又有循行路线补充经脉循行之不足；躯干部的三络脉分布于躯干前侧、后侧、侧部，起渗灌气血之作用。

五、十二经别

十二经别是正经"离入出合"的别行部分，是十二经脉的重要支脉，加强和沟通了脏腑、表里经的联系，使十二经脉对人体各部分的联系更趋周密，扩大了经穴主治的范围。

十二正经别行深入体腔的支脉，它的走行具有"离、入、出、合"的特点。从十二正经肘膝关节以上的部分分出称"离"，经过躯干深入体腔称"入"，从头项部出来称"出"，又与表里经脉会合称"合"。

阳经经别合于阳经经脉，阴经经别合于相表里的阳经经脉，故称"六合"。

六、十二经筋

十二经筋的分布特点：均起始于四肢末端，结聚于关节、骨骼部，走向躯干头面，行于体表，不入内脏。是十二经脉之气结聚于筋肉骨节的体系，起于四肢末端，结聚于关节和骨骼部，有的进入胸腹腔，是附属于十二经脉的筋膜系统。十二经筋可以约束骨骼，利于关节屈伸活动，保持人体正常的运动功能。

七、十二皮部

十二经脉功能活动反映于体表的部分，络脉之气散布之所在。十二皮部居于人体最外层，是机体的卫外屏障，可作为推断内部疾病的依据。皮部不仅是经脉的分区，也是络脉的分区，同络脉特别是浮络有着密切的联系。

病邪客皮→络→经→腑→脏（疾病传变层次）。脏腑经络的病变也可通过这个途径反映到皮部上。

第二节　经络的根结、标本与气街、四海

一、根结与标本

根结、标本理论强调四肢末端与头面躯干的联系，即：四肢部为"根"，为"本"；头身部为"结"，为"标"；经络与各部位的关系，包括

人身上下之间、内外之间的多种关系，这就是标本根结理论。经脉的标本是从经脉循行的先后次序论述的，手足三阴、三阳经的本部都在四肢末端，标部大都在躯干头面部的穴位处，本部是经脉的起始处，标部是经脉的终止处。标本理论阐述了人体是上下呼应的关系，为针灸临床治疗采用"上病下取"、"下病上取"及"肢体配伍"等治疗原则充实了理论依据。

（一）根结

1. 根结的意义

根：指井穴，结在头、胸、腹的一定部位。经脉之根始于四末，沿经循行向上联系，终止于头面、躯干，说明气血流注于各经四肢末端穴位时有一定的特殊作用，故这些穴位在临床上有着重要意义。

根结理论与经脉起止点不完全相同。经脉的起止点在于说明各经之间的气血循环流注，根结则是突出各经从四肢到头、胸、腹的联系特点，以说明临床辨证和取穴治疗上的指导意义。

2. 根结的内容

表 1 - 2 　根结内容

经脉	根	结
太阳	至阴	命门（目）
阳明	厉兑	颡大（钳耳）
少阳	窍阴	窗笼（耳中）
太阴	隐白	太仓
少阴	涌泉	廉泉
厥阴	大敦	玉英

《灵枢·根结》未记载手六经之根结部位，历代均认为是脱简。从足六经之根均始于五输穴之井穴，即"所出为井"，足见根结理论与五输穴在临床上的运用有着密切关系。窦汉卿的《标幽赋》指出"四根三结"：即以四肢为根，以头、胸、腹为三结。六足经结部所指穴位为：睛明、头维、听会、中脘、廉泉、玉堂。

3. 根结与根、溜、注、入

"根"为井穴；"溜"为原穴；"注"为经穴；"入"在下为各经络穴，在上为颈项部腧穴。根、溜、注、入与五输穴"所出为井，所溜为荥，所注为输，所行为经，所入为合"的理论是相近的。两者都是形容十二经脉气血流注于四肢肘膝以下与头颈躯干特定部位的特殊状态，也就加强了肢体头面的联系。"入"取头颈一穴加本经络穴是上下取穴之配方原则之一。

表 1-3　根、溜、注、入部位表

类别　经脉	根	溜	注	入	
				上	下
足太阳	至阴	京骨	昆仑	天柱	飞扬
足少阳	窍阴	丘墟	阳辅	天容	光明
足阳明	厉兑	冲阳	下陵（三里）（应为解溪）	人迎	丰隆
手太阳	少泽	阳谷（应为腕骨）	小海（应为阳谷）	天窗	支正
手少阳	关冲	阳池	支沟	天牖	外关
手阳明	商阳	合谷	阳溪	扶突	偏历

（二）标本

1. 标本的意义

经脉的标本是从经脉循行的先后次序去论述的，手足三阴经、三阳经的本部都在四肢末端，标部大都在躯干、头面部的穴位处。本部是经脉的起始处，标部是经脉的终止处。标本理论阐述了人体是上下呼应的。

2. 标本的内容

在上者为标，在下者为本，标本的范围较根结为广。

表1-4　十二经标本部位表

经脉		本　部	标　部
足三阳	太阳	跟以上五寸中（跗阳）	命门（目）（睛明）
	少阳	窍阴之间	窗笼（耳）之前（听会）
	阳明	厉兑	人迎、颊、挟颃颡
足三阴	少阴	内髁下上三寸中（交信、复溜）	背俞与舌下两脉（肾俞、金津、玉液）
	厥阴	行间上五寸所（中封）	背俞（肝俞）
	太阴	中封前上四寸之中（三阴交）	背俞与舌本（脾俞、廉泉）
手三阳	太阳	外髁之后（养老）	命门之上一寸（攒竹）
	少阳	小指次指之间上二寸（中渚）	耳后上角下外眦（丝竹空）
	阳明	肘骨中上至别阳（曲池）	颜下合钳上（头维）
手三阴	太阴	寸口之中（太渊）	腋内动脉（中府）
	少阴	锐骨之端（神门）	背俞（心俞）
	厥阴	掌后两筋之间两寸中（内关）	腋下三寸（天池）

根结、标本理论补充说明了经气的流注运行情况。在临床上，针刺这些部位的穴位易于激发经气，调节脏腑功能，所以肘、膝以下的腧穴主治病证范围较远较广，不仅治局部病，而且治脏腑病、头面、五官病等等。

二、气街与四海

（一）气街

气街是经气流注集散的通路，分胸、腹、头、胫四气街。头部气街是头面部经气出入的通路，是指头面部与脑部的联系；胸部气街是胸背部经气出入的通路，具体指胸部与颈、背、上肢的联系；腹部气街是腹部与腰部的联系；胫部气街是下肢经气出入之地，是指下肢与下腹部的联系。气街理论阐明了经络系统内部沟通和相互联系，不但有纵向道路，而且有"头、胸、腹、胫"的横向沟通和联系。气街的部位多为"结"、"标"的部位，基于这一理论，分布于头身的腧穴可以治疗局部和内脏疾患，部分腧穴也可治四肢病证。

（二）四海

脑为髓海，膻中为气海，胃为水谷之海，冲脉为十二经之海，又称血海。四海主持全身的气血、营卫、津液。

脑：髓海——头部——气血之精华补益脑髓而濡空窍

膻中：气海——胸部——气积于胸中，贯心肺行呼吸，为宗气所聚

胃：水谷之海——上腹部——胃为气血化生之基础，营卫气之化源

冲脉：血海——下腹部——起于胞中与足少阴上下行

（三）气街与四海关系

四海与气街关系密切。四海居头、胸、腹部，气街居头、胸、腹、胫部。

气海——上焦宗气

水谷之海——中焦水谷之气(营、卫)　构成人体真气　真气行于经络

血海——下焦原气　　　（正气）　　　　（正气）　　　（或脉气)经气

各经穴位为"脉气所发"、"神气之所游行出入"之特殊部位。神气也属脉气，所谓脉舍神。而神气本源于脑，脑为"元神之府"，故脑为髓海。

第三节　经络的生理功能临床的应用

一、经络的生理功能

《灵枢·经脉》："经脉者，所以能决死生、处百病、调虚实，不可不通。"

1. 运行气血、协调阴阳

将气血输送到全身各部，"内灌脏腑，外濡腠理"，协调阴阳平衡。

2. 抗御病邪，反映证候

经络及其所运行的营卫血气有层次地抗御病邪，也有层次地反映证候。经脉各有所属病证，也是该经穴位所能主治的适应证。六淫侵袭首先从经络系统开始，然后逐渐传于脏腑。脏腑有病也按经络反映于体表部位。

3. 传导感应，调整虚实

针刺中的"得气"现象是经络传导感应功能的表现。与经络密切相关

的有原气、宗气、营气、卫气，可概括为"经气"。经络在生理情况下，运行气血、协调阴阳；在病理情况下，通过选择适当的穴位，运用适量的刺激方法激发经络的功能来调整虚实。

以下关于经络的作用，哪项是错误的？

A. 联系脏腑

B. 沟通内外

C. 运行气血

D. 营养全身

E. *保健治病*

二、经络的临床应用

1. 说明病理变化

2. 说明病邪传注的途径

3. 指导辨证归经

经络循行路线与疾病证候的反映部位有关，根据疾病所出现的证候，结合经络循行的部位及所联系的脏腑，进行辨证归经。

例：

$$头痛\begin{cases}前额——阳明\\巅顶——厥阴\\侧部——少阳\end{cases}\qquad 头痛\begin{cases}枕部——太阳\\后部——太阳\end{cases}$$

4. 指导治疗

针灸治病是通过针灸腧穴，疏通经气，恢复脏腑气血的功能，从而治病。临床常根据经脉循行和主治特点进行循经取穴，如《四总穴歌》："肚腹三里留，腰背委中求，头项寻列缺，面口合谷收。"

以头痛为例：

前额——内庭、合谷、头维

巅顶——太冲

侧部——窍阴、角孙

后部、枕部——昆仑

5. 药物归经

运用经络学说对药物性质进行分析和归类，药物归经指某药能主治某经所属的病证。药物归经的最早著作为张元素所著之《珍珠囊》（1168）。

第二章　腧穴总论

腧穴是人体脏腑经络之气输注于体表的部位。腧穴在《黄帝内经》中称作"节"、"会"、"气会"、"气府"、"骨空"、"溪"、"络"等,《针灸甲乙经》称为"孔穴",《圣惠方》则称"穴道",俗称穴位。腧,本字作"输",有输注之义,比喻脉气如水流输转灌注;穴,则有"洞"、"孔"、"隙"之义,比喻脉气至此居空洞之室。

腧同输、俞,然而三者在具体应用时却各有所指。

腧穴——是指穴位的统称。
输穴——是指五输穴之专称及其井荥输经合中的第三个穴位名。
俞穴——则为脏腑之气输注于背部的穴位,即背俞穴之专称。

【概述】

腧穴学是专门研究人体经络系统所辖腧穴及其理论形成、功能作用以及指导临床治疗的一门学科,是针灸学的重要组成部分。腧穴学的内容包括穴位的分类、命名与释义、位置与取法、局部解剖、主治功能、配伍应用、刺灸方法及禁忌等等。

第一节　腧穴的起源与发展

腧穴是人们在长期的医疗实践中不断发现的,腧穴的发展过程大致经历了三个阶段。

其一、无定位无命名阶段:

最初人们只知道哪里不舒服就在哪里针刺,当时既没有固定的部位,也无所谓定名,即"以痛为腧"(《灵枢·经筋》)。属于感性认识的阶段。

其二、定位命名阶段:

随着医疗经验的积累,人们逐渐明确了哪些病证可在哪些穴位针灸,从而又认识到某些穴位既能治疗这种病证又能治疗那种病证,既能治疗局部病证又能治疗远隔部位病证。对腧穴的位置特点和治疗作用都已达到固定化,进而发展到给腧穴确定位置并加以命名，属于感性认识到理性认识的过渡阶段。

其三、系统分类阶段：

随着医疗实践经验的日益丰富，在所发现的腧穴越来越多的情况下，人们对穴位的认识更加深入，不再把腧穴看成是体表孤立的、散在的部位，而把它看成是相互联系、有机的整体。随着经络学说的逐步形成，历代医家对腧穴进行了系统的整理并加以归经、分类。对腧穴的认识已上升到理性认识阶段。

据文字记载，可以说早在战国初期就已形成了腧穴的概念。

现存最早的经典医籍《黄帝内经》中论及了腧穴的部位、名称、分经、主治等内容，为腧穴学的形成与发展奠定了基础。《难经》提出了八会穴，并对俞募穴、原穴、五输穴均有所阐发。晋代皇甫谧所著《针灸甲乙经》全书 128 篇中有 70 余篇专讲腧穴方面的内容，该书为腧穴学理论与实践的发展作出了重大的贡献。

唐代孙思邈著《千金要方》《千金翼方》，收集了大量的经外奇穴，发展了腧穴的配伍和临床应用，扩大了腧穴防治疾病的范围。孙氏最早提出阿是穴，后世据此才有天应穴、不定穴和痛点的论述和应用。宋代王惟一所著《铜人》当时曾刻在两块石碑上，树立在汴京（今河南开封），供学习针灸者阅读。次年王氏铸成两具腧穴铜人模型作为教具，促进针灸教学的发展，这种用铜人对医生进行考试的方法一直沿袭到明代。铜人体表刻穴 657 个，考试时，铜人体表用蜡封，体内灌水（一说汞），针刺时如中穴则水出，未中则否，这是古代精密的医学模型，也是教育史上形象实物教学法的重要发明。元代滑伯仁著《十四经发挥》，在针灸学术上有两大贡献，其一是对经络理论很有研究，提出督、任二脉和其他奇经不同，应与十二经脉相提并论而成为十四经；其二是在《素问》《灵枢》的基础上通考腧穴 657 个，辨其阴阳之往来，推其骨空之驻会。

第二节　腧穴与脏腑经络的关系

腧穴是脉气所发，它与经络气血是密切相关的，诸腧穴分别归属于某一条经脉，而每一条经脉又各隶属于某一脏腑，说明脏腑、经络和腧穴三者之间是不可分开的。

在治疗上：

针刺、艾灸腧穴 $\xrightarrow[\text{通过不同手法刺激}]{\text{调整经气运行}}$ 治疗所属脏腑的疾病。

在病理上：

脏腑的病证 $\xrightarrow{\text{通过经络的通路}}$ 反映在相应的腧穴上。

第三节　腧穴的分类

腧穴分为十四经穴、经外奇穴和阿是穴三类。

一、十四经穴

简称经穴，是指归属于十二经和任脉、督脉循行路线上的腧穴，它们有固定的名称、有明确的位置，是腧穴系统中的主要部分。这类腧穴具有主治本经病证的共同作用，共计 361 个穴。

二、经外奇穴

是指一些虽然具有固定的名称和有明确的位置，但尚未列入十四经系统的腧穴，又称"经外奇穴"。20 世纪 50 年代的《针灸经穴图考》记载了奇穴 122 个。《中国针灸学》记载了 132 个，《针灸孔穴及其疗效便览》载有 324 个，几乎与经穴数目相等。60 年代针灸著作经外穴数便超过了经穴数目，如《腧穴学概论》记载 382 个，《针灸经外奇穴图谱》达到了 588 个。70 年代上海《针灸学》记载 403 个，同期《针灸经外奇穴图谱续集》收载了 1007 个。这类腧穴在治疗上有奇效但主治范围比较单纯，多数对某些病证具有特殊的治疗作用，如子宫穴治疗妇科疾患，定喘治疗哮喘等等。奇穴的分布较为分散、零乱，有的在十四经循行线上，有的则不在。此外一些奇穴是由多穴组合而成，需要说明的是经外奇穴中所谓"经外"，仅是表示它不在 361 个经穴之内，并非说与经脉通行道路绝对无关。有些奇穴还是数经的经穴组成的小处方，如：急救用的十二井穴等。

三、阿是穴

又称天应穴、不定穴、压痛点等，以痛处为穴，即"以痛为腧"。这种方法早在《灵枢·经筋》篇就有详细记载，是一类无明确位置、无具体名称，以反应点、压痛点作为针灸施术部位进行治疗的腧穴，多位于病变的附近，阿是穴无一定数目。

　　阿是穴的主要适应证是筋脉病候，如疼痛、拘挛、强直、抽搐等，对这类腧穴的确定方法，寻找痛点是确定阿是穴的主要依据。

　　历代医家均对阿是穴的临床表现进行了阐述，归纳起来有如下几方面。

　　1. 痛感

　　《素问·举痛论》："寒气客于肠胃之间，血不得散，小络急引故痛，按之则血气散，故按之痛止。"《普济方·牙痛》："凡蛀牙痛，必须出之。若无妙手，其痛不可忍也。……随左右于牙关龈车骨尖相峙近里以指捻之，觉痛处是穴。"

　　2. 舒适感

　　《灵枢·五邪》："邪在肺，则病在皮肤痛……背三节五藏之旁，以手疾按之，快然，乃刺之。"

　　3. 热感

　　《素问·举痛论》："寒气客于背俞之脉……按之则热气至，热气至则痛止矣。"

　　4. 其他

　　还可出现酸楚、麻窜或某些特殊现象。《素问·骨空论》"切之坚痛如筋者灸之"，类似皮下结节等异物。

　　阿是穴在临床应用上十分广泛，它不仅适用于一切痛证，而且对某些内部脏器的疾患也有较好的疗效，又在一定程度上反映了机体的功能障碍。从这个意义上说阿是穴既是疾病的反应点也是治疗时最佳的刺激点。

　　总之，阿是穴是人体腧穴的重要组成部分，不能因为其无定名定位而忽略。

第四节　腧穴的命名

　　腧穴名称是腧穴学名词术语的重要内容，有关命名含义的解释，古代文献多有记载，因此了解腧穴命名的含义对记取穴位，理解脏腑气血、经脉流注、腧穴功能及临床应用均有很大帮助。

　　中国古代社会非常重视事物的"命名"，所谓"名不正则言不顺，言不顺则事不行"，"当名辨物"是学术研究的基本要求。《素问·阴阳应象大论》说："气穴所发，各有处名。"孙思邈《千金翼方》说："凡诸孔穴，名不徒设，皆有深意。"可见，腧穴命名是建立在古人对穴位作用深刻认识基础之上的，是临床正确理解穴位进而正确应用穴位的前提。药有药性、穴有穴性，正确理解穴名是掌握穴位作用的基础。古人对腧穴的命名，取义广泛，可谓上察天文、下观地理、中通人事，远取诸物、近取诸身，结合腧穴的分布特点、作用、主治等内容赋予穴位特定的名称。

一、命名分类

张晟星等编著的《经穴释义记解》一书，根据有关祖国医学经典、历代针灸著作、考古资料和文字学知识，博取各家学说对穴名加以解释。它将腧穴的命名，进一步分析归纳为十四类，现介绍如下。

（一）阴阳五行类

阴郄、阴陵泉、阴交、阳谷、阳陵泉、少商

（二）脏腑气血类

背俞穴、气海、气冲、血海

（三）经脉流注类

三阴交、百会、三阳络、带脉、申脉

（四）腧穴功能类

睛明、光明、哑门、风池、神门

（五）解剖位置类

乳中、胸乡（胸廓）、缺盆（锁骨上窝）、髀关（股骨）

（六）取穴方法类

居髎（居：蹲也；髎：孔隙）、侠白

（七）骨度分寸类

足三里、扶突（喉结旁三寸故为扶突）

（八）天文地理类

日月、太白、秉风、云门、昆仑、阳溪、侠溪、阳谷、合谷、通谷、水沟、曲池、少泽、水泉、小海、少海、梁丘、石门、金门

（九）八卦类

历兑（兑为八卦之一）、兑端、劳宫（宫：九宫，将八卦名称图像结合九畴方位则成九宫）

（十）乐器类

丝竹空、少商、商阳

（十一）土木建筑类

巨阙、紫宫、库房、神堂、志室、天窗、气户、二间、三间

（十二）活动场所类

大都、阴都、建里、通里、灵道、内关

（十三）物象形态类

伏兔（伏：卧也，大腿内肥肉如兔）、犊鼻（如牛之鼻状）、天鼎（天：上部；鼎：古代煮焚用具，有三足，此穴胸锁乳突肌为一肌三头，似三足鼎立，故为天鼎）

（十四）文字字形类

行间、内庭、筑宾

二、穴名国际标准化方案

1981 年 5 月和 8 月在 WHO 资助下，一致同意 361 个穴位都采用拉丁文穴名代号，对三焦经、督脉、任脉无相应的拉丁名词者，则用汉语拼音及其相应的代号。穴名代号是由经脉名的拉丁缩写和穴位序号组成：

肺经穴 $LU_{1\sim11}$　　　　大肠经 $LI_{1\sim20}$

胃经穴 $ST_{1\sim45}$　　　　脾经穴 $SP_{1\sim21}$

心经穴 $HT_{1\sim9}$　　　　小肠经 $ST_{1\sim19}$

膀胱经 $BL_{1\sim67}$　　　　肾经穴 $KI_{1\sim27}$

心包经 $PC_{1\sim9}$　　　　三焦经 $SJ_{1\sim23}$

胆经穴 $GB_{1\sim44}$　　　　肝经穴 $LR_{1\sim23}$

督脉穴 $DU_{1\sim28}$　　　　任脉穴 $RV_{1\sim24}$

第五节　腧穴的治疗作用

腧穴不仅是气血输注的部位，也是邪气所客之处所，又是针灸治疗疾病的刺激点。腧穴治疗疾病的关键就是接受适当的刺激以通其经脉，调其气血，使阴阳归于平衡，脏腑趋于和调，从而达到祛除疾病的目的。腧穴的作用与脏腑经络有密切的关系，主要表现在两方面。

一、接受刺激，防治疾病

针灸治病原理

刺激腧穴 $\xrightarrow{\text{发挥经络作用}}$ 使阴平阳秘，邪去正复。

（一）近治作用

"经脉所过，主治所在"，是指腧穴均具有治疗其所在部位局部及邻近组织、器官病证的作用，这是所有腧穴主治作用所具有的共同特点。腧穴均能治疗该穴所在部位及邻近器官的病证。针灸文献中记载很多，其中以头、面、五官部腧穴治疗局部疾患具代表性，此外胸、腹、背、腰部、躯干的腧穴多治疗相应部位脏腑的疾患。每个经穴随着经脉循行部位的不同，其主治重点也随之转移，由于每条经脉的经穴都存在这个共性，因此应用经穴治疗局部体表或邻近内脏疾患，往往可以不受经脉所循线路的约制，而体现出横向的、阶段性的分布主治规律。

上肢疾患——肩髃、臂臑　　胃肠疾患——中脘、天枢

泌尿、生殖疾患——关元、中极、肾俞

以足少阴为例

涌泉——足心热　　　　大钟——足跟痛

筑宾——小腿内侧痛　　大赫——生殖、泌尿系统病

从穴位的治疗作用来看，头面躯干的穴位、多治疗局部及邻近脏器为主。四肢部的穴位，除治疗局部病证外，更能主治其经络所过的远部病证。

前额、侧头区——治神志病、鼻病

后头区——治神志病、局部病

项区——治神志病、头项病及风证

眼区——治眼病

鼻区——治鼻病

颈区——治舌、咽喉、颈部病

以上也说明某些头面穴位也具有一定的远治作用。

（二）远治作用

远治作用是十四经腧穴主治作用的基本规律，是指腧穴具有治疗其远隔部位的脏腑、组织器官病证的作用。尤其是十二经脉在四肢肘膝以下的腧穴具有治疗本经循行所涉及的远隔部位的组织、器官、脏腑的病证，甚至具有治疗全身疾患的作用。经穴的远治作用与经络的循行分布密切相关，"经脉所过，主治所在"就指出经脉病候与穴位治疗作用的密切关系。

例：大椎退热，大椎归督脉，为诸阳之会，故可治外感发热等全身性疾病。遗尿取三阴交，因其为足三阴之交会穴，故可治足三阴病证。头顶痛取足小趾至阴穴，是依据标本根结的理论，至阴为太阳经之"根"穴。

经穴的远治作用的理论依据除了与经脉循行分布有关外，经络的标本根结理论也是重要的依据之一。四肢为根、为本，头身为结、为标，十二经的"本"、"根"均在四肢下端或末梢，这些穴位对于治疗内脏乃至全身疾病都有重要意义。根和本的范围不仅有五输穴，凡是肘膝以下的穴如十二经之络穴、郄穴、下合穴、八脉交会穴等都可以归纳在此范畴。这样肘膝以下腧穴的远治作用就更具有普遍的指导意义了。

基于根结、标本上下经气对应的原理，临床选取可上（下）病下（上）取，这样就扩大了腧穴的主治范围，并使腧穴的治疗作用既有规律性又富有灵活性。例：《针灸聚英》记载的"头面之疾寻至阴，腿脚有疾风府寻，心胸有疾少府泻，脐腹有病曲泉针"。

从近治、远治作用中可以看出，所谓分部是从横的、局部的角度归纳了腧穴的近治作用，分经则从纵的、整体的角度总结了腧穴的远治作用。分部是在分经的基础上进行的，分经也需要再进一步加以分部，二者是相对而言。

经络的循行有表里相合、交叉、根结、标本等多种联系的特性，这种特性也反映在腧穴的远治作用上。

例：

大椎：诸阳之会，可治外感发热等全身性疾病。

至阴：足太阳之根穴，可治头项痛（根据根结理论）。

足三里：足阳明之合穴，可调整消化系统功能，提高免疫力。

（三）特殊作用

指某些腧穴的相对特异性或双向调整作用。

腧穴的特异治疗作用，指某些腧穴的治疗作用具有相对特异性。腧穴的双向良性调整作用是机体在不同的状态下，同一腧穴体现出两种相反的治疗作用。腧穴的这一特性，使针灸治病具有广泛的适应性和一定的安全性。

1. 特异性

腧穴的特异性是指穴位的治疗作用而言上所具有的不同特点，也就是每一个穴位对不同病变具有的特殊作用。

例：

关元——足三阴与任脉交会的地方，施灸可温阳固脱，治疗"脱证"。

百会——六阳经与督脉交会的地方，治疗"厥证"。

以上均是腧穴的特异性作用。

（1）基础研究

据北京大学医学部微生物教研组以白细胞吞噬作用为指标，观察到针刺足三里、合谷后，白细胞吞噬指数明显提高。上海第二医学院针刺家兔"足三里"、"阑尾点"后多数出现肠蠕动亢进。针溃疡病人足三里，出现胃酸分泌增加，针公孙、内关、梁丘则抑制胃酸分泌。

（2）临床观察

分别针刺合谷、列缺观察对牙痛的疗效，发现合谷镇痛作用较显著；穴位注射治疗腹痛观察发现足三里疗效最好。临床实践还证明，某些经穴对本经疾病特别有效，如：睛明疗目疾；天突利咽平气逆；膻中宽胸理气；天枢理肠调便；人中开窍宁神等。而另外一些经穴治疗他经多种疾病特别有效。

每个腧穴虽各有其特殊治疗作用，但腧穴之间是一个相互联系的整体。如肺经诸穴治疗作用虽侧重于某一方面，但均能治疗肺经病候，这说明腧穴治疗特性之中含有共性，特异性寓于普遍性之中。

2. 双向调整性

腧穴的这一治疗特性，使针灸治病具有广泛的适应性和一定的安全性。即在机体不同状态下，同一腧穴体现出两种相反的治疗作用，又称为"双向性"。

例：

（升清）气陷——→百会——→阳亢（平肝潜阳）

（涩肠）止泻——→天枢——→通便（润肠通腑）

窦速──→内关──→窦缓

（解表）发汗──→合谷──→止汗（固表）

在讨论腧穴双重性治疗作用时，还应结合病情适当运用补泻手法才能提高疗效。

例：

补合谷、泻三阴交，具有行气解郁、活血通经之效，可治疗"血滞经闭"，故历代医家虑其堕胎，而列为孕妇之禁忌；反之，泻合谷、补三阴交，则有理气养血、固经安胎之功，非孕妇之禁忌。

此外据近年来某些实验研究报道，针刺的类别不同，腧穴治疗效应也有区别。从90例家兔分组实验观察到，中等刺激"足三里"，白细胞呈双向性调节；若改用电针刺激，则呈明显的单向抑制状态，始终有抑制白细胞增高的趋势。

总之，对腧穴的双重性调整作用的认知，还须通过进一步客观的、实质性的研究和讨论，才能找出其内在联系性，得出确切的结论。

二、反映病证，协助诊断

《灵枢·邪客》："肺心有邪，其气留于两肘；肝心有邪，其气留于两腋；脾心有邪，其气留于两髀；肾心有邪，其气留于两腘。"

这段经文说明腧穴在病理状态下具有反映病候的作用。

如：胃肠疾患的人常在足三里出现压痛，肺脏疾患常见中府、肺俞有压痛。

近年来，在利用腧穴协助诊断方面又有新的发展，如：耳穴的测定；原穴导电量的测定；十二井穴知热感度的测定等等。通过仪器对这些腧穴的探测，可以在一定程度上反映经络、脏腑、组织器官的病变，为协助诊断增添了新的内容。

第六节　腧穴的主治规律

本经腧穴治本经病；邻近腧穴治局部病；表里经腧穴治表里两经病。

一、分经主治规律

分经主治，是指某一经脉所属的经穴均可治疗该经循行部位及其相应脏腑的病证，同一经脉的不同经穴，可以治疗本经相同病证。分经主治既有个性、特殊性，又有共性、普遍性。十四经腧穴的分经主治既各具特点，又具有某些共性，现将十四经腧穴分经主治规律归纳如下：

表 2 - 1　手三阴经腧穴主治异同表

经名	本经主治特点	二经相同主治	三经相同主治
手太阴经	肺、喉病		
手厥阴经	心、胃病	神志病	胸部病
手少阴经	心病		

表 2 - 2　手三阳经腧穴主治异同表

经名	本经主治特点	二经相同主治	三经相同主治
手阳明经	前头、鼻、口、齿病		
手少阳经	侧头、胁肋病	目病、耳病	咽喉病，热病
手太阳经	后头、肩胛病，神志病		

表 2 - 3　足三阳经腧穴主治异同表

经别	本经主治特点	三经相同主治
足阳明经	前头、口齿、咽喉病，胃肠病	
足少阳经	侧头、耳病，胁肋病	眼病、神志病、热病
足太阳经	后头、背腰病（背俞并治脏腑病）	

表 2 - 4　足三阴经腧穴主治异同表

经别	本经主治特点	三经相同主治
足太阴经	脾胃病	
足厥阴经	肝病	前阴病，妇科病
足少阴经	肾病、肺病、咽喉病	

表 2-5　任督二脉腧穴主治异同表

经名	本经主治特点	二经相同主治
任脉	回阳，固脱，有强壮作用	神志病、脏腑病、妇科病
督脉	中风、昏迷、热病、头面病	

二、分部主治规律

头、面、颈、项部经穴——绝大多数局部病证

个别穴可治全身疾患、脏腑疾患（百会、神庭、人中）

胸腹部经穴——治全身性疾患、脏腑疾患。

腰背部经穴——大多治相邻脏腑的疾患，少数治下肢病。

四肢肘、膝以上穴——以治局部病证为主。

肘膝至腕踝部经穴——治局部病证、远端病证、脏腑疾患。

腕踝以下穴——治局部病证及头面五官、发热、神志等全身性疾患。

第七节　特定穴

特定穴是指若干类具有特殊治疗作用的经穴。

一、五输穴

五输穴即十二经脉分布在肘、膝关节以下的井、荥、输、经、合穴，简称"五输"，是以水流的大小来形容各经脉气由小到大，由浅入深的特点。"所出为井，所溜为荥，所注为输，所行为经，所入为合"（《灵枢·九针十二原》）。意思是指经气自四肢末端向上作用于头面躯干，像水流一样由小到大，由浅入深。经气初出，像水的源头，所以称为井，多位于四肢爪甲之侧；经气稍盛，像水成微流，所以称为荥，多位于指（趾）掌（跖）部；经气渐盛，像较大的水流灌注，所以称为输，多位于腕（踝）关节附近；经气更盛，像水流之长行，所以称为经，多位于腕（踝）或臂（胫）部；经气充盛深入部，像水流汇合，所以称为合，多位于肘（膝）关节附近。

五输穴的含义及内容

《灵枢·九针十二原》统计为 61 个穴。

阴经五脏 $5 \times 5 = 25$，阳经六腑 $6 \times 6 = 36$（包括六个原穴）

到晋代皇甫谧打破了"心不受邪，以心包代之"的观点，填补了手少阴经的 5 个穴，至此五输穴内容乃为完备。

五输穴从四肢末端向肘、膝方向依次排列，将经气的运行情况比作自然界的水流，以说明经气的出入和经过部位的深浅及其不同作用。五输穴理论源于根结、标本理论。

表 2 - 6　五输穴的内容

		井	荥	输	经	合
	意义	出	溜	注	行	入
	部位	肢端	本节 （掌指、趾趾关节）	掌跖	臂、胫	肘、膝
五行	阳经	金	水	木	火	土
	阴经	木	火	土	金	水

《难经·六十三难》讲述何以井穴为始？

"五输"的分布、排列与十二经脉的循行方向相矛盾（手三阴、足三阳），有关这个问题的解释如下。

（一）与根结、标本理论有关

"本"：四肢末端穴位，"根"：井穴。五输由本、根部向上排列。《灵枢·本输》："肘、膝以下之五输为本输。"本输即为经络之气外发于四肢部的重要部位。六经根结中所述的根、溜、注、入，即为经络之气中井、原、经或合及络穴。所以，五输的分布是根结、标本理论的具体体现。

（二）《灵枢·邪客》

手太阴、手少阴皆从肢端开始。另外，《足臂十一脉灸经》中除手厥阴未记载外，循行方向均由四肢走向全身。由此推测早期认为经脉循行从四肢开始，以后逐步发展过程中才发展为十二经循行理论。

以第一种解释更圆满。

二、俞穴、募穴

（一）俞穴的定义、内容

俞穴是脏腑经气输注于背腰部的腧穴，均分布在足太阳膀胱经上，位于背腰部第一侧线上，与脏腑位置的高低基本一致。分别冠以脏腑之名，共十二穴。主要治疗脏腑疾病，也可治疗与脏腑有关的五官九窍病证。

（二）募穴的定义、内容

募穴是脏腑经气汇聚于胸腹部的腧穴，共十二穴，以治疗脏腑病证为主，临床上常与背俞穴合用，称为俞募配穴法。

募穴属本经者仅有中府（肺）、日月（胆）、期门（肝）三穴。属任脉者六个穴：中极、关元、石门、巨阙、中脘、膻中，其他募穴均位于他经，基本是以脏腑所在位置而定。

三、原穴、络穴

（一）原穴的定义和内容

1. 定义

原穴是指脏腑原气输注、经过和留止的部位，分布在十二经的腕踝关节附近。原气是人体生命的原动力，脏腑原气留止在原穴，因此脏腑发生病变时，就会相应地反映到原穴上来。

2. 内容

《类经图翼》"阴经之输并于原"，以输代原。《难经·六十二难》"三焦行诸阳，故置一输名曰原"。意思是：三焦原气行于外，阳经脉气盛长，故于输穴之外另设原穴。十二条经脉共 12 个原穴（阴经以输为原）。

3. 作用

原气为十二经脉之根本，原穴为原气留止之处，故脏腑病变，会相应地反映到原穴。故该穴有一定的诊断价值，而且有调整脏腑经络虚实之功能。

（二）络穴的定义和内容

1. 定义

络穴从经脉分出的部位各有一个腧穴叫做络穴，十二经脉和任脉、督脉各有一络，加上脾之大络，共十五络。

2. 内容

络穴首载于《灵枢·经脉》，四肢部络穴走向与其相表里之经脉。任之络穴散于腹部，督之络穴散于头上，脾之大络散于胸胁。

3. 作用

络穴可沟通表里两经，治疗相表里经的病证，故有"一络通二经"之说，有指导临床的意义。

四、郄穴

郄穴是各经经气所深聚的部位，十二经脉和阴阳维脉、阴阳跷脉各有一个，共十六个郄穴。脏腑有病变时，可行按压郄穴协助诊断，临床上常应用郄穴治疗急性病证。

五、八会穴

八会穴即脏、腑、气、血、筋、脉、骨、髓的精气聚会的八个腧穴。

1. 脏会章门

章门为脾之募，脾为后天之本。气血、津液化生之源，故脾在五脏中有举足轻重之地位，"盛则同盛，衰则同衰"，故定为脏会。

2. 腑会中脘

中脘为胃之募，胃在六腑中居要位，为六腑之大源、后天之本。

3. 髓会绝骨

绝骨为胆之经穴，胆主骨所生病。髓居骨中，故为髓会。

4. 筋会阳陵泉

阳陵泉为胆经穴位于膝下，"膝者筋之府"。肝主筋，肝为脏属阴，胆为腑属阳，胆主春天少阳生发之气，人体脏腑生生之气始于胆，故有"十一脏皆取决于胆"，故为筋会穴。

5. 骨会大杼

大杼为多条经脉相会处，而这些经脉与肾有特殊关系，为手足太阳之会、少阳之会。肾主骨与足太阳相合，督与太阳共上下，故为骨会。

6. 血会膈俞

心主血，肺朝百脉，脾统血，肝藏血。肺经、脾经"上膈"，心经"下膈"，肝经"上贯膈"。提示膈膜部位与血之关系密切。膈俞之上有心，膈俞之下有肝、脾而居中央，故为血会。

7. 气会膻中

膻中为气海，产生宗气，积于胸中，助肺司呼吸，故为气会。

8. 脉会太渊

肺朝百脉，太渊为手太阴肺经之原穴，当寸口部，脉气留注之处，故为脉会穴。

六、八脉交会穴

指奇经八脉与十二经脉之气相会穴的八个腧穴。由于奇经八脉的经气与十二经的经气以此八穴相通，故此八穴既能治疗奇经八脉的病证，又能治疗十二经脉的病证。

八穴之中只有申脉、照海是足太阳经与阳跷脉、足少阴经与阴跷脉直接交经汇聚之处。其余六穴是通过经脉与奇经在躯干部等部位相交而通会于其穴的。所以是经交而穴通，故有人提出应用"交经八穴"之名才通顺。窦汉卿最早运用八穴，故又称窦氏八穴。

七、下合穴

下合穴又称六腑下合穴，是指六条阳经之腑气下合于足三阳经的六个腧穴。六条阳经各有一个"下合穴"。足三阳经下合穴即为合穴，手三阳经另有一个下合穴。下合穴均在下肢，分布在足三阳经上，是治疗六腑病证的主要穴位，疗效显著。

八、交会穴

交会穴是指两经或多条经脉相交会的腧穴。其中主要的一经及腧穴所归属的一经称为本经，相交会的一经称为他经。不但能治疗本经的疾病，还能兼治所交会经脉的疾病。有的腧穴是多条经脉的交会穴，治疗范围便更为广泛，如三阴交、百会等。

九、特定穴总结

归经：属本经的为五输穴、原穴、络穴。
分布：
四肢部：五输穴、原穴、下合穴、郄穴、八脉交会穴。
躯干部：俞穴、募穴。
四肢、躯干部：八会穴、络穴。

第八节　腧穴的定位方法

腧穴的定位方法分为骨度分寸法、自然标志法、手指比量法和简易取穴法四种。

一、骨度分寸法

此法最早载于《灵枢·骨度》，现代常用的骨度寸是根据该篇记载并在长期医疗实践中经过修改和补充而来的。以骨节为主要标志测量周身各部的大小、长短，并依其比例折算成尺寸，作为腧穴的定位方法。这一取穴法以自身的骨骼长度为标准，不受身材的影响（高矮胖瘦、男女老幼）均可折算成同样的长度和宽度，作为腧穴定位的标准。

具体内容见表11。

表 2-7 常用骨度分寸表

分部	起止点	分寸及度量法	说明
头部	眉间（印堂）至前发际正中	3 直寸	用于确定头部经穴的纵向距离
	前发际正中至后发际正中	12 直寸	
	后发际正中至第7颈椎棘突下	3 直寸	
	前额两发角（头维）之间	9 横寸	用于确定头前部经穴的横向距离
	耳后两完骨之间	9 横寸	用于确定头后部经穴的横向距离
胸腹部	天突至歧骨	9 直寸	用于确定胸部经穴的纵向距离
	歧骨至脐中	8 直寸	用于确定上腹部经穴的纵向距离
	两乳头之间	8 横寸	用于确定胸腹部经穴的横向距离
	腋以下至季肋	12 直寸	用于确定胁肋部经穴的纵向距离
	脐中至横骨上廉	5 直寸	用于确定下腹部经穴的纵向距离
	季肋以下至髀枢	9 直寸	
背腰部	肩胛骨内缘至后正中线	3 横寸	用于确定背腰部经穴的横向距离
	大椎以下至尾骶	21 椎	用于确定背腰部经穴的纵向距离
上肢	腋前纹至肘横纹	9 直寸	用于确定上臂部经穴的纵向距离
	肘横纹至腕横纹	12 直寸	用于确定前臂部经穴的纵向距离
下肢部	横骨（耻骨联合）上廉至内辅骨（股骨内上髁）上廉	18 直寸	用于确定下肢内侧经穴的纵向距离
	内辅骨下廉（胫骨内侧髁）至内踝高点	13 直寸	用于确定下肢外后侧经穴的纵向距离
	髀枢（股骨大转子）至腘横纹	19 直寸	
	臀横纹至膝中	14 直寸	用于确定下肢外后侧的纵向距离
	腘横纹至外踝高点	16 直寸	
	外踝高点至足底	3 直寸	

对骨度分寸应灵活运用，因该法所说的长度并不完全一致。如歧骨至脐中为8寸，脐中至耻骨联合上缘为5寸，但实际上下腹部5寸中的1寸比上腹部8寸中的1寸要长。两发角之间为9寸，前后发际12寸，但前者1寸比后者1寸要短些。有骨性标志的地方尽量按骨性标志取穴，如以肋间隙为依据，后背以脊椎棘突为依据。总之，骨度法是为了定位方便，灵活运用。

二、自然标志法

自然标志法是以体表解剖学的各种自然标志为依据来确定腧穴位置的方法，包括固定标志和活动标志两种。

（一）固定标志

由骨骼和肌肉所形成的突起或凹陷，五官轮廓、发际、指甲、乳头、肚脐等不受人体活动影响而固定不移的标志。

如：素髎、印堂、大椎、阳陵泉

肩胛骨下角平第7胸椎棘突，髂嵴平第4腰椎。

（二）活动标志

借助人体各部的关节、肌肉、肌腱、皮肤随着活动而出现的空隙、凹陷、皱纹、尖端等在活动姿势下才会出现的标志，定取腧穴位置的方法称为活动标志。

如：耳门、听宫、听会微开口时的凹陷中，曲池屈肘的纹头尽端。

三、手指比量法（手指同身寸法）

是指以患者的手指作为标准来定取穴位的方法，分为中指同身寸、拇指同身寸和食指同身寸三种。本取穴法一个重要的前提是以患者的手指为标准，切不可以医生的手指为标准，医生可以根据患者的高矮胖瘦适当估算调整，灵活掌握。

（一）中指同身寸法

此法源于《千金方》《针灸大成》，以患者的中指中节屈曲时内侧两端纹头之间作为一寸，可用于四肢部取穴的直寸和背部取穴的横寸。

（二）拇指同身寸

此法最早载于《千金方》，以患者拇指关节的横度作为一寸，适用于四肢部的直寸取穴。

（三）横指同身寸法

此法亦出自《千金方》，又名"一夫法"，即患者将食指、中指、无名指、小指并拢，以中指中节横纹处为准，四指横量作为三寸。此法多用于下肢、下腹和背部的横寸，因此该法必须在骨度分寸规定的基础上加以运用。

（四）简便取穴法

是一种简便易行的方法，用于几个常用的穴位。

如：列缺，以患者两手虎口自然平直交叉，一手食指压在另一手腕后桡骨茎突正中上方，食指尖下的凹陷中是穴；风市，患者两手臂自然下垂，大腿外侧中指尖所到处是穴。

第三章　经络腧穴各论

第一节　十二经脉

一、手太阴肺经

（一）经脉循行

1. 原文

肺手太阴之脉，起于中焦[1]，下络大肠，还循胃口[2]，上膈属肺。从肺系[3]横[4]出腋下，下循臑[5]内，行少阴[6]、心主[7]之前，下肘中，循臂内上骨[8]下廉[9]，入寸口，上鱼，循鱼际[10]，出大指之端。其支者，从腕后，直出次指内廉，出其端。

注释：

[1] 中焦：《类经》"中焦……脐上四寸之分"——中脘穴。

[2] 胃口：胃之上口——贲门部。

[3] 肺系：连于肺之气管、喉咙。

[4] 横：形容经脉沿躯干左右方向走行

[5] 臑：音闹，指上臂肩与肘之间为臑。

[6] 少阴：此处指手少阴心经。

[7] 心主：手厥阴心包经之代称。

[8] 上骨：指桡骨。

[9] 廉：边缘之意。

[10] 鱼际：手背与手掌交界处。

2. 译文

起始于中焦胃部，向下散络大肠，回过来沿着胃上口，穿过膈肌，属于肺脏。从肺系——气管，喉咙部横出腋下（中府，云门），下循上臂内侧，走手少阴，手厥阴至前（天府，侠白），下向肘内（尺泽），沿前臂内侧桡骨边缘（孔最），进入寸口——桡动脉搏动处（经渠，太渊），向上鱼际部，沿边际（鱼际），出大指的末端（少商）。腕后的一支：从腕后（列缺）分出，走向食指内（桡）侧，出于末端（接手阳明大肠经）。

3. 联络的脏腑组织器官　肺、大肠、胃、横膈、喉咙、气管。

（二）主治病候

（1）所联系的脏腑（肺系）病候，如外感、咳喘、咯血、咽喉痛等。

（2）经脉循行部位的其他疾病，如上臂内侧痛、肩背部疼痛、手腕痛、颈项痛、牙痛等。

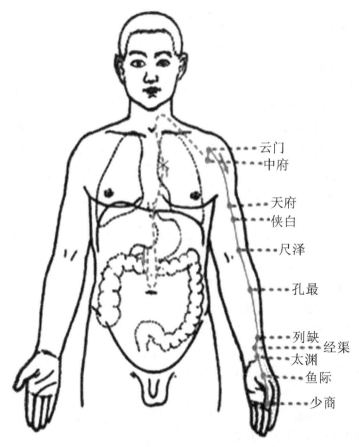

云门
中府
天府
侠白
尺泽
孔最
列缺
经渠
太渊
鱼际
少商

图 3-1　手太阴肺经（寅时 3~5）

（三）本经腧穴

起自中府，止于少商，共计 11 穴。其中 9 穴分布于上肢掌面桡侧，2 穴在前胸上部。（腋横纹至肘横纹为 9 寸，肘横纹至腕横纹为 12 寸）

1. LU1 中府 ZhōngFǔ

［释名］"府"指经气所会，神气所聚之所，此穴为手足太阴脉气之会，是胸中（肺脏）之神气会聚之处，故名。

［定位］胸前壁的外上方，平第一肋间隙，云门下 1 寸，前正中线旁开 6 寸处取穴。

［解剖］当胸大肌、胸小肌处，内侧深层为第一肋间内、外肌；上外侧有腋动、静脉，胸肩峰动、静脉；布有锁骨上神经中间支，胸前神经分支及第一肋间神经外侧皮支。

［功能］清利上焦，止咳平喘

［主治］肺系病证——咳，喘，哮，胸满胀痛

　　　　局部病证——胸背痛、心绞痛

［配穴］配肺俞（俞募配穴）——补则补益肺气，泻则宣肺止咳

　　　　配太渊、合谷——补肺益气固表

　　　　配太渊、阴陵泉、足三里——补肺健脾

　　　　配大椎、肺俞治外感咳嗽

　　　　配尺泽治咳嗽

　　　　配肩髎治肩痛

［刺灸法］向外斜刺 0.5～1 寸。不可向内深刺，以免刺伤肺脏，造成气胸。

［穴性］本经起始穴，肺经"募"穴；手、足太阴经交会穴。

2. LU2 云门 Yúmén

［释名］"云"为雾之意，出入之处为门，肺气在人体中犹如云雾首出之门，故名。

［定位］在胸外侧部，肩胛骨喙突上方，锁骨下窝凹陷处，距前正中线 6 寸。

［解剖］有胸大肌，皮下有头静脉通过，深部有胸肩峰动脉分支；布有胸前神经的分支臂丛外侧束、锁骨上神经中后支。

［功能］宣发肺气，通络止痛

［主治］肺系病证——咳嗽，气喘，胸痛

　　　　局部病证——肩背痛，胸中烦痛

［配穴］配中府治胸中痛

［刺灸法］向外斜刺 0.5~0.8 寸，可灸。

3. LU3 天府 Tiānfǔ

［释名］鼻为肺窍，肺借鼻通天气，肺为人身诸气之府，故名。

［定位］在臂内侧面，肱二头肌桡侧缘，腋前纹头下 3 寸处。

［解剖］肱二头肌外侧沟中；有头静脉及肱动、静脉分支；分布着臂外侧皮神经及肌皮神经。

［功能］宣通肺气，清热凉血

［主治］肺系病证——气喘，鼻衄

　　　　局部病证——瘿气，臂痛

［配穴］配曲池治臂痛

［刺灸法］直刺 0.5~1 寸。

4. LU4 侠白 Xiábái

［释名］"侠"同"夹"，该穴适当上臂内侧，正值肺府两旁，肺白色，穴夹其旁，因名侠白。

［定位］在臂内侧面，肱二头肌桡侧缘，腋前纹头下 4 寸，或肘横纹上 5 寸处。

［解剖］肱二头肌外侧沟中；当头静脉及桡动、静脉分支；分布有臂外侧皮神经，当肌皮神经经过处。

［功能］通宣理肺，止咳平喘

［主治］肺系病证——咳嗽，气喘，烦满

　　　　局部病证——干呕，臑痛

［配穴］配曲池、肩髎治肩臂痛

［刺灸法］直刺 0.5~1 寸。

5. LU5 尺泽 Chǐzé

［释名］前臂部称"尺"，古代以腕后至肘为一尺，"泽"指沼泽，低凹处，本穴因其位置特点而得名。

　　[定位] 仰掌，微屈肘，在肘横纹中，肱二头肌腱桡侧凹陷处。

　　[解剖] 在肘关节，当肘二头肌腱之外方，肱桡肌起始部；有桡侧返动、静脉分支及头静脉；布有前臂外侧皮神经，直下为桡神经。

　　[功能] 清解肺热，宣通肺气

　　[主治] 肺系病证——咳嗽，气喘，咳血，潮热，胸部胀满，咽喉肿痛。外邪犯肺，肺卫首当其冲，实则泄其子（水），治疗肺系实热病证。

　　　　　　癃闭（合水穴）——肺气不宣，不能通调水道

　　　　　　通路病证——痿证，肘臂挛痛

　　　　　　急症——急性吐泻，中暑，小儿惊风，外感邪热，首先犯肺，取其泄热之意

　　[配穴] 配肺俞、合谷清肺止咳

　　　　　　配内庭、复溜、尺泽——清燥救肺汤

　　　　　　配肺俞、厥阴俞治胸痛咳嗽

　　　　　　配太渊、经渠治咳嗽气喘

　　　　　　配孔最治咳血潮热

　　　　　　配曲池治肘臂挛痛

　　[刺灸法] 直刺 0.8～1.2 寸，或点刺出血。

　　[穴性] 手太阴经所入为"合"（水）穴。

6. LU6 孔最 Kǒngzuì

　　[释名] 孔最为通达鼻孔、宣通肺气最宜之穴，故名。

　　[定位] 伸臂仰掌，在前臂掌面桡侧，当尺泽与太渊连线上，腕横纹上 7 寸处。

　　[解剖] 有肱桡肌，在旋前圆肌上端之外缘，桡侧腕长、短伸肌的内缘；有头静脉、桡动、静脉；布有前臂外侧皮神经，桡神经浅支。

　　[功能] 润肺利咽，解表清热

　　[主治] 肺系病——咳嗽气喘，咯血，外感发热，咽喉肿痛，郄穴治急证、血证

　　　　　　局部病证——肘臂挛痛

　　　　　　肛肠疾患——痔疾

　　[配穴] 配大椎、合谷解表清热

　　　　　　配少商治咽痛

　　　　配大椎、肺俞、风门治哮喘

　　　　配尺泽、内关治急性咯血

　　　　配肺俞、尺泽治咳嗽气喘

　　　　配鱼际治咳血

　　［刺灸法］直刺 0.5 ~ 1 寸，可灸。

　　［穴性］手太阴经"郄"穴。

7. LU7 列缺 Lìeqūe

　　［释名］"列"通"裂"，为分解、别行之意，"缺"为器破缺口之意，该穴位于手腕侧，当桡骨突起的分裂缺口处，本穴又是手太阴肺经的别络，经脉从此别行，故名。

　　［定位］在前臂桡侧缘，桡骨茎突上方，腕横纹上 1.5 寸，当肱桡肌与拇长展肌腱之间。

　　［简便取穴法］两手虎口自然交叉，一手食指按在另一手桡骨茎突上，指尖下凹陷中是穴。

　　［解剖］在肱桡肌腱与拇长展肌腱之间，桡侧腕长伸肌腱内侧；有头静脉，桡动、静脉分支；布有前臂外侧皮神经和桡神经浅支的混合支。

　　［功能］宣肺理气，疏风解表

　　［主治］外感病——伤风头痛，项强，咳嗽气喘，口眼㖞斜

　　　　　　五官病——齿痛，咽喉肿痛

　　　　　　络穴沟通大肠，治大肠经脉通路上的病证——头痛，牙痛，口眼㖞斜，项强等头项部病证。

　　［配穴］配合谷（原络配穴）治外感

　　　　　　配风池、大椎治感冒

　　　　　　配太渊治偏正头痛

　　　　　　配合谷治伤风头痛项强

　　　　　　配肺俞治咳嗽气喘

　　　　　　配照海（八脉交会）治慢性咽炎

　　　　　　配合谷治牙痛

　　［刺灸法］向上斜刺 0.3 ~ 0.5 寸。针向下刺，针感可至拇指、次指。

　　　　　　针向上刺，针感可至肘、肩，甚至到颈项。可灸。

　　［穴性］手太阴经"络"穴；八脉交会穴——通任脉。

8. LU8 经渠 Jīngqú

［释名］经为通路，渠为水渠。穴当动脉所在，血气旺盛，故名。

［定位］在前臂掌面桡侧，桡骨茎突与桡动脉之间凹陷处，腕横纹上1寸。

［解剖］桡侧腕屈肌腱的外侧，有旋前方肌当桡动、静脉外侧处；布有前臂外侧皮神经和桡神经浅支混合支。

［功能］宣肺理气，止咳平喘

［主治］肺系病——咳嗽气喘，咽喉肿痛，胸痛

　　　　局部病证——手腕痛

［配穴］配肺俞、尺泽治咳嗽

［刺灸法］避开桡动脉，直刺0.3～0.5寸。

［穴性］手太阴经所行为"经"（金）穴。

9. LU9 太渊 Tàiyuān

［释名］太为盛大之意，渊指渊而博，穴当寸口，为肺经原穴，又为肺气大会之处，故名太渊。

［定位］仰掌，腕横纹上，桡动脉桡侧凹陷中取穴。

［解剖］桡侧腕屈肌腱的外侧，拇展长肌腱内侧；有桡动、静脉；布有前臂外侧皮神经和桡神经浅支混合支。

［功能］润肺利咽，疏经通络

［主治］肺脏病——咳嗽，气喘，咳血，胸痛，咽喉肿痛

　　　　血脉病——心悸，心痛，无脉症，脉管炎

（1）肺经的母穴，用于虚证，补益肺气——咳嗽，气喘等肺系病证。

（2）特殊作用——无脉症。

（3）近治作用——手腕无力疼痛。

［配穴］配肺俞（俞原配穴）——补者益肺，泻者宣肺

　　　　配合谷（表里配穴）——补者固表，泻者解表

　　　　配人迎治无脉症

　　　　配尺泽、鱼际、肺俞治咳嗽咳血胸痛

［刺灸法］避开桡动脉，直刺0.3～0.5寸。

［穴性］手太阴经所注为"输"（土）穴；肺经原穴；脉会穴。

10. LU10 鱼际 Yújì

[释名] 第1掌骨掌侧之肌肉状若鱼形，谓之手鱼，际为边缘之意，该穴位于手鱼之边缘，故名鱼际。

[定位] 在手拇指本节（第1掌指关节）后，约当第1掌骨中点桡侧，赤白肉际处。

[解剖] 有拇短展肌和拇指对掌肌；拇指静脉回流支；布有前臂外侧皮神经和桡神经浅支混合支。

[功能] 清肺止咳，利咽止痛

[主治] 咽喉病——咽痛失音，喉痹咽干

外感病——发热咳嗽咳血

[配穴] 配列缺治外感、咳嗽

配孔最、尺泽治咳嗽咳血

配少商治咽喉肿痛

配液门、少商治喉痹

配合谷治失音

配太渊、大都、太白治身热汗出

穴位比较：

尺泽——清泻肺热，治咯血 ⎫
太渊——补益肺气，治久咳 ⎬均治肺疾患
鱼际——清利咽喉，治咽痛 ⎭

[刺灸法] 直刺0.5~0.8寸，可灸。

[穴性] 手太阴经所溜为"荥"（火）穴。

11. LU11 少商 Shàoshāng

[释名]《素问·六元正纪大论》以"大"、"少"来区别五音的阴阳，又末端称"少"，"商"为宫商角徵羽五音之一，肺属金，其音商，故名。

[定位] 在手拇指末节桡侧，距指甲角0.1寸。

[解剖] 有指掌固有动、静脉所形成的动、静脉网；布有前臂外侧皮神经和桡神经浅支混合支，正中神经的掌侧固有神经的末梢神经网。

[功能] 苏厥救逆，清热利咽

[主治] 神志病——发热昏迷，闭证，癫狂痫，小儿惊风

咽喉病——咽喉肿痛，喉痹失音

肺系病——咳嗽鼻衄

［配穴］三棱针点刺出血，配合谷治咽喉肿痛

配中冲治昏迷发热

配水沟、涌泉治小儿惊风

［刺灸法］浅刺 0.1 寸，或点刺出血。

［穴性］本经终止穴，手太阴经所出为"井"（木）穴。

（四）本经小结

1. 主治重点

肺部疾病——清泄肺热，疏卫解表，治肺病：中府、尺泽、太渊、列缺

疏风解表，宣利肺气：列缺

清利肺热，清利咽喉，治咽痛：鱼际、少商

咯血：孔最、尺泽

肠胃疾病——尺泽（吐）、太渊（哕）

2. 刺灸法注意事项

胸部穴不可深刺，以防气胸；关节及动脉附近穴不宜直接灸。

手太阴肺经穴歌

中府云门天府诀，侠白尺泽孔最存，

列缺经渠太渊涉，鱼际少商如韭叶。

二、手阳明大肠经

（一）经脉循行

1. 原文

手阳明之脉，起于大指次指之端，循指上廉[1]出合谷两骨间[2]，上入两筋[3]之中，循臂上廉，入肘外廉，上臑外前廉，上肩，出髃骨[4]之前廉，上出于柱骨[5]之会上[6]了，下入缺盆，络肺，下膈，属大肠。其支者，从缺盆上颈，贯颊，入下齿中，还出挟口，交人中，左之右，右之左[7]，上挟鼻孔。

注释：

［1］上廉：取屈肘执笔体位，上廉即靠桡骨一侧。

［2］两骨之间：指第1、2掌骨之间，俗称虎口。

［3］两筋：两个肌腱中，相当于阳溪穴。

［4］髃骨："髃"读作"隅"，角的意思，与肱骨相连接之肩峰端为髃骨。

［5］柱骨：脊柱骨，指颈椎。

［6］会上：诸阳之穴，即大椎穴。

［7］左之右，右之左：经脉交叉之意。

2. 译文

从食指末端起始（商阳），沿食指桡侧缘（二间，三间），出第一、二掌骨间（合谷），进入两筋（拇长伸肌腱和拇短伸肌腱）之间（阳溪），沿前臂桡侧（偏历，温溜，下廉，上廉，手三里），进入肘外侧（曲池，肘髎），经上臂外侧前边（手五里，臂臑），上肩，出肩峰部前边（肩髃，巨骨，会秉风），向上交会颈部（会大椎），下入缺盆，散络肺，通过横膈，属于大肠。上行的一支：从锁骨上窝上行颈旁（天鼎，扶突），通过面颊，进入下齿槽，出来挟口旁（会地仓），交会人中部（会水沟）——左边的向右，右边的向左，上挟鼻孔旁（口禾髎，迎香，接足阳明胃经）。

3. 联络的脏腑组织器官　大肠，肺，胃、横膈，下齿，鼻等。

（二）主治病候

主治胃、肠等腹部疾病：腹痛，腹胀，泄泻，肠鸣。精神方面病证，某些热性病，五官病证，以及本经脉所过部位之经络病候：上臂疼痛，中风偏瘫，口眼歪斜，咽喉疼痛，颈强痛，牙痛，鼻衄，鼻渊。

（三）本经腧穴

起于商阳，止于迎香，共20个穴。其中15穴分布于上肢背面的桡侧，5穴在颈、面部。

1. LI1 商阳 shāngyáng

［释名］《素问·六元正纪大论》以"大"、"少"来区别五音的阴阳，商发金音，手阳明大肠与肺相表里，属金，属阳，大肠属手阳明，因名商阳。

［定位］在手食指末节桡侧，距指甲角0.1寸。

［解剖］有指及掌背动、静脉网；布有来自正中神经的指掌侧固有神经、桡神经的指背侧神经。

［功能］醒脑苏厥，利咽止痛

［主治］五官疾病——咽喉肿痛，耳聋耳鸣，齿痛，咽喉肿痛，颌肿，青盲

急症——中风昏迷

热病——热病汗不出，热病昏迷

局部病——手指麻木

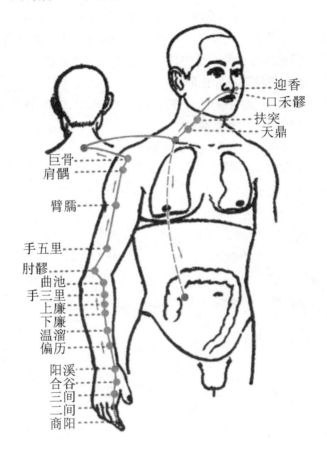

图 3 - 2　手阳明大肠经（卯时 5 ~ 7）

［配穴］配少商、合谷治咽喉肿痛

　　　　配少商点刺出血治热病昏迷

　　　　配少商、人中治中风昏迷

［刺灸法］浅刺 0.1 寸，或点刺出血。

［穴性］本经起始穴，手阳明经所出为"井"（金）穴。

2. LI2 二间 Èrjiān

[释名] 以本节为间隔，为本经第二穴故名。

[定位] 微握拳，当手食指本节（第2掌指关节）前缘，赤白肉际处取穴

[解剖] 有指屈浅、深肌腱；有来自桡动脉的指背及掌侧动、静脉，布有桡神经的指背侧固有神经、正中神经的指掌侧固有神经。

[功能] 散风清热，消肿止痛

[主治] 热病——恶寒身热，目昏，鼻衄，齿痛，喉痹，口歪，目痛，目黄

　　　　脏腑病——大便脓血

　　　　经络病——肩背痛

　　　　神志病——嗜睡

[配穴] 配合谷治齿痛

　　　　配太阳治麦粒肿

　　　　配三间治嗜睡

　　　　配阳溪治牙痛

[刺灸法] 直刺0.2～0.3寸。

[穴性] 手阳明经所溜为"荥"（水）穴。

3. LI3 三间 Sānjiān

[释名] 以本节为间隔，为本经第三穴，故名。

[定位] 微握拳，在食指本节桡侧（第2掌指关节）后，第2掌骨小头上方处。

[解剖] 有第1骨间背侧肌，深层为拇内收肌横头；有手背静脉网（头静脉起始部）、指掌侧有固有动脉；布有桡神经浅支。

[功能] 散风行气，清热止痛

[主治] 五官病——身热鼻衄，目痛齿痛，咽喉肿痛

　　　　脏腑病——腹胀，肠鸣洞泄

　　　　经络病——手指及手背肿痛

　　　　神志病——嗜睡

[配穴] 目中漠漠，即寻攒竹、三间

　　　　配前谷治目赤肿痛

　　　　配阳溪治喉痹牙痛

[刺灸法] 直刺0.3～0.5寸。

［穴性］手阳明经所注为"输"（木）穴。

4. LI4 合谷 Hégǔ，别名：虎口

［释名］《素问·气穴论》：肉之大会为谷，小会为溪，穴当大指次指交汇处，分张时形似深谷，故名。

［定位］第1、2掌骨之间，约当第2掌骨中点桡侧处。

简便取穴：以一手的拇指指骨关节横纹，放在另一手拇、食指之间的指蹼缘上，当拇指尖下是穴。

［解剖］在第1、2掌骨之间，第1骨间背侧肌中，深层有拇收肌横头；有手背静脉网，为头静脉的起部，腧穴近侧正当桡动脉从手背穿向手掌之处；布有桡神经浅支的掌背侧神经，深部有正中神经的指掌侧固有神经。

［功能］疏风清热，消肿止痛，醒脑开窍

［主治］五官病——目赤肿痛，鼻衄鼻渊，齿痛，咽喉肿痛失音，耳聋

　　　　外感病——发热恶寒，头痛，热病无汗，多汗

　　　　神志病——昏迷，牙关紧闭，癫痫

　　　　经络病——头痛，眩晕，面肿疟腮，疔疮，口眼歪斜

　　　　妇科病——经闭，滞产

［配穴］配太冲治目赤肿痛、昏迷

　　　　配水沟治牙关紧闭

　　　　配太阳治头痛

　　　　配大椎、风池治流感

　　　　配地仓、颊车治面瘫

　　　　配迎香治鼻疾

　　　　配少商治咽喉肿痛

　　　　配太冲、大椎、风池、足三里治中暑

　　　　配曲池治瘾疹

　　　　配三阴交治月经不调、经闭滞产

［刺灸法］直刺0.5~1寸，可灸。治肩病针感可至病所。

［穴性］本经原穴。

［禁忌］《神应经》：孕妇不宜针。孕妇禁用。

5. LI5 阳溪 Yángxī

［释名］腕背为阳，两筋之间的凹陷称溪故名。

〔定位〕在腕背横纹桡侧，手拇指向上翘时，当拇短伸肌腱与拇长伸肌腱之间的凹陷中。

〔解剖〕当拇短、长伸肌腱之间；有头静脉、桡动脉的腕背支；布有桡神经浅支。

〔功能〕清解内热，散风通络

〔主治〕五官病——目赤肿痛，耳聋耳鸣，齿痛，咽喉肿痛

　　　　经络病——手腕痛，头痛

〔配穴〕配合谷治头痛

　　　　配阳池、阳谷治腕关节炎

　　　　配仆参、温溜治癫狂

　　　　配解溪治惊悸

〔刺灸法〕直刺 0.5~0.8 寸，可灸。

〔穴性〕手阳明经所行为"经"（火）穴。

6. LI6 偏历 Piānlì

〔释名〕不正为偏，经过称历，大肠经别由此斜行，经历手臂，别走太阴，故名。

〔定位〕屈肘，在前臂背面桡侧，当阳溪与曲池连线上，腕横纹上 3 寸处。

〔解剖〕在桡骨远端，桡侧腕伸肌腱与拇长展肌腱之间；有头静脉；掌侧为前臂外侧皮神经和桡神经浅支，背侧为前臂背侧皮神经和前臂骨间背侧神经。

〔功能〕清宣肺热，通调水道

〔主治〕五官病——目赤，耳聋耳鸣，鼻衄，咽痛牙痛

　　　　经络病——肩臂肘腕疼痛，手臂酸痛，水肿

〔配穴〕配曲池治手臂疼痛

　　　　配手三里、内关治前臂疼痛

〔刺灸法〕直刺或斜刺 0.5~0.8 寸，可灸

〔穴性〕本经络穴。

7. LI7 温溜 Wēnliū

〔释名〕温为阳气，"溜"通"流"，指阳气所流行，故曰温溜。

〔定位〕屈肘，在前臂背面桡侧，当阳溪与曲池连线上，腕横纹上 5

寸处。

[解剖] 在桡侧腕伸肌肌腹与拇长展肌之间；有桡动脉分支及头静脉；布有前臂背侧皮神经与桡神经深支。

[功能] 清热解毒，调理肠胃

[主治] 五官病——咽喉肿痛，鼻衄

肠胃病——肠鸣腹痛、泄泻

神志病——癫狂

经络病——头痛，面肿，肩背酸痛，疔疮

[配穴] 配合谷治头痛

配曲池治喉痹

配仆参治癫痫

[刺灸法] 直刺 0.5～1 寸，可灸。

[穴性] 本经郄穴

8. LI8 下廉 Xiàlián

[释名] 廉形为菱角之状，该穴位于曲池下四寸，屈肘握拳，穴处肌肉隆起，形如菱状，故名。

[定位] 在前臂背面桡侧，当阳溪与曲池连线上，肘横纹下 4 寸处。

[解剖] 在桡骨的桡侧，桡侧有腕伸短肌及腕伸长肌，深层有旋后肌；有桡动脉分支；布有前臂背侧皮神经及桡神经深支。

[功能] 疏调腑气，通利关节

[主治] 经络病——头痛眩晕，目痛，肘臂痛，腹胀腹痛

[配穴] 配足三里治腹胀腹痛

[刺灸法] 直刺 0.5～1 寸。

9. LI9 上廉 Shànglián

[释名] 廉形为菱角之状，屈肘握拳，穴处肌肉隆起，形如菱状，该穴在下廉上一寸，故名。

[定位] 在前臂背面桡侧，当阳溪与曲池连线上，肘横纹下 3 寸处。

[解剖] 在桡侧腕伸肌肌腹与拇长展肌之间；有桡动脉分支及头静脉；布有前臂背侧皮神经与桡神经深支。

[功能] 通调腑气，疏利关节

[主治] 经络病——头痛，肩膊酸痛，半身不遂，手臂麻木，肠鸣腹痛

〔配穴〕配曲池治手臂麻木

〔刺灸法〕直刺 0.5～1 寸。

10. LI10 手三里 Shǒusānlǐ

〔释名〕里指邑、居之意，因本穴距肘髎三寸，正居大脉之处，故名。

〔定位〕在前臂背面桡侧，当阳溪与曲池连线上，肘横纹下 2 寸处。

〔解剖〕肌肉、神经同下廉穴，血管为桡返动脉的分支。

〔功能〕调和肠胃，疏通经络

〔主治〕肠胃病——腹痛、腹泻

通路病——上肢不遂、痹证、麻木

〔配穴〕配曲池治上肢不遂

〔刺灸法〕直刺 0.8～1.2 寸。

11. LI11 曲池 Qūchí

〔释名〕屈肘之时，穴处有凹，形似浅池故名。

〔定位〕在肘横纹外侧端，屈肘，肘横纹桡侧端凹陷中，当尺泽与肱骨外上髁连线中点。

〔解剖〕桡侧腕长伸肌起始部，肱桡肌的桡侧；有桡返动脉的分支；布有前臂背侧皮神经，内侧深层为桡神经本干。

〔功能〕调和气血，疏通经络

〔主治〕五官病——咽喉肿痛，齿痛，目赤痛，目不明

皮肤病——风疹，荨麻疹，疮，疖，瘾疹，丹毒

经络病——上肢不遂，手臂肿痛、麻木，痿证，瘰疬

脏腑病——腹痛吐泻，痢疾，疟疾，胸中烦满

神志病——癫狂、高血压

妇人病——月经不调

〔配穴〕配丰隆治高血压、癫痫

配合谷、肩髃治经络病

配血海治皮肤病荨麻疹、丹毒

配大椎退热

配合谷、外关治感冒发热

配足三里、天枢治腹痛吐泻

配手三里治上肢不遂

［刺灸法］直刺 1～1.5 寸，直刺针感在局部，向下刺针感可至手，向上刺针感可至肩，可灸

［穴性］手阳明经所入为"合"（土）穴。

［参考资料］据报道，在犬阑尾壁内直接注射 β－链球菌和金黄色葡萄球菌的混合菌液以引起实验性阑尾炎，用强刺激手法针刺"曲池"和"阑尾"穴，证明对实验性阑尾炎有肯定的治疗作用。

12. LI12 肘髎 Zhǒuliáo

［释名］肘指肘尖，髎指骨之郄，因穴位于肘部骨尖之处，故名。

［定位］在臂外侧，屈肘，曲池上方 1 寸，当肱骨边缘处。

［解剖］在桡骨外上髁上缘肱肌起始部，肱三头肌外缘；有桡侧副动脉；布有前臂背侧皮神经及桡神经。

［功能］活血疏筋，通利关节

［主治］局部病——肘臂部酸痛，麻木，挛急

［配穴］配曲池治肘臂疾病

［刺灸法］直刺 0.5～1 寸。

13. LI13 手五里 Shǒuwǔlǐ

［释名］里指邑、居之意，穴在天府下五寸，正居大脉中央，故名。

［定位］在臂外侧，当曲池与肩髃连线上，曲池上 3 寸处。

［解剖］在肱骨桡侧，为肱桡肌起点，外侧为肱三头肌前缘；稍深为桡侧副动脉；布有前臂背侧皮神经，深层内侧为桡神经。

［功能］疏筋止痛，行气散瘀

［主治］局部病——肘臂挛痛，瘰疬

［配穴］配曲池治肘臂挛痛

［刺灸法］避开动脉，直刺 0.5～1 寸。

14. LI14 臂臑 Bìnào

［释名］上肢为臂，上臂称臑，因部位而得名。

［定位］在臂外侧，三角肌止点处，当曲池与肩髃连线上，曲池上七寸处。

［解剖］在肱骨桡侧，三角肌下端，肱三头肌外侧头的前缘；有旋肱后动脉的分支及肱深动脉；布有前臂背侧皮神经，深层有桡神经本干。

［功能］疏经活络，活血止痛

［主治］经络病——肩臂痛，颈项拘挛，瘰疬，目疾

［配穴］配光明治目疾

配耳尖放血治结膜炎

金针曲池透臂臑治淋巴结核

［刺灸法］直刺或向上斜刺 0.8～1.5 寸。

15. LI15 肩髃 Jiānyú

［释名］髃指肩端骨，即肩胛骨肩峰部，穴在其前下方，故名。

［定位］在臂外侧，三角肌上，臂外展，或向前平伸时，当肩峰前下方向凹陷处。

［解剖］有旋肱后动、静脉；布有锁骨上神经，腋神经。

［功能］疏通经络，祛风除湿

［主治］局部病——肩臂挛痛，不遂麻木，瘾疹，瘰疬

［配穴］配肩髎治肩臂疼痛

［刺灸法］直刺或向下斜刺 0.8～1.5 寸。

［附注］手阳明经与阳蹻脉交会穴。

16. LI16 巨骨 Jùgǔ

［释名］巨骨原意指锁骨，穴在其后方，故名。

［定位］在肩上部，当锁骨肩峰端与肩胛冈之间凹陷处。

［解剖］在斜方肌与冈上肌中；深层有肩胛上动、静脉；布有锁骨上神经分支、副神经分支，深层有肩胛上神经。

［功能］活血舒筋，通利关节

［主治］局部病——肩臂挛痛不遂，瘰疬，瘿气

［配穴］配肩髃、肩髎治肩痛

［刺灸法］直刺，微斜向外下方，进针 0.5～1 寸。

［附注］手阳明经与阳蹻脉交会穴。

17. LI17 天鼎 Tiāndǐng

［释名］高部称天，鼎是古代铜器，有三足，此穴约与缺盆、气舍成三角而名。

［定位］在颈外侧部，胸锁乳突肌后缘，当结喉旁，扶突与缺盆连线

中点。

［解剖］在胸锁乳突肌下部后缘，浅层为颈阔肌，深层为中斜角肌起点；有颈外浅静脉；为副神经、颈皮神经在胸锁乳突肌后缘穿出处，深层为膈神经的起点。

［功能］理气化痰，清咽利膈

［主治］局部病——暴喑气梗，咽喉肿痛，瘰疬，瘿气

［配穴］配少商治咽喉肿痛

　　　　配合谷治瘿气

［刺灸法］直刺0.5~0.8寸。

18. LI18 扶突 Fútū

［释名］高起之处为突，此指喉结，扶（夫）约当今之四横指，即同身寸三寸。此穴距喉结三寸，故名。

［定位］在颈外侧部，喉结旁，当胸锁乳突肌前、后缘之间。

［解剖］在胸锁乳突肌胸骨头间颈阔肌中，深层为肩胛提肌起始点；深层内侧有颈升动脉；布有耳大神经、颈皮神经、枕小神经及副神经。

［功能］宣肺理气，止咳定喘

［主治］肺系病——咳嗽气喘，咽喉肿痛，暴喑，瘰疬瘿气

［配穴］配合谷治瘿气

　　　　配天突、合谷治甲状腺肿大

　　　　配天突治暴喑

［刺灸法］直刺0.5~0.8寸。

19. LI19 口禾髎 Kǒuhéliáo

［释名］唇部有胡须，形容为禾，髎为空隙之意，穴当犬齿窝部，故名。

［定位］在上唇部，鼻孔外缘直下，平水沟穴。

［解剖］在上颌骨犬齿窝部，上唇方肌止端；有面动、静脉的上唇支；布有面神经、三叉神经第二支下支与眶下神经的吻合丛。

［功能］清解肺热，通利鼻窍

［主治］鼻疾——鼻塞，衄衊，鼻渊

　　　　面部疾患——口歪，口噤

［刺灸法］直刺或斜刺0.3~0.5寸。

20. LI 20 迎香 Yíngxiāng

［释名］此穴能治鼻塞不闻香臭，故名。

［定位］在鼻翼外缘中点旁，当鼻唇沟中间。

［解剖］在上唇方肌中，深部为梨状孔的边缘；有面动、静脉及眶下动、静脉分支；布有面神经与眶下神经的吻合丛。

［功能］散风清肺，通利鼻窍

［主治］鼻疾——鼻塞，衄衄，不闻香臭，鼻渊

　　　　面部疾患——口眼歪斜，面痒，面肿

［配穴］配四白、地仓、阳白治面瘫

［刺灸法］斜刺或平刺 0.3~0.5 寸。

［穴性］手、足阳明经交会穴，本经终止穴。

［文献］《外台》：不宜灸。

［穴位比较］

　　　列缺：解肺卫风寒表邪

　　　合谷：解头面及全身表邪 ｝均有解表作用

　　　曲池：解全身风热表邪

大椎：治外风兼内风，祛上半身之风，特别是头项、肩背风邪

风府：治外风兼治头风，祛上半身之风，用于各型头痛

合谷：治外风，特别是头、口、面之风邪　　　　　　　　　 ｝均有祛风作用

曲池：治外风，祛周身之风，特别是肌肤之风邪。用于风邪

　　　侵袭之皮肤病

（四）本经小结

1. 主治重点

口面疾病——合谷、商阳、臂臑、迎香

咽喉疾病——合谷、扶突、商阳、三间

肠胃疾病——合谷、手三里

咳喘疾病——合谷、商阳

神志病——阳溪、曲池、商阳

皮肤病——合谷、曲池

热病——曲池、商阳、合谷

2. 刺灸注意事项

上臂与肘部取穴，宜屈肘取，便于得气。巨骨穴不可深刺，以免造成气

胸。扶突、天鼎针刺时注意避开颈动脉；口禾髎、迎香不宜用灸法。

手阳明大肠经穴歌

手阳明穴起商阳，二间三间合谷藏，

阳溪偏历温溜长，下廉上廉手三里，

曲池肘髎五里近，臂臑肩髃巨骨当，

天鼎扶突禾髎接，鼻旁五分号迎香。

三、足阳明胃经

（一）经脉循行

1. 原文

胃足阳明之脉，起于鼻，交颏中[1]，旁约太阳之脉，下循鼻外，入上齿中，还出挟口，环唇，下交承浆，却循颐后下廉[2]，出大迎，循颊车[3]，上耳前，过客主人[4]，循发际，至额颅[5]。

其支者，从大迎前下人迎，循喉咙，入缺盆，下膈，属胃，络脾。

其直者，从缺盆下乳内廉，下挟脐，入气街中。

其支者，起于胃口[6]，下循腹里，下至气街[7]中而合。以下髀关[8]，抵伏兔[9]，下膝髌中，下循胫外廉[10]，下足跗，入中指内间[11]。

其支者，下膝三寸而别，下入中指外间。

其支者，别跗上[12]，入大指间，出其端。

注释：

[1] 交颏（è）中：音遏。鼻根部。

[2] 颐后下廉：颐，音夷。口腮后下方，口角后，下颌部。腮的下部。

[3] 颊车：下颌角颊车前，咬肌处。

[4] 客主人：即上关穴，当耳前颧弓上缘。

[5] 额颅：前额神庭处。

[6] 胃口：指胃之下口，即幽门部。

[7] 气街：此处指气冲部，当股动脉搏动处。

[8] 髀关：股外为髀。穴在髂前上棘直下，缝匠肌外侧，平会阴。

[9] 伏兔：大腿前正中部，股四头肌隆起状如伏兔。

[10] 胫外廉：胫骨外侧。

[11] 中指内间：指内侧指缝，实则止于第2趾外侧端，"指"通"趾"。

[12] 跗上：跗上（冲阳）处。

2. 译文

起始于鼻旁（会迎香），交会鼻根中，旁边会足太阳经（会睛明），向下沿鼻外侧（承泣，四白），进入上齿槽中（巨髎），回出来挟口旁（地仓），环绕口唇（会人中），向下交会于颏唇沟（会承浆），退回来沿下颌出面动脉部（大迎），再沿下颌角（颊车），上耳前（下关），经颧弓上（会上关，悬厘，颔厌），沿发际（头维），至额颅中部（会神庭）。

颈部的一支：从大迎向前下，经颈动脉部（人迎），沿喉咙（水突，气舍）进入缺盆，通过膈肌，属于胃（会上脘，中脘），散络于脾。

外行的主干：从锁骨上窝向下，经乳中（气户，库房，屋翳，膺窗，乳中，乳根），进入气街（腹股沟动脉部气冲穴）。

内行一支：从胃口向下，沿腹里，至腹股沟动脉部与前者会合。——由此下行经髋关节前（髀关），到股四头肌隆起处（伏兔，阴市，梁丘），下向膝髌中（犊鼻），沿胫骨外侧（足三里，上巨虚，条口，下巨虚），下行足背（解溪，冲阳），进入中趾内侧趾缝（陷骨，内庭），出次趾末端（厉兑）。

小腿部一支：从膝下三寸处（足三里）分出（丰隆），向下进入中趾外侧趾缝，出中趾末端。

足背一支：从足背部（冲阳）分出，进入大趾趾缝，出大趾末端（接足太阴脾经）。

3. 联络的脏腑组织器官　胃，脾，膈，鼻，上齿，口唇，喉咙，耳，膈，乳房。

（二）主治病候

胃肠病、肺系病、五官病、神志病、泌尿生殖系统疾病、经脉循行部位的疼痛、麻木、活动不利等。

（三）本经腧穴

起于承泣，止于厉兑，共计45穴，其中15穴分布于下肢的前外侧面，30穴在腹、胸部与头面部。（歧骨至脐中8寸，脐中至横骨上廉5寸，髀枢至膝中19寸，膝中至外踝高点16寸）

1. ST1 承泣 Chéngqì

[释名] 承是承受，泣是流泪，穴在目下，故名。

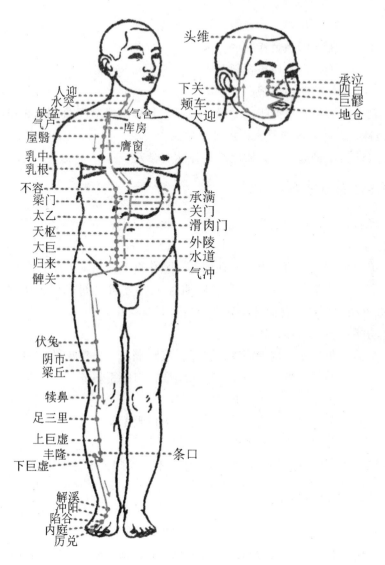

图 3-3 足阳明胃经（辰时 7~9）

［定位］正坐，两目直视，在面部，瞳孔直下，当眼球与眶下缘之间。

［解剖］在眶下缘上方，眼轮匝肌中，深层眶内有眼球下直肌，下斜肌；有眶下动、静脉分支，眼动、静脉的分支；布有眶下神经分支及动眼神经下支的肌支，面神经分支。

［功能］散风清热，通络明目

［主治］眼疾——目赤肿痛，迎风流泪，夜盲，近视，眼睑瞤动

面部疾患——口眼歪斜，面肌痉挛

[配穴] 配太阳治目赤肿痛

配阳白治口眼歪斜

配睛明治近视

[刺灸法] 以左手拇指向上轻推眼球，紧靠眶缘缓慢直刺 0.3～0.5 寸，不宜提插，以防刺破血管引起血肿。禁灸。

[穴性] 本经起始穴，阳跷脉、任脉交会穴。

2. ST2 四白 Sìbái

[释名] 四指广阔之意，光明为白，此穴位于目下，针之可使视力光明四射，故名。

[定位] 正坐，两目直视，在面部，瞳孔直下，当眶下孔凹陷处。

[解剖] 在眶下孔处，当眼轮匝肌和上唇方肌之间；有面动、静脉分支，眶下动、静脉；有面神经分支，当眶下神经处。

[功能] 疏风清热，通经活络

[主治] 眼疾——目赤痛痒，目翳，眼睑瞤动，头痛眩晕

面部疾患——面痛，面肌痉挛，口眼歪斜

风证——头痛，眩晕

[配穴] 配阳白、地仓、颊车、合谷治口眼歪斜

配攒竹治眼睑瞤动

[刺灸法] 直刺或斜刺 0.3～0.5 寸，不可深刺，不宜灸。

3. ST3 巨髎 Jùliáo

[释名] 巨为大，髎指凹陷，正直颧骨下，凹陷较大，故名。

[定位] 目正视，在面部，瞳孔直下，平鼻翼下缘处，当鼻唇沟外侧。

[解剖] 浅层为上唇方肌，深层为犬齿肌；有面动、静脉及眶下动、静脉；布有面神经及眶下神经的分支。

[功能] 散风通络，牵正止痛

[主治] 五官疾病——口眼歪斜，眼睑瞤动，目翳，鼻衄，齿痛，唇颊肿

[配穴] 配合谷治齿痛

配地仓、颊车治口歪

配下关治上牙痛

配合谷治面颊肿痛

［刺灸法］斜刺或平刺 0.3～0.5 寸，可灸。

［附注］阳跷脉交会穴。

4. ST4 地仓 Dìcāng

［释名］下部为地，藏骨之器为仓，穴值口吻之旁，外面之下部，口能容纳食物，且入于胃，故名。

［定位］在面部，口角外侧，直对瞳孔，巨髎直下与口角水平的交界处。

［解剖］在口轮匝肌中，深层为颊肌；有面动、静脉；布有面神经和眶下神经分支，深层为颊肌神经的末支。

［功能］散风通络，牵正止痛

［主治］面部疾患——唇缓不收，眼睑瞤动，口角歪斜，齿痛颊肿，流涎

［配穴］配颊车、合谷治口歪、流涎

　　　　配承浆治面神经麻痹

　　　　配颊车治口眼歪斜

［刺灸法］斜刺或平刺 0.5～0.8 寸，或向颊车方向平刺 0.5～0.8 寸，透刺时可刺 2 寸。可灸。

［附注］手足阳明经，阳跷脉交会穴。

［刺灸法］直刺 0.2 寸。

5. ST5 大迎 Dàyíng

［释名］迎指血气旺盛，此处有动脉通过，故名。

［定位］在下颌角前方，下颌骨上，咬肌附着部前缘处。

［解剖］在咬肌附着部前缘；前方有面动、静脉；布有面神经及颊神经。

［功能］疏风散寒，清热解毒

［主治］面部疾患——口眼歪斜，面颊肿

　　　　经络病——牙关紧闭，颊肿齿痛，牙关脱臼，瘰疬，颈痛

［配穴］配颊车治齿痛

　　　　配巨髎、颊车治面神经麻痹

　　　　配手五里、臂臑治瘰疬

［刺灸法］避开动脉，斜刺或平刺 0.3～0.5 寸，可灸。

6. ST6 颊车 Jiáchē

[释名] 两面侧为颊，下颌骨古称下颊骨，穴在其处，故名。

[定位] 开口取穴，在面颊部，下颌角前上方约1横指（中指），当咀嚼时咬肌隆起高点处。

[解剖] 在下颌角前方，有咬肌；有咬肌动、静脉；布有耳大神经、面神经及咬肌神经。

[功能] 散风活络，通关调气

[主治] 面部疾患——面瘫，面痛，颊肿

　　　　经络病——齿痛，牙关紧闭，口噤不语，失音，颈项强痛

[配穴] 配地仓（透刺）适用于顽固性面瘫

　　　　配合谷治牙痛

　　　　配地仓治口眼歪斜

　　　　配合谷、翳风治腮腺炎

[刺灸法] 直刺0.3~0.5寸，平刺0.5~1寸，可灸。

7. ST7 下关 Xiàguān

[释名] 关指机关，正当下颌关节处，故名。

[定位] 在面部耳前方，当颧弓与下颌切迹所形成的凹陷中，闭口取穴。

[解剖] 当颧弓下缘，皮下有腮腺，为咬肌起始部；有面横动、静脉，最深层为上颌动、静脉；正当面神经颧眶支及耳颞神经分支，最深层为下颌神经。

[功能] 散风通窍，消肿止痛

[主治] 面部疾患——面瘫，面痛，口眼歪斜

　　　　五官病——齿痛，面痛，牙关开合不利，聤耳，耳聋耳鸣，耳痛。

[配穴] 配翳风治耳疾

　　　　配内庭治胃热牙痛

　　　　配翳风、听宫治中耳炎

[刺灸法] 直刺0.5~1寸。

[穴位比较]

颊车、下关主治功能相似，但主治病变部位不同。

颊车：偏于治曲颊、下齿病变。

下关：偏于治疗下颌关节、上齿病变。

［附注］足阳明、足少阳经交会穴。

8. ST8 头维 Tóuwéi

［释名］额发与鬓发相维系，而成为三额角，穴当额角发际处，故名。

［定位］在头侧部，当额角发际上 0.5 寸，头正中线旁 4.5 寸。

［解剖］在颞肌上缘帽状腱膜中；有颞浅动、静脉的额支；布有耳额神经的分支及面神经额颞支。

［功能］疏散风邪，清头明目

［主治］局部病——头痛，目眩，口痛，流泪，眼睑瞤动

［配穴］配合谷治头痛

　　　　配太冲治目眩

［刺灸法］平刺 0.5 ~ 1 寸。

［附注］（1）足阳明、足少阳经与阳维脉交会穴。

　　　　（2）《针灸甲乙经》：禁不可灸。

9. ST9 人迎 Rényíng

［释名］迎指动，穴当喉结旁，动脉应手处，人指三部九候中的人候，故名。

［定位］在颈部，喉结旁，当胸锁乳突肌的前缘，距喉结一寸半处。

［解剖］有颈阔肌，在胸锁乳突肌前缘与甲状软骨接触部；有甲状腺上动脉；当颈内、外动脉分歧处，有颈前浅静脉，外为颈内静脉；布有颈皮神经，面神经颈支，深层颈动脉球，最深层为交感神经干，外侧有舌下神经降支及迷走神经。

［功能］疏通血脉，降逆理气

［主治］经络病——瘿病，瘰疬，咽喉肿痛，饮食难下

［配穴］配大椎、太冲治高血压

　　　　配内关、郄门治心脏神经官能症

［刺灸法］避开动脉，直刺 0.2 ~ 0.4 寸。

［附注］足阳明、足少阳经交会穴。

［文献］《针灸甲乙经》：禁不可灸。

10. ST10 水突 Shuǐtū

［释名］水指水谷、饮食，突有触、碰之意，是穴主治水饮上呛，咳逆

上气，故名。

［定位］在颈部，胸锁乳突肌的前缘，当人迎与气舍连线的中点。

［解剖］有颈阔肌，在甲状软骨外侧，胸锁乳突肌与肩胛舌骨肌上腹的交叉点；外侧为颈总动脉；布有颈皮神经，深层为交感神经发出的心上神经及交感干。

［功能］降逆平喘，清利咽喉

［主治］经络病——咳逆上气，喘息不得卧，咽喉肿痛，呃逆，瘿瘤，瘰疬

［配穴］配天突治咳嗽、气喘、甲状腺肿大

［刺灸法］直刺0.3～0.5寸。

11. ST11 气舍 Qìshě

［释名］气指空中大气，舍指居处，穴近气管，呼吸之气流经此处，故名。

［定位］在颈部，当锁骨内侧端的上缘，胸锁乳突肌的胸骨头与锁骨头之间。

［解剖］有颈阔肌、胸锁乳突肌起始部；有颈前浅静脉，深部为颈总动脉；布有锁骨上神经前支、舌下神经的分支。

［功能］散结降逆，清咽止痛

［主治］经络病——咽喉肿病，气喘，呃逆，瘿瘤，瘰疬，颈项强

［配穴］配水突治瘿瘤

［刺灸法］直刺0.3～0.5寸。

［附注］本经气舍至乳根诸穴，深部有大动脉及肺、肝等重要脏器。不可深刺。

12. ST12 缺盆 Quēpén

［释名］不完整为缺，凹陷深处为盆，穴当锁骨上窝之凹陷，犹如不完整的盆中，故名。

［定位］在锁骨上窝中央，距前正中线4寸。

［解剖］在锁骨上窝之中点，有颈阔肌、肩胛舌骨肌；上方有颈横动脉；布有锁骨上神经中支，深层正当肩丛的锁骨上部。

［功能］宣肺降逆，清热散结

［主治］肺系病——咳嗽气喘，咯血，咽喉肿痛

　　经络病——缺盆中痛，瘰疬

　　［配穴］配肺俞治咳嗽哮喘

　　［刺灸法］直刺或斜刺 0.3～0.5 寸，不可深刺

　　［文献］《图翼》：孕妇禁针。

13. ST13 气户 Qìhù

　　［释名］意为气之门户，其下方为肺脏，故名。

　　［定位］在胸部，当锁骨中点下缘，距前正中线 4 寸。

　　［解剖］在锁骨下方，胸大肌起始部，深层上方的锁骨下肌；有胸肩峰动、静脉分支，外上方为锁骨下静脉；为锁骨上神经，胸前神经分支分布处。

　　［功能］宣肺理气，止咳平喘

　　［主治］肺系病——咳嗽，气喘，呃逆，胸胁支满，胸痛

　　［配穴］配肺俞治咳喘

　　［刺灸法］斜刺或平刺 0.5～0.8 寸。

14. ST14 库房 Kùfáng

　　［释名］为储物之行，内储津血，可化乳汁，且近乳房，故名。

　　［定位］在胸部，当第 1 肋间隙，距前正中线 4 寸。

　　［解剖］在第 1 肋间隙，有胸大肌、胸小肌，深层为肋间内、外肌，有胸肩峰动、静脉及胸外侧动、静脉分支；布有胸前神经分支。

　　［功能］理气宽胸，降逆化痰

　　［主治］肺系病——咳嗽，气喘，咳唾脓血，胸胁胀痛

　　［配穴］配屋翳治胸胁胀痛

　　［刺灸法］斜刺或平刺 0.5～0.8 寸。

15. ST15 屋翳 Wūyì

　　［释名］乳房隆起如屋，翳指鸡尾大扇，该穴位于胸上部，如房之屏障，顶盖，故名。

　　［定位］在胸部，当第 2 肋间隙，距前正中线 4 寸。

　　［解剖］在第 2 肋间隙，有胸大肌、胸小肌，深层为肋间内外肌；有胸肩峰动、静脉分支；布有胸前神经分支。

　　［功能］降逆化痰，疏风活血

[主治] 肺系病——咳嗽，气喘，咳唾脓血

局部病——胸肋胀痛，乳痈

[配穴] 配天宗治乳痈

[刺灸法] 斜刺或平刺 0.5~0.8 寸。

16. ST16 膺窗 Yìngchuāng

[释名] 膺指胸，窗为孔窍，其穴在乳上部，故名。

[定位] 在胸部，当第 3 肋间隙，距前正中线 4 寸。

[解剖] 第 3 肋间隙，有胸大肌，深层为肋间内、外肌；有胸外侧动、静脉；布有胸前神经分支。

[功能] 降逆平喘，活血通络

[主治] 经络病——咳嗽，气喘，胸肋胀痛，乳痈

[配穴] 配屋翳治乳痈

配乳根治急性乳腺炎

[刺灸法] 斜刺或平刺 0.5~0.8 寸。

17. ST17 乳中 Rǔzhōng

[释名] 乳头正中，以部位而得名。

[定位] 在胸部，当第 4 肋间隙，乳头中央，距前正中线 4 寸。

此穴不针不灸，只作胸腹部取穴的定位。

18. ST18 乳根 Rǔgēn

[释名] 在乳房根部，因部位而得名。

[定位] 在胸部，当乳头直下，乳房根部，当第 5 肋间隙，距前正中线 4 寸。

[解剖] 在第 5 肋间隙，胸大肌下部，深层有肋间内、外肌；有肋间动脉、胸壁浅静脉；有第 5 肋间神经外侧皮支，深层为肋间神经干。

[功能] 宣通肺气，活血通络

[主治] 肺系病——咳嗽气喘

经络病——呃逆，胸痛，乳痈，乳汁少

[配穴] 配少泽、膻中治乳痈

配少泽、足三里治乳少

[刺灸法] 斜刺或平刺 0.5~0.8 寸。

19. ST19 不容 Bùróng

[释名] 容为容纳，主治腹满不能受纳水谷而得名。

[定位] 在上腹部，当脐中上6寸，距前正中线2寸。

[解剖] 当腹直肌及其鞘处，深层为腹横肌；有第7肋间动、静脉分支及腹壁上动、静脉；当第7肋间神经分支处。

[功能] 行气止痛，调中和胃

[主治] 脾胃病——腹胀，呕吐呕血，胃病，食欲不振

　　　　经络病——喘咳，心痛，胸背胁痛

[配穴] 配中脘治胃病

　　　　配足三里、内关、公孙治神经性呕吐

　　　　配期门治胃痛反酸

[刺灸法] 直刺0.5~0.8寸。

20. ST20 承满 Chéngmǎn

[释名] 承指承受，满指饱满，以其作用于胃故名。

[定位] 在上腹部，当脐中上5寸，距前正中线2寸。

[解剖] 当腹直肌及其鞘处，深层为腹横肌；有第7肋间动、静脉分支及腹壁上动、静脉；分布；当第7肋间神经分支处。

[功能] 健脾和胃，调理中焦

[主治] 脾胃病——胃痛，吐血，食欲不振，腹胀

[配穴] 配足三里治胃痛

[刺灸法] 直刺0.8~1寸。

21. ST21 梁门 Liángmén

[释名] 心之积为伏梁，指脐上心下部位积聚如横梁。穴能消积化滞，故名。

[定位] 在上腹部，当脐中上4寸，距前正中线2寸。

[解剖] 当腹直肌及其鞘处，深层为腹横肌；有第7肋间动、静脉分支及腹壁上动、静脉；当第8肋间神经分支处（右侧深部当肝下缘，胃幽门部）。

[功能] 健脾和胃，降逆止痛

[主治] 脾胃病——胃痛腹痛，呃逆呕吐，食欲不振，腹胀泄泻，大便溏

［配穴］配梁丘、中脘、足三里治胃痛

配梁丘、日月治胃溃疡

梁门穴的诊察有助于判断病性。拒按为实，喜按为虚，喜暖为寒，喜凉为热。

［刺灸法］直刺 0.8~1.2 寸，可灸。针刺前应触诊，若遇肝肿大者，慎不可刺，以免刺伤肝脏，造成内出血而致死亡。

22. ST22 关门 Guānmén

［释名］此穴治泄泻、遗溺等门户不关之证，故名。

［定位］在上腹部，当脐中上 3 寸，距前正中线 2 寸。

［解剖］当腹直肌及其鞘处；有第 8 肋间动、静脉分支及腹壁上动、静脉分支；布有第 8 肋间神经分支（内部为横结肠）。

［功能］理气和中，健脾和胃

［主治］脾胃病——腹胀腹痛，肠鸣泄泻，食欲不振，水肿

泌尿系统疾病——遗尿

［配穴］配足三里、水分治肠鸣腹泻

配神门、委中治遗尿

［刺灸法］直刺 0.8~1.2 寸，可灸。

23. ST23 太乙 Tàiyǐ

［释名］星象名，又作太一，原意为原始最初，故名。

［定位］在上腹部，当脐中上 2 寸，距前正中线 2 寸。

［解剖］当腹直肌及其鞘处；有第 8 肋间动、静脉分支及其腹壁下动、静脉分支；布有第 8 肋间神经分支（内部为横结肠）。

［功能］镇惊化痰，和胃止痛

［主治］神志病——癫狂，心烦不宁

脾胃病——胃痛，消化不良

［配穴］配中脘治胃痛

配滑肉门治癫狂

［刺灸法］直刺 0.8~1.2 寸，可灸。

24. ST24 滑肉门 Huáròumén

［释名］滑指光滑，肉指肌肉，在此泛指机体滑动软组织出入口的门户。

［定位］在上腹部，当脐中上1寸，距前正中线2寸。

［解剖］当腹直肌及其鞘处；有第9肋间动、静脉分支及腹壁下动、静分支；布有第9肋间神经分支（内部为小肠）。

［功能］降逆豁痰，健胃止呕

［主治］脾胃病——胃痛呕吐

　　　　神志病——癫狂

［配穴］配足三里治胃痛

［刺灸法］直刺0.8~1.2寸。

25. ST25 天枢 Tiānshū

［释名］星象名，指北斗第一星，枢指枢纽，此穴在脐旁，为上下腹的分界，脐上应天，脐下应地，穴当脐旁，故名。

［定位］在腹中部，平脐中，距脐中2寸。

［解剖］当腹直肌及其鞘处；有第9肋间动、静脉分支及腹壁下动、静脉分支；布有第10肋间神经分支（内部为小肠）。

［功能］调中和胃，健脾化湿

［主治］肠腑病——腹胀肠鸣，腹痛，绕脐痛，呕吐，便秘，泄泻，痢
　　　　　　　　疾，肠痈

　　　　妇科疾患——痛经，月经不调，癥瘕

　　　　神志病——热甚狂言

［配穴］配大肠俞（俞募配穴）——肠腑病

　　　　配上巨虚（合募配穴）——补则涩肠固本，泻则通肠导滞

　　　　配关元、神阙——温补下元、涩肠，治虚性腹泻、五更泻

　　　　泻天枢、中脘、足三里类似大承气之功用

　　　　配足三里治腹胀肠鸣

　　　　配气海治绕脐痛

　　　　配上巨虚、下巨虚治便秘、泄泻

　　　　配大巨、气海、足三里治细菌性痢疾

　　　　配带脉、三阴交治卵巢炎

　　　　配水泉治月经后期

［刺灸法］直刺1~1.5寸，可灸。

［穴性］大肠经"募"穴。

［文献］《千金》：孕妇不可灸。

26. ST26 外陵 Wàilíng

[释名] 外指外侧，陵指高处，穴在腹旁当腹肌隆起，故名。

[定位] 在下腹部，当脐中下 1 寸，距前正中线 2 寸。

[解剖] 当腹直肌及其鞘处；布有第 10 肋间动、静脉分支及腹壁下动、静脉分支；布有第 10 肋间神经分支（内部为小肠）。

[功能] 调理肠胃，温经止痛

[主治] 妇科、男科疾患——腹痛，疝气，痛经

[配穴] 配子宫、三阴交治痛经

　　　　配太冲、三阴交治疝气

[刺灸法] 直刺 1~1.5 寸，可灸。

27. ST27 大巨 Dàjù

[释名]"大"、"巨"皆为高突貌，穴在腹部隆起最高处，故名。

[定位] 在下腹部，当脐中下 2 寸，距前正中线 2 寸。

[解剖] 当腹直肌及其鞘处；有第 11 肋间动、静脉分支，外侧为腹壁下动、静脉；布有第 11 肋间神经（内部为小肠）。

[功能] 调畅气机，益气固精

[主治] 局部病——小腹胀满，小便不利，疝气

　　　　男科疾患——遗精，早泄

[配穴] 配中极、次髎治小便不利

[刺灸法] 直刺 1~1.5 寸。

28. ST28 水道 Shuǐdào

[释名] 水为水液，道为通道，此穴有通利水道作用，故名。

[定位] 在下腹部，当脐中下 3 寸，距前正中线 2 寸。

[解剖] 当腹直肌及其鞘处；有第 12 肋间动、静脉分支，外侧为腹壁下动、静脉；布有第 12 肋间神经（内部为小肠）。

[功能] 通利三焦

[主治] 生殖疾患——小腹胀满，疝气，痛经不孕，小便不利

[配穴] 配三阴交、中极治痛经不孕

　　　　配筋缩治脊柱强直

[刺灸法] 直刺 1~1.5 寸，可灸。

29. ST29 归来 Guīlái

[释名] 归为还，来为返，因该穴主治疝气，故名。

[定位] 在下腹部，当脐中下4寸，距前正中线2寸。

[解剖] 在腹直肌外缘，有腹内斜肌、腹横肌腱膜；外侧有腹壁下动、静脉；布有髂腹下神经。

[功能] 温暖下焦，调理胞宫

[主治] 妇科病——痛经闭经，月经不调，白带，少腹疼痛，阴挺
　　　　局部病证——疝气，阴茎中痛，下腹部疼痛

[配穴] 配大敦治疝气
　　　　配三阴交、中极治月经不调
　　　　配子宫、三阴交治前列腺炎

[刺灸法] 直刺1～1.5寸，可灸。治妇科病，斜刺向内下侧刺入，针感至患部治局部病，针感至下侧，针尖略向下斜刺。

30. ST30 气冲 Qìchōng

[释名] 穴在气街，相当于冲脉起始部，并可触到经气之冲动，故名。

[定位] 在腹股沟稍上方，当脐中下5寸，距前正中线2寸。

[解剖] 在耻骨结节外上方，有腹外斜肌腱膜，在腹内斜肌、腹膜肌下部；有腹壁浅动、静脉分支，外壁为腹壁下动、静脉；布有髂腹股沟神经。

[功能] 舒筋散气，调和营血

[主治] 妇科病——肠鸣腹痛，月经不调
　　　　生殖疾患——不孕，阳痿，阴肿，疝气

[配穴] 配气海治肠鸣腹痛

[刺灸法] 直刺0.5～1寸。

[附注] 冲脉所起。

31. ST31 髀关 Bìguān

[释名] 股骨称髀，转动处称关，穴近股骨上端关节部分，故名。

[定位] 仰卧，髂前上棘与髌骨外缘连线上，平臀横纹处取穴。

[解剖] 在缝匠肌和阔筋膜张肌之间；深层有旋股外侧动、静脉分支；布有股外侧皮神经。

[功能] 祛风除湿，通经活络

［主治］经络病——腰痛膝冷，髀骨痿痹不遂，筋急不得屈伸，腹痛，足麻不仁。

［配穴］配伏兔治痿痹

配承扶、委中治骨关节炎

配承扶治股关节炎

配环跳、阳陵泉治下肢不遂

［刺灸法］直刺 1～2 寸，可灸。

32. ST32 伏兔 Fútù

［释名］伏为卧，该处股四头肌隆起形似兔状，故名。

［定位］在大腿前面，当髂前上棘与髌底外侧端的连线上，髌底上 6 寸。

［解剖］在股直肌的肌腹中有旋股外侧动、静脉分支；布有股前皮神经，股外侧皮神经。

［功能］强腰益肾，疏通经络

［主治］经络病——腰痛膝冷，下肢麻痹，疝气，脚气

［配穴］配髀关、阳陵泉治下肢痿痹

［刺灸法］直刺 1～2 寸。

33. ST33 阴市 Yīnshì

［释名］市当是巿字之十点，上古称遮蔽阴部的短衣谓之巿，穴约当其下缘故名。

［定位］在大腿前面，当髂前上棘与髌底外侧端的连线上，髌底上 3 寸。

［解剖］在股直肌和股外侧肌之间；有旋股外侧动脉降支；布有股前皮神经，股外侧皮神经。

［功能］温肾散寒，强壮腰脊

［主治］经络病——腿膝痿痹，屈伸不利，疝气，腹胀腹痛

［配穴］配足三里、阳陵泉治腿膝痿痹

［刺灸法］直刺 1～1.5 寸。

34. ST34 梁丘 Liángqiū

［释名］高起处为丘。穴当膝上，犹如山梁之上，故名。

［定位］屈膝，大腿前面，当髂前上棘与髌底外侧端的连线上，髌底上2寸。

［解剖］在股直肌和股外侧肌之间；有旋股外侧动脉降支；布有股前皮神经、股外侧皮神经。

［功能］调和气血，疏通经络

［主治］胃病——胃痛、吞酸

　　　　经络病——下肢不遂，膝部肿痛，乳痈

［配穴］配足三里、中脘治胃痛

　　　　配中脘治胃病

　　　　配膝眼治膝关节痛

　　　　配风市、阳陵泉治下肢不遂

［刺灸法］直刺1~1.2寸，可灸

［穴性］足阳明经"郄"穴。

35. ST35 犊鼻 Dúbí

［释名］髌韧带两旁凹陷有如牛犊鼻孔，故名。

［定位］屈膝，在膝部，髌骨与髌韧带外侧凹陷中。

［解剖］在髌韧带外缘；有膝关节动、静脉网；布有腓肠外侧皮神经及腓总神经关节支。

［功能］祛寒利湿，通利关节

［主治］经络病——膝痛麻木，活动不利，下肢麻痹，屈伸不利，脚气

［配穴］配阳陵泉、足三里治膝痛

　　　　配膝眼、鹤顶治膝关节病

［刺灸法］向后内斜刺0.5~1寸。

36. ST36 足三里 Zúsānlǐ

［释名］里指邑，居及集会通达的意思，三，指膝下三寸，与手三里相区分，故名。

［定位］在小腿前外侧，当犊鼻下3寸，距胫骨前缘一横指（中指）。

［解剖］在胫骨前肌、趾长伸肌之间；有胫前动、静脉；为腓肠外侧皮神经及隐神经的皮支分布处，深层当腓深神经。

［功能］扶正培元，补益脾胃，调和气血，和肠化滞

［主治］肠胃病——胃痛，呕吐呃逆，噎膈，腹胀，肠鸣，泄泻，痢

　　　　疾，便秘，痔疾，胃下垂，乳痛，肠痈

　　　　同脾胃有关之虚证——脱肛，阴挺，失眠，痿证，水肿，虚劳

　　　　　　羸瘦，头晕，耳鸣，心悸，气短

　　　　痰湿证——消化不良，咳喘，水肿，癫狂

　　　　通路病证——下肢痹痛，麻，痿证

　[配穴]　配中脘（合募配穴）

　　　　配胃俞（俞合配穴）

　　　　配百会、气海补中益气，升阳举陷，类似补中益气汤

　　　　配公孙、内关治胃肠不和

　　　　配中脘、梁丘治胃痛

　　　　配四缝治小儿疳积

　　　　配内关治呕吐

　　　　配气海治腹胀

　　　　配膻中、乳根治乳痛

　　　　配阳陵泉、悬钟治下肢痹痛

　　　　常灸三里可养生保健。

　[刺灸法]　直刺 1~2 寸，可灸。治下肢不遂针感至足。

　[穴性]　足阳明经"合"（土）穴；下合穴；四总穴之一。本穴有强壮作用，为保健要穴，有强身、壮体、防病、增寿的效益。

　[参考资料]

　1. 据报道，针刺健康人和胃病患者的足三里和手三里，观察发现胃弛缓时针刺使收缩加强，胃紧张时变为弛缓，并可解除幽门痉挛。

　2. 据报道，针刺单纯性消化不良和中毒性消化不良患儿的足三里、合谷、三阴交，可使原来低下的胃游离酸、总酸度、胃蛋白酶和胃脂肪酶活性迅速升高。

　3. 据报道，针刺人及家兔的足三里，发现裂解素（主要是裂解含有大量多糖体的革兰阴性杆菌，也能灭活某些病毒）都有增加，人增加 17.85 单位，兔增加 62.1 单位，两者均在针后 12 小时增加最显。

　4. 据报道，针刺家兔的"足三里'、"大推"可使其调理素明显增加，从而促进白细胞吞噬指数的上升，增强其免疫能力。

　37. ST37 上巨虚 Shàngjùxū

　[释名]　胫腓骨之间有大的空隙，因称巨虚，与下巨虚相对，故名。

　　［定位］在小腿前外侧，当犊鼻下6寸，足三里与下巨虚连线中点取穴，距胫骨前缘一横指。

　　［解剖］在胫骨前肌中；有胫前动、静脉；布有腓肠外侧皮神经及隐神经的皮支，深层当腓深神经。

　　［功能］调理肠胃，通经活络

　　［主治］肠胃病证——肠鸣腹痛，泄泻便秘，肠痈，痢疾便血，肠痈

　　　　　　通路病证——下肢痿痹，中风偏瘫，脚气

　　［配穴］配天枢、中脘泄腑热攻燥结

　　　　　　配足三里、气海治便秘、泄泻

　　　　　　配支沟治便秘

　　　　　　配大肠俞治泄泻、便秘

　　［刺灸法］直刺1～2寸，可灸。

　　［穴性］大肠经下合穴

38. ST38 条口 Tiáokǒu

　　［释名］取穴时此处出现一条凹陷似口，故名。

　　［定位］在小腿前外侧，当犊鼻下8寸，犊鼻与下巨虚连线上。

　　［解剖］在胫骨前肌中；有胫前动、静脉；布有腓肠外侧皮神经及隐神经的皮支，深层当腓深神经。

　　［功能］理气和中，舒筋通络

　　［主治］经络病——下肢痿痹，转筋跗肿，肩臂痛

　　　　　　脾胃病——脘腹疼痛

　　［配穴］配肩髃、肩髎治肩臂痛

　　　　　　配承山治肩周炎

　　［刺灸法］直刺1～1.5寸，可灸。

39. ST39 下巨虚 Xiàjùxū

　　［释名］位于上巨虚之下，故名。

　　［定位］在小腿前外侧，当犊鼻下9寸，距胫骨前缘一横指。

　　［解剖］在胫骨前肌与趾长伸肌之间，深层为胫长伸肌；有胫前动、静脉；布有腓浅神经分支，深层为腓深神经。

　　［功能］通肠化滞，舒筋调气

　　［主治］肠胃病——泄泻痢疾，大便脓血，小腹痛

通路病——下肢痿痹、足跟痛，乳痛，腰脊痛引睾丸，下肢痿痹

［配穴］ 配天枢、气海治腹痛

配阳陵泉治下腹部疼痛

配天枢、关元治慢性肠炎

配昆仑、太溪治足跟痛

［刺灸法］ 直刺 1 ~ 1.5 寸，可灸。

［穴性］ 小肠经下合穴。

40. ST40 丰隆 Fēnglóng

［释名］ 丰为大，隆为盛，该处肌肉丰满隆盛，故名。

［定位］ 在小腿前外侧，当外踝尖上 8 寸，条口外，距胫骨前缘二横指（中指）。

［解剖］ 在趾长伸肌外侧和腓骨短肌之间；有胫前动脉分支；当腓浅神经处。

［功能］ 调和肠胃，祛痰化湿

［主治］ 脾胃病——胃痛，呕吐，呃逆，便秘

痰湿病——头痛，眩晕，痰多咳嗽，哮喘，胸痹胸痛，梅核气

神志病——癫狂、痫证

经络病——下肢痿痹肿痛

［配穴］ 配内庭——清降痰热

配列缺、尺泽——清肺化痰

配太冲、神门——安神化痰

配中脘、阴陵泉——健脾和胃

配风池治眩晕

配膻中、肺俞治痰多咳嗽

配丘墟治胸痛

配复溜治肢肿

配承浆、阳交治面肿

配支沟治便秘

［刺灸法］ 直刺 1 ~ 1.5 寸，可灸。

［穴位比较］

天突开痰利气、祛肺系之痰
足三里祛胃腑之痰 ｝ 都有祛痰作用
丰隆降痰、祛全身之痰

刺灸法：直刺 1 ~ 1.5 寸。

［穴性］足阳明经"络"穴。

41. ST41 解溪 Jiěxī

［释名］骨节相连接处为解，肌腱的凹陷处似溪，故名。

［定位］在足背与小腿交界处的横纹中央凹陷处，当拇长伸肌腱与趾长伸肌腱之间。

［解剖］在拇长伸肌膜与趾长伸肌腱之间；有胫前动、静脉；浅部当腓浅神经，深层当腓深神经。

［功能］健脾化湿，和胃降逆

［主治］胃热病证——疟腮，口疮，酒渣鼻，便秘

　　　　头面部疾病——头面浮肿，面赤，目赤，头痛，眩晕

　　　　脾胃病——腹胀，便秘

　　　　经络病——咽痛，下肢痿痹

　　　　神志病——癫狂

［配穴］配阳陵泉、悬钟治下肢痿痹

　　　　配商丘、丘墟治踝关节扭伤

　　　　配承光治头晕头痛

　　　　配血海、商丘治腹胀

［刺灸法］直刺 0.5 ~ 1 寸。

［穴性］足阳明经所行为"经"（火）穴。

42. ST42 冲阳 Chōngyáng

［释名］冲为动，高为阳，穴在足背最高点，动脉应手处，故名。

［定位］在足背最高处，当拇长伸肌腱和趾长伸肌腱之间，足背动脉搏动处。

［解剖］在趾长伸肌腱外侧；有足背动、静脉及足背静脉网；当腓浅神经的足背内侧皮神经第 2 支本干处，深层为腓深神经。

［功能］健脾化湿，和胃宁神

［主治］神志病——癫狂痫

　　　　脾胃病——胃痛腹胀，不嗜食

　　　　五官病——口眼歪斜，面肿齿痛

　　　　经络病——足痿无力，脚背红肿

　　［配穴］配大椎、丰隆治癫狂病

　　　　　　配地仓治口眼歪斜

　　　　　　配丰隆治癫狂

　　［刺灸法］避开动脉，直刺 0.3～0.5 寸，可灸。

　　［穴性］足阳明经所过为"原"。

43. ST43 陷谷 Xiàngǔ

　　［释名］穴处凹陷如谷，故名。

　　［定位］在足背，第 2、3 跖趾关节后方，当第 2、3 跖骨结合部前方凹陷处。

　　［解剖］有第 2 跖骨间肌；有足背静脉网、布有足背内侧皮神经。

　　［功能］健脾利湿，和胃降逆

　　［主治］水湿病——面目浮肿，水肿，肠鸣腹痛，足背肿痛

　　［配穴］配陷谷、上星、囟会、前顶、公孙治卒面肿

　　［刺灸法］直刺 0.3～0.5 寸；可灸。

　　［穴性］足阳明经所注为"输"（木）穴。

44. ST44 内庭 Nèitíng

　　［释名］内为纳入之意，庭指堂前空地，穴当趾缝端，趾缝如门，其处平坦似空地，故名。

　　［定位］第 2 跖趾关节前方，第 2、3 趾之间缝纹端。

　　［解剖］有足背静脉网；布有腓浅神经足背支。

　　［功能］清化湿热，调和腑气

　　［主治］胃热病——热病齿衄，消渴，胃病吐酸，腹痛腹胀，泄泻痢疾，便秘

　　　　　　通路病——足背肿痛，头痛

　　　　　　经络病——齿痛，口眼歪斜，喉痹，鼻衄，足背肿痛

　　［配穴］配合谷治齿痛

　　　　　　配地仓、颊车治口歪

　　　　　　配天枢治痢疾

　　　　　　配下关治牙痛

　　　　　　配中脘治胃痛

　　　　　　配曲池、天枢治湿热痢

［刺灸法］直刺或斜刺 0.5 ~ 0.8 寸。

［穴性］足阳明经所溜为"荥"（水）穴。

45. ST45 厉兑 Lìduì

［释名］厉指磨砺，又登高，涉水也称厉兑，指尖端，本穴位于足趾端，故名。

［定位］在足第 2 趾末节外侧，距趾甲角 0.1 寸处。

［解剖］有趾背动脉形成的动脉网；布有腓浅神经的足背支。

［功能］清热通经，苏厥醒神

［主治］五官病——牙痛，咽痛，鼻衄，鼻流黄涕，齿痛

　　　　神志病——癫狂，热病

　　　　经络病——面肿齿痛，咽喉肿痛，口眼歪斜，胸腹胀满，足胫
　　　　　　　　　寒冷

［配穴］配内关、神门治多梦

　　　　配穴百会、水沟、中冲治中暑晕厥不省人事

［刺灸法］浅刺 0.1 寸。

［穴性］本经终止穴。足阳明经所出为"井"（金）穴。

（四）本经小结

1. 主治重点

五官病——承泣、四白、地仓、下关。

生殖系统疾患——水道、归来、气冲、天枢等。

胃肠疾病——足三里、上巨虚、下巨虚、天枢、内庭、冲阳、梁门等。

神志病——丰隆、厉兑、天枢、关门等。

头面病——地仓、颊车、下关治面瘫，头维治头痛；内庭、厉兑治牙
　　　　　痛、衄血。

虚证——足三里。

2. 刺灸注意事项

面部——血管丰富，缓慢进针，进针要浅，避免提插，防止血肿，不宜
　　　　灸。

胸部、腹部——浅刺，少提插，避免伤及内脏。

面部、关节部——各穴不宜用直接灸，避免引起瘢痕。

腹部各穴孕妇禁针。

乳中：腧穴定位，不针不灸。

冲阳：避开动脉，直刺 0.3~0.5 寸。

历兑：浅刺 0.1 寸。

足阳明胃经穴歌

承泣四白巨髎经，地仓大迎对颊车，

下关头维人迎停，水突气舍连缺盆，

气户库房屋翳屯，膺窗乳中延乳根，

不容承满梁门起，关门太乙滑肉门，

天枢外陵大巨存，水道归来气冲次，

髀关伏兔走阴市，梁丘犊鼻足三里，

上巨虚连条口位，下巨虚跳上丰隆，

解溪冲阳陷谷中，内庭历兑经穴终。

四、足太阴脾经

（一）经脉循行

1. 原文

足太阴之脉，起于大指之端，循指内侧白肉际[1]，过核骨[2]后，上内踝[3]前廉，上端[4]内，循胫骨后，交出厥阴[5]之前，上膝股内前廉，进入腹部，入腹，属脾，络胃，上膈，挟咽[6]，连舌本[7]，散舌下。

注释：

[1] 白肉际：指四肢掌（跖）面与背面交接的边缘。掌（跖）面的皮肤较厚而色浅，称白肉，又称赤白肉际。

[2] 核骨：张介宾注："大指本节后内侧圆骨。"其形如半个果核，故名核骨。即指第 1 跖骨的头部突起。

[3] 内踝：胫骨下端的突出处。

[4] 端：音篆，小腿肚，即腓肠肌部。

[5] 厥阴：指足厥阴肝经。

[6] 咽：包括咽喉、食管。张介宾注："咽以咽物，居吭之后。"此兼指食管而言。

[7] 舌本：指舌根部。

2. 译文

起始于大趾末端（隐白），沿大趾内侧赤白肉际（大都），经第 1 跖骨

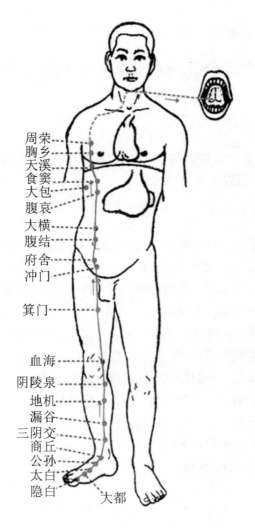

图 3 - 4　足太阴脾经（巳时 9 ~ 11）

小头后（太白，公孙），向上内踝前边（上丘），上小腿内侧，沿胫骨后（三阴交，漏谷），交出足厥阴肝经之前（地机，阴陵泉），上膝股内侧前边（血海，箕门），进入腹部（冲门，府舍，腹结，大横，会中极，关元），属于脾，三络于胃（腹哀，会下脘，日月，期门），通过膈肌，挟食道旁（食窦，天溪，胸乡，周荣，络大包，会中府），连舌根，散布舌下。

　　腹部一支：从胃部分出，上过膈肌，流注心中（接手少阴心经）。

　　脾之大络（穴名大包）：从渊液下 3 寸分出，散布胸胁部。

　　3. 联系的脏腑组织器官　脾、胃、横膈、咽喉、舌、心。

（二）主治病候

主治脾、胃等消化系统病证、泌尿生殖系统病证，以及本经脉所经过部位之病证。

（三）本经腧穴

起于隐白，止于大包，共 21 个穴，其中 11 穴分布于下肢内侧面的前份，10 穴分布于侧胸腹部。

1. SP1 隐白 Yǐnbái

［释名］是穴在足部故称隐，约当赤白肉际处，故称白，因而得名。
［定位］在足大趾末节内侧，距趾甲角 0.1 寸处。
［解剖］有趾背动脉；为腓浅神经的足背支及足底内侧神经。
［功能］益气统血，安神定志
［主治］血证——吐血，衄血，便血，尿血，月经过多，崩漏
　　　　神志病——癫狂，惊风，昏迷
　　　　脾虚病——腹胀呕吐，暴泄，纳食不甘
　　　　经脉病——心烦心痛，胸痛，胸满喘息
［配穴］配地机、三阴交治疗出血症
　　　　配委中治衄血不止
　　　　配足三里治便血
　　　　配血海治崩漏
［刺灸法］浅刺 0.1 寸，或用三棱针点刺出血。
［穴性］本经起始穴，足太阴经所出为“井”（木）穴。

2. SP2 大都 Dàdū

［释名］原意为大的都城。该处皮肉丰盛，故名。
［定位］在足内侧缘，当足大趾本节（第 1 跖趾关节）前下方赤白肉际凹陷处。
［解剖］在拇展肌止点；有足底内侧动、静脉的分支；布有足底内侧经的趾底固有神经。
［功能］调理脾胃，补益中气
［主治］脾胃病——腹胀，胃痛，食不化，呕逆，泻泄，便秘

经脉循行部位的其他病证——热病无汗，体重肢肿，厥心痛，
　　　　　　　　　　　　　　　　心烦

［配穴］配足三理治腹胀

　　　　配关元、三阴交治功能性子宫出血

［刺灸法］直刺 0.3~0.5 寸。

［穴性］足太阴经所溜为"荥"（火）穴。

3. SP3 太白 Tàibái

［释名］为星象名，即金星。脾属土能生金，故名。

［定位］在足内侧缘，当足大趾本节（第 1 跖骨关节）后下方赤白肉际凹陷处。

［解剖］在拇展肌中；有足背静脉网、足底内侧动脉及足跗内侧动脉分支；布有隐神经及腓浅神经分支。

［功能］健脾和胃，调理气机

［主治］脾胃病——胃痛，腹胀，腹痛，肠鸣，呕吐，泻泄，痢疾，便
　　　　　　　　　秘，疳积，体重节痛，痿证

　　　　血证——崩漏，便血

　　　　妇产科病——乳汁不足，带下病

［配穴］配脾俞（俞原配穴法）

　　　　配关元——温补脾阳

　　　　配太渊、阴陵泉——补益脾肺，培土生金

　　　　配中脘、足三里治胃痛

　　　　配公孙治腹胀食不化

［刺灸法］直刺 0.5~0.8 寸，可灸。

［穴性］足太阴经所注为"输"（土）穴；脾经原穴。

4. SP4 公孙 Gōngsūn

［释名］古代诸侯之孙称公孙，此处为脾之络脉分支，其义同，故名。

［定位］在足内侧缘，当第 1 跖骨基底部的前下方，赤白肉际处。

［解剖］在拇展肌中；有跗内侧动脉分支及足背静脉网；布有隐神经及腓浅神经分支。

［功能］健脾和胃，理气化湿

［主治］脾胃肠腑病——胃痛，呕吐呃逆，肠鸣，腹胀，腹痛，泄泻，

痢疾，便秘

冲脉病——奔豚气

局部病——足下垂，足内翻

［配穴］配内关（八脉交会穴）——胃、心、胸病

配丰隆——和胃降逆

配内关、太冲——疏肝理气

配中脘、内关治胃酸过多、胃痛

［穴位比较］

太白：脾之原穴，治疗脾虚证之常用穴。

公孙：脾之络穴，治疗脾胃实证之常用穴。

［刺灸法］直刺 0.5～1 寸，可灸。

［穴性］足太阴经"络"穴；八脉交会穴；通冲脉。

［参考资料］

1. 据报道，对消化性溃疡病人进行 X 线胃肠检查时，观察到针刺内关、足三里对胃蠕动多有增强作用，尤以足三里为明显，而针刺公孙则胃蠕动多减弱。

2. 据报道，针刺公孙、内关、梁丘等穴有抑制胃酸的分泌作用。

5. SP5 商丘 Shāngqiū

［释名］商是二十八宿之一的心宿，丘就在小丘样隆起的内踝之下，它与外踝下象征参星的"仆参"穴遥遥相对。

［定位］在足内踝前下方凹陷中，当舟骨结节与内踝尖连线的中点处。

［解剖］有跗内侧动脉、大隐静脉；布有隐神经及腓浅神经分支丛。

［功能］健脾利湿，舒筋活络

［主治］脾胃病——腹胀，肠鸣，泻泄，便秘，黄疸，食不化

经络病——舌本强痛，倦怠嗜卧，癫狂，善太息，咳嗽，痔疮，足踝痛

［配穴］配气海、足三里治腹胀肠鸣

配关元、三阴交治慢性腹泄

［刺灸法］直刺 0.5～0.8 寸，可灸。

［穴性］足太阴经所行为"经"（金）穴。

6. SP6 三阴交 Sānyīnjiāo

［释名］足三阴经在此交会，故名。

［定位］在小腿内侧，当足内踝尖上 3 寸，胫骨内侧缘后方。

［解剖］在胫骨后缘和比目鱼肌之间，深层有屈趾长肌；有大隐静脉，胫后动、静脉；有小腿内侧皮神经，深层后方有胫神经。

［功能］健脾和胃，调理气血，通经活络

［主治］三阴交多与具有补气、行气之穴相配，气血关系密切

   妇科病——月经不调，崩漏，赤白带下，阴挺，经闭，癥瘕，

      不孕，难产，产后血晕，恶露不行，乳汁不足

   血证——吐血，咳血，衄血，便血

   前阴病——遗精，阳痿，阴茎痛，疝气，水肿，小便不利，睾

      丸缩腹，遗尿

   脾胃病——脾胃虚弱，肠鸣腹胀，消化不良，泄泻

   经络病——肢体麻木，痿证，足跟痛，中风，脉管炎

   皮肤病——湿疹，风疹，脚气

   目疾——夜盲，流泪

   血虚证——心悸，失眠，眩晕，贫血

   风证——痉病，痫证，癫狂

［配穴］配复溜、神门治血虚证

   配血海、膈俞——益脾摄血

   配关元、足三里治妇科病

   配太冲——息风

   配足三里治肠鸣泄泻

   配中极治月经不调

   配子宫治疗阴挺

   配大敦治疝气

   配内关、神门治失眠

   配气海治遗精

［刺灸法］直刺 1～1.5 寸。孕妇禁针。

［附注］足太阴、少阴、厥阴经交会穴。

7. SP7 漏谷 Lòugǔ

［释名］渗出为漏，凹陷为谷，该穴能渗利小便，主治湿痹，且在骨下陷者中，故名。

［定位］在小腿内侧，当内踝尖与阴陵泉的连线上，距内踝尖 6 寸，胫

骨内侧缘后方。

[解剖] 在胫骨后缘与比目鱼肌之间，深层有屈趾长肌；有大隐静脉，肢后动、静脉；有小腿内侧皮神经，深层内侧后方有胫神经。

[功能] 健脾利湿，疏通经络

[主治] 脾胃病——腹胀，肠鸣，小腹下坠

　　　　前阴病——小便不利，遗精

　　　　经络病——腿膝厥冷，麻痹不仁，足踝肿痛

现代用于治胃炎、肠炎、尿路感染、遗尿、尿潴瘤、精神病等疾病。

[配穴] 配足三里治腹胀肠鸣

　　　　配太冲治尿潴留

[刺灸法] 直刺 1～1.5 寸，可灸。

8. SP8 地机 Dìjī

[释名] 一身分为上中下三部，自足至脐为地部，机指机关，穴居地之中部，为运膝之机关，故名。

[定位] 在小腿内侧，当内踝尖与阴陵泉的连线上，阴陵泉下 3 寸。

[解剖] 在胫骨后缘与比目鱼肌之间；前方有大隐静脉及膝最上动脉的末支，深层有胫后动、静脉；布有小腿内侧皮神经，深层后方有胫神经。

[功能] 健脾运化，统血固精

[主治] 脾虚证——脘腹胀满，腹痛泄泻，食欲不振，水肿，泻泄便溏，痢疾

　　　　月经病——月经不调，痛经，带下，崩漏

　　　　前阴病——遗精，癥瘕，腰痛不可俯仰，小便不利，水肿

[配穴] 配三阴交治痛经

　　　　配隐白治崩漏

　　　　配血海治月经不调

　　　　配中极、三阴交治月经病

　　　　配肾俞、关元治带下、腰痛、遗精

[刺灸法] 直刺 1～1.5 寸，可灸。

[穴性] 足太阴经"郄"穴。

9. SP9 阴陵泉 Yīnlíngquán

[释名] 膝之内侧为阴，胫骨内侧髁高突如陵，髁下凹陷为泉，故名。

［定位］在小腿内侧，当胫骨内侧髁下缘凹陷处。

［解剖］在胫骨后缘和腓肠肌之间，比目鱼肌起点上；前方有大隐静脉，膝最上动脉，最深层有胫后动、静脉；布有小腿内侧皮神经本干，最深层有胫神经。

［功能］健脾利湿，通利三焦

［主治］水湿病——水肿、心悸、黄疸、带下、疥疮

　　　　脾胃病——腹胀泄泻，喘逆，水肿，黄疸，暴泄

　　　　前阴病——小便不利或失禁，妇人阴痛，男人阴茎痛

　　　　局部病——痹证，痿证

［配穴］配足三里治脾虚证

　　　　配中极治水湿病

　　　　配肝俞、至阳治黄疸

　　　　配阴陵泉透阳陵泉治膝痛

　　　　配阳陵泉治尿失禁

　　　　配气海、三阴交治小便不通

　　　　配水分治水肿

［穴位比较］

①阴陵泉：治中焦兼下焦水湿，健脾祛湿 ⎫
　中极：治下焦兼中焦水湿，清宣膀胱，开通水道 ⎭ 治水湿要穴

②太白：健脾补虚，治疗脾虚证
　三阴交：健脾摄血，治疗脾不统血证 ⎫ 均健脾
　阴陵泉：健脾祛湿，治疗脾湿证 ⎭

③水分：偏于利水化湿，治疗腹部水湿
　阴陵泉：偏于健脾利湿，治疗全身各部水湿

④中极：增气化，开水道 ⎫
　关元：补元阳，助气化 ⎪
　阴陵泉：助运化，利水湿 ⎬ 均利小便
　肾俞：补肾气，益气化 ⎭

［刺灸法］直刺1~2寸，可灸。

［穴性］足太阴经所入为"合"（水）穴。

10. SP10 血海 Xuèhǎi

［释名］治疗与血有关的疾病，故名。

　　[定位] 屈膝，在大腿内侧，髌底内侧端上 2 寸，当股四头肌内侧头的隆起处。

　　[简便取穴法] 患者屈膝，医者以左手掌心按于患者右膝髌骨上缘，第 2～5 指向上伸直，拇指约呈 45°斜置，拇指尖下是穴。对侧取法仿此。

　　[解剖] 在股骨内上髁上缘，股内侧肌中间；有股动、静脉肌支；布有股前皮神经及股神经肌支。

　　[功能] 活血养血，祛风止痒

　　[主治] 月经病——月经不调，崩漏，痛经经闭，瘾疹，湿疹，丹毒

　　　　　　血证——各种出血

　　　　　　皮肤病——瘾疹，湿疮，瘙痒，丹毒，皮炎，荨麻疹

　　　　　　局部病——股内侧痛，膝关节痛

　　　　　　前阴病——小便淋沥

　　[配穴] 配膈俞、肝俞——补肝养血

　　　　　　配曲池——养血祛风

　　　　　　配气海、太冲——行血祛瘀

　　　　　　配三阴交治月经不调

　　　　　　配曲池治瘾疹

　　[穴位比较]

三阴交：治疗全身性血证，对于妇女血证疗效显著

血海：偏于治疗下半身血证，较之三阴交范围局限 ⎫ 均治血证

膈俞：治疗上半身血证，又长于治疗慢性出血性疾病 ⎭

　　[刺灸法] 直刺 1～1.5 寸，可灸。

11. SP11 箕门 Jīmén

　　[释名] 坐时两膝足分开，有如"箕"，称"箕踞而坐"，此穴在大腿内侧，因取穴姿势而名。

　　[定位] 在大腿内侧，当血海与冲门连线上，血海上 6 寸。

　　[解剖] 在缝匠肌内侧缘，深层有大收肌；有大隐静脉，深层之外方有股动、静脉；布有股前皮神经，深部有隐神经。

　　[功能] 运化水湿，利尿通淋

　　[主治] 前阴病——小便不通，遗尿，腹股沟内侧痛，五淋

　　[配穴] 配太冲腹股沟疼痛

　　[刺灸法] 避开动脉，直刺 0.5～1 寸。

12. SP12 冲门 Chōngmén

［释名］该穴可触到动脉之冲动，脾脉到此则进入腹部的大门，故名。

［定位］仰卧，在腹股沟外侧，距耻骨联合上缘中点 3.5 寸，当髂外动脉搏动处的外侧。

［解剖］在腹股沟韧带中点外侧的上方，在腹外斜肌腱膜及内斜肌下部；内侧为股动、静脉；布有股神经。

［功能］健脾运化，调理下焦

［主治］脾胃病——腹痛，疝气，痔疮

　　　　妇科病——崩漏，带下，胎气上冲

　　　　前阴病——小便不利

［配穴］配大敦治疝气

［刺灸法］避开动脉，直刺 0.5~1 寸。

［附注］足太阴、厥阴经交会穴。

13. SP13 府舍 Fùshě

［释名］府指六腑，腹部为六腑所舍，故名。

［定位］在下腹部，当脐中下 4 寸，冲门上方 0.7 寸，距前正中线 4 寸。

［解剖］在腹股沟韧带上方外侧，腹外斜肌腱膜及腹内斜肌下部，深层为腹横肌下部；布有腹壁浅动脉，肋间动、静脉；布有髂腹股沟神经（右当盲肠下部，左当乙状结肠下部）。

［功能］调理下焦，消散结聚

［主治］脾胃病——腹痛，疝气，腹满积聚，霍乱吐泄

［配穴］配气海治腹痛

［刺灸法］直刺 1~1.5 寸，可灸。

［附注］厥阴经与阴维脉交会穴。

14. SP14 腹结 Fùjié

［释名］腹气之所结聚处，故名。

［定位］在下腹部，大横下 1.3 寸，距前正中线 4 寸。

［解剖］在腹内、外斜肌及腹横肌肌部；有第 11 肋间动、静脉；布有第 11 肋间神经。

［功能］调理气血，通畅肠胃

［主治］肠胃病——腹痛，泄泻，疝气

［配穴］配气海、天枢治腹痛

［刺灸法］直刺 1~2 寸。

15. SP15 大横 Dàhéng

［释名］横如平，平出脐旁，主治大肠疾患，故名。

［定位］在腹中部，距脐中 4 寸。

［解剖］在腹外斜肌肌部及腹横肌肌部；布有第 11 肋间动、静脉；布有第 12 肋间神经。

［功能］调理大肠，宣通腑气

［主治］肠腑病——肠痛，腹痛，便秘，泄泻，消化不良

［配穴］配天枢、足三里治腹痛

　　　　配上巨虚、大肠俞——肠腑病

［刺灸法］直刺 1~2 寸。

［附注］足太阴与阴维脉交会穴。

16. SP16 腹哀 Fùāi

［释名］哀为肠鸣音，此穴位于腹部，主治腹痛肠鸣，故名。

［定位］在上腹部，当脐中上 3 寸，距前正中线 4 寸。

［解剖］在腹内外斜肌及腹横肌肌部；布有第 8 肋间动、静脉；布有第 8 肋间神经。

［功能］调理肠胃，通畅腑气

［主治］脾胃病——消化不良，腹痛，便秘，痢疾

［配合］配气海治肠鸣

［阴作］直刺 1~1.5 寸。

［附注］足太阴与阴维脉交会穴。

17. SP17 食窦 Shídòu

［释名］孔穴水道为"窦"，该穴主治胸胁支满，肠间雷鸣，常有水声，似有水谷从此通过，且此穴有利于食物运化、输布，故名。

［定位］在胸外侧部，当第 5 肋间隙，距前正中线 6 寸。

［解剖］在第 5 肋间隙，前锯肌中，深层有肋间内、外肌；布有胸外侧动、静脉，胸腹壁动、静脉；布有第 5 肋间神经外侧皮支。

［功能］调理脾胃，通利胸膈

［主治］通路病——胸胁胀痛，噫气，反胃，腹胀，水肿

［配穴］配膻中治胸胁胀痛

［刺灸法］斜刺或向外平刺0.5～0.8寸。

［附注］本经食窦至大包诸穴，深部为肺脏，不可深刺。

18. SP18 天溪 Tiānxī

［释名］穴在天池外侧，池、溪均指乳汁流通而言。

［定位］在胸外侧部，当第4肋间隙，距前正中线6寸。

［解剖］在第4肋间隙，胸大肌外下缘，下层为前锯肌，再深层为肋间内、外肌；有胸外侧动、静脉分支，胸腹壁动、静脉；第4肋间动、静脉；布有第4肋间神经。

［功能］舒肝理气，宽胸通乳

［主治］局部病——胸胁疼痛，咳嗽，乳痛，乳汁少

［配穴］配膻中治胸胁疼痛

［刺灸法］斜刺或向外平刺0.5～0.8寸。

19. SP19 胸乡 Xiōngxiāng

［释名］居处为乡，是穴位于胸旁，因名。

［定位］在胸外侧部，当第3肋间隙，距前正中线6寸。

［解剖］在第3肋间隙，胸大肌、胸小肌外缘，前锯肌中，下层为肋间内、外肌；有胸外侧动、静脉，第3肋间动、静脉；布有第3肋间神经。

［功能］理气宽胸，调畅气机

［主治］局部病——胸胁胀痛

［配穴］配膻中治胸胁胀痛

［刺灸法］斜刺或向外平刺0.5～0.8寸。

20. SP20 周荣 Zhōuróng

［释名］荣通营，因是穴上接中府而营运周身，故名。

［定位］在胸外侧部，当第2肋间隙，距前正中线6寸。

［解剖］在第2肋间隙，胸大肌中，下层为胸小肌，肋间内、外肌；有胸外侧动、静脉，第2肋间动、静脉；布有胸前神经分支，正当第1肋间神经。

［功能］理气宽胸，调畅气机

［主治］局部病——咳嗽，气逆，胸胁胀满

［配穴］配膻中治胸胁胀满

［刺灸法］斜刺或向外平刺 0.5 ~ 0.8 寸。

21. SP21 大包 Dàbāo

［释名］大为总览，概括为包。该穴为脾之大络，总统阴阳诸经，由脾灌溉五脏四肢，故名。

［定位］在侧胸部，腋中线上，当第 6 肋间隙处。

［解剖］在第 6 肋间隙，前锯肌中；有胸背动、静脉及第 6 肋间动、静脉；布有第 6 肋间神经，当胸长神经直系的末端。

［功能］调和气血，统帅诸络

［主治］胸肺病——胸胁痛，气喘

　　　　经络病——全身疼痛，四肢无力

［配穴］配足三里治四肢无力

［刺灸法］斜刺或向后平刺 0.5 ~ 0.8 寸，可灸。深部为肺脏，不可深刺，以免造成气胸。

［穴性］本经终止穴，脾之大络。

（四）本经小结

1. 主治重点

脾胃病——太白，公孙，阴陵泉，大横

心脏病——公孙，三阴交

水湿病——三阴交，阴陵泉

妇科病——三阴交，地机，血海

前阴病——三阴交，地机，阴陵泉

血证——隐白，太白，三阴交，血海

2. 刺灸注意事项　三阴交孕妇慎用；腹部诸穴不宜大幅度提插；胸部诸穴不可深刺、直刺，以免伤及内脏。

足太阴脾经穴歌

隐白在足大趾头，大都太白公孙盛，

商丘三阴交可求，漏谷地机阴陵穴，

血海箕门冲门开，府舍腹结大横排，

腹哀食窦连天溪，胸乡周荣大包随。

五、手少阴心经

（一）经脉循行

1. 原文

手少阴之脉，起于心中，出属心系[1]，下膈络小肠，其支者，从心系上挟咽，系目系[2]，其直者，复从心系，却上肺下出腋下，循臑内后廉，行手太阴心主之后，下肘内，循臂内后廉，抵掌后锐骨[3]之端，入掌内后廉，循小指之内出其端。

注释：

[1] 心系：指心与肺、脾、肝、肾相联系的脉络。

[2] 目系：眼后与脑联系的组织。

[3] 锐骨：尺骨小头处。

2. 译文

起始于心中，出来属于心脏的系带（与他脏相连的组织），下过膈肌，散络小肠。

上行的一支：从心脏的系带部向上挟咽喉，而与眼脑的系带（目系）相联系。

外行的主干：从心系（心脏的系带）上行至肺，向下出于腋下（极泉），沿上臂内侧后缘，走手太阴、手厥阴经之后（青灵），下向肘内（少海），沿前臂内侧后缘（灵道，通里，阴郄，神门），到掌后豌豆骨部进入掌内后边（少府），沿小指的桡侧出于末端（少冲，接手太阳小肠经）。

3. 联系的脏腑组织器官　心，小肠，膈，咽，目，肺。

（二）主治病候

主治胸、心、循环系统病证、神经精神方面病证以及本经脉所过部位之病证。心痛，咽干，目黄，胁痛，神志病；上臂内侧痛，手心发热。

（三）本经腧穴

起于极泉，止于少冲，共9个穴。其中8穴分布于上肢掌侧面的尺侧，1穴在侧胸上部。

1. HT1 极泉 Jíquán

[释名] 尽处为"极"，凹陷为"泉"。因是穴在腋窝的最深凹处，故名。

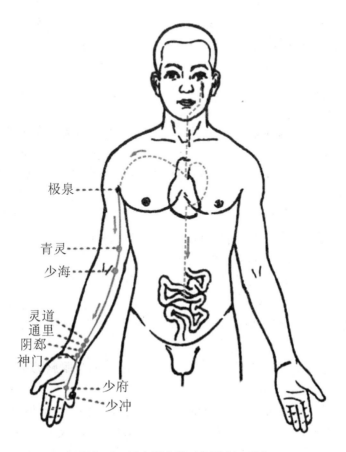

图 3 – 5　手少阴心经（午时 11 ~ 13）

　　［定位］腋窝正中，腋动脉搏动处

　　［解剖］在胸大肌的外下缘，深层为喙肱肌；外侧为腋动脉；布有尺神经、正中神经、前臂内侧皮神经及臂内侧皮神经。

　　［功能］清心宁神，通经活络

　　［主治］经络病——上肢不遂，麻木，肩臂疼痛

　　　　　　通路病——心痛，咽干烦渴，胁肋疼痛，瘰疬

　　［配穴］配肩髃、曲池治肩臂痛

　　［刺灸法］避开腋动脉，直刺 0.5 ~ 1 寸，上肢不遂时可用雀啄法，针感可达手末梢。

　　［穴性］本经起始穴。

2. HT2 青灵 Qīnglíng

［释名］“青”主痛证，“灵”指效验，是穴主治肩痛，头胁痛而名。

［定位］在臂内侧，当极泉与少海的连线上，肘横纹上 3 寸，肱二头肌的内侧沟中。

［解剖］当肱二头肌内侧沟处，有肱三头肌；有贵要静脉、尺侧上副动脉；布有前臂内侧皮神经、尺神经。

［功能］散风止痛，通经活络

［主治］经络病——头痛振寒，目黄，胁痛，肩臂疼痛

［配穴］配肩髃、曲池治肩臂痛

［刺灸法］直刺 0.5 ~ 1 寸。

3. HT3 少海 Shàohǎi

［释名］“少”指手少阴心，合穴脉气盛，因称海故名。

［定位］屈肘，当肘横纹内侧端与肱骨内上髁连线的中点处。

［解剖］有旋前圆肌，肱肌；有贵要静脉、尺侧上下副动脉、尺侧返动脉；布有前臂内侧皮神经，外前方有正中神经。

［功能］清心安神，疏经调气

［主治］心系病——心悸心痛，目赤

经络病——肢体麻木，震颤肿痛，肘臂挛痛，瘰疬，头项痛，腋胁痛

神志病——癫痫，狂证

［配穴］配曲池治肘臂挛痛

［刺灸法］直刺 0.5 ~ 1 寸

［穴性］手少阴经所入为“合”（水）穴。

4. HT4 灵道 Língdào

［释名］灵指心的功能，道即通道，意指其作用与心的功能有关。

［定位］在前臂掌侧，当尺侧腕屈肌腱的桡侧缘，腕横纹上 1.5 寸。

［解剖］在尺侧腕屈肌与指浅屈肌之间，深层为指深屈肌；有尺动脉通过；布有前臂内侧皮神经，尺侧为尺神经。

［功能］宁心安神，疏通经络

［主治］心系病——心痛

经络病——暴喑，肘臂挛痛

［配穴］配心俞治心痛

［刺灸法］直刺0.3～0.5寸。

［穴性］手少阴经所行为"经"（金）穴。

5. HT5 通里 Tōnglǐ

［释名］经过为通，脉气所聚处为里，络脉通向手太阳，故名。

［定位］在前臂掌侧，当尺侧腕屈肌腱的桡侧缘，腕横纹上1寸。

［解剖］在尺侧腕屈肌与指浅屈肌之间，深层为指深屈肌；有尺动脉通过；布有前臂内侧皮神经，尺侧为尺神经。

［功能］宁心安神，通利喉舌

［主治］心系病——心悸，怔忡，暴喑

神志病——癫病，狂证（精神分裂），心烦

舌及小肠病——舌暗，舌疮，木舌，舌强不语，尿血

通路病——腕下垂，腕臂痛，目赤肿痛

［配穴］配金津玉液——清散舌部瘀热，调畅舌络

配合谷太冲——息风宣窍安神

配廉泉、哑门治不语

［刺灸法］直刺0.3～0.5寸

［穴性］手少阴经络穴。

6. HT6 阴郄 Yīnxì

［释名］手少阴郄的简称。

［定位］在前臂掌侧，当尺侧腕屈肌腱的桡侧缘，腕横纹上0.5寸。

［解剖］在尺侧腕屈肌与指浅屈肌之间，深层为指深屈肌；有尺动脉通过；布有前臂内侧皮神经，尺侧为尺神经。

［功能］宁心安神，养阴固表

［主治］心系病——心痛惊悸

阴虚证——骨蒸盗汗，吐血衄血，暴喑

［配穴］配心俞、巨阙治心痛

配内关心俞治心绞痛

配大椎治阴虚盗汗

［刺灸法］直刺0.3～0.5寸。

［穴性］手少阴经郄穴。

7. HT7 神门 Shénmén

［释名］心藏"神"，神气出入之所为"门"，故名。

［定位］在腕部，腕掌侧横纹尺侧端，尺侧腕屈肌腱的桡侧凹陷处。

［解剖］在尺侧腕屈肌与指浅屈肌之间，深层为指深屈肌；有尺动脉通过；布有前臂内侧皮神经，尺侧为尺神经。

［功能］清心和营，安神定志

［主治］神志病——痫证，脏躁，癫狂

心及血脉病——心悸怔忡，心痛心烦，失眠健忘，贫血，胸胁痛

［配穴］配丰隆太冲——祛痰开窍除烦

配关元气海——温阳复脉

配内关、心俞治心痛

配内关、三阳交治健忘、失眠

配三阴交治失眠、贫血

［穴位比较］通里：治心实证，舌体病，小肠病 ⎱

神门：既治实证又疗虚证 ⎰ 均治心病

［刺灸法］直刺0.3~0.5寸

［穴性］手少阴经所注为"输"（土）穴，心经原穴。

参考资料：

（1）有报道：给狗注射垂体素造成垂体性高血压，针刺"神门"穴有明显的降压作用。

（2）有报道：针刺癫痫病人的神门、阴郄、通里、百会、大陵等穴，可使部分癫痫大发作患者脑电图趋向规则或使病理性脑电波电位降低。

8. HT8 少府 Shàofǔ

［释名］"少"指手少阴，"府"指神气所居，故名。

［定位］在手掌面，第4、5掌骨之间，握拳时，当小指尖处。

［解剖］在第4、5掌骨间，有第4蚓状肌，指浅、深屈肌腱，深部为骨间肌；有指掌侧总动、静脉；布有第4指掌侧固有神经。

［功能］清心除烦，通络止痛

［主治］心系病——心悸，胸痛，小便不利，遗尿，阴痒痛，小指挛痛

［配穴］配内关治心悸

［刺灸法］直刺 0.3 ~ 0.5 寸。

［穴性］手少阴经所溜为"荥"（火）穴。

9. HT9 *少冲 Shàochōng*

［释名］少指手少阴，冲为要冲，指该处血气旺盛，故名。

［定位］在小指末节桡侧，距指甲角 0.1 寸。

［解剖］有指掌侧固有动、静脉所形成的动、静脉网；布有指掌侧固有神经。

［功能］开窍醒神，泻热通经

［主治］心系病——心悸，心痛，胸胁痛，昏迷

　　　　神志病——癫狂，热病

［配穴］配太冲、中冲、大椎治热病、昏迷

［刺灸法］浅刺 0.1 寸或点刺出血。

［穴性］手少阴经所出为"井"（木）穴，本经终止穴。

（四）本经小结

1. 主治重点

神志病——少海，神门，通里

心胸病——阴郄，神门，少海，少冲

血证——神门，阴郄

2. 刺灸注意事项

极泉针刺时避开腋动脉，关节处不宜直接灸

手少阴心经穴歌

九穴午时手少阴，极泉青灵少海深，

灵道通里阴郄邃，神门少府少冲寻。

六、手太阳小肠经

（一）经脉循行

1. 原文

手太阳之脉，起于小指之端，循手外侧上腕，出踝中，直上循臂骨下廉，出肘内侧两骨之间，上循臑外后廉，出肩解，绕肩胛，交肩上，入缺盆，络心，循咽，下膈，抵胃，属小肠，其支者，从缺盆，循颈，上颊，至

目锐眦，却入耳中，其支者，别颊上𩑺（音 zhuó）抵鼻，至目内眦，斜络于颧。

注释：

[1] 缺盆部支脉：沿着颈部，上达面颊，至目外眦，转入耳中。

[2] 颊部支脉：上行目眶下，抵于鼻旁，至目内眦，与足太阳膀胱经相接，而又斜行络于颧骨部。

2. 译文

起始于手小指外侧末端（少泽），沿手掌尺侧（前谷，后溪），上向腕部（腕骨，阳谷），出尺骨小头部（养老），直上沿尺骨下边（支正），出于肘内侧当肱骨内上髁和尺骨鹰嘴之间（小海），向上沿上臂后外侧，出肩关节部（肩贞，臑俞），绕肩胛（天宗，秉风，曲垣），交会肩上（肩外俞，肩中俞，会附分、大杼、大椎），进入缺盆，散络于心，沿食道，通过膈肌，到胃（会上脘、中脘），属于小肠。

上行的一支：从缺盆上行，沿颈旁（天窗，天容），上向面颊（颧髎），到外眼角（会瞳子髎），弯向后（会耳和髎），进入耳中（听宫）。

又一支脉：从面颊部分出，上向颧骨，靠鼻旁到内眼角（会睛明，接足太阳膀胱经）。

3. 联系的脏腑组织器官　小肠，心，项、胃，肠，咽，目，耳，鼻。

（二）主治病候

主治腹部小肠与胸、心、咽喉病证，某些热性病证，神经方面病证和头、面、颈、眼、耳病证以及本经脉所经过部位之病证。上肢、肩臂麻木、疼痛，肘、腕挛痛，手指痛；头痛，目疾，咽喉肿痛，耳鸣耳聋，聤耳，齿痛；少腹痛，腰脊痛引睾丸。

（三）本经腧穴

起于少泽，止于听宫，共 19 个穴，其中 8 穴分布于上肢背面的尺侧，11 穴在肩、颈、面部。

1. SI1 少泽 Shàozé

[释名]“少”指手太阳小肠穴在小指，泽指水泽。其穴为井，气血始出，故名。

[定位] 在小指末节尺侧，距指甲角 0.1 寸。

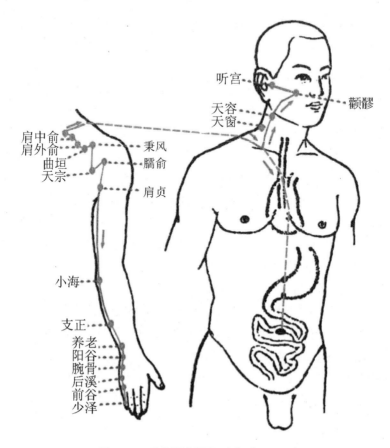

听宫
天容
天窗
颧髎
肩中俞
肩外俞
曲垣
天宗
秉风
臑俞
肩贞
小海
支正
养老
阳谷
腕骨
后溪
前谷
少泽

图 3 – 6　手太阳小肠经（未时 13 ~ 15）

　　［解剖］有指掌侧固有动、静脉，指背动脉形成的动、静脉网；布有尺神经手背支。

　　［功能］清热利咽，通乳止痛

　　［主治］经络病——乳汁少，乳痈，咽喉肿痛，目翳，疟疾，耳聋耳鸣，肩臂外后侧疼痛

　　　　　　热病——热病头痛

　　　　　　神志病——中风昏迷

　　［配穴］配膻中、乳根治乳汁少、乳痈。配合谷、膻中：乳少

　　［刺灸法］浅刺 0.1 寸或点刺出血。

　　［穴性］本经起始穴，手太阳经所出为"井"（金）穴。

2. SI2 前谷 Qiángǔ

〔释名〕古人将指掌关节远端称"前"，"谷"形容穴位，故名。

〔定位〕在手掌尺侧，微握拳，当小指本节（第 5 指掌关节）前的掌指横纹头赤白肉际处。

〔解剖〕有指背动、静脉；布有尺神经手背支。

〔功能〕清热舒筋，醒神止痛

〔主治〕热病——热病汗不出，疟疾

　　　　神志病——癫狂痫证

　　　　经络病——耳鸣，目痛目翳，颊肿，鼻塞，咽喉肿痛，头项急
　　　　　　　　　痛，产后无乳，臂痛肘挛，手指麻木

〔配穴〕配耳门、翳风治耳鸣

　　　　配照海、中封治咽喉肿痛

　　　　配后溪、水沟、解溪、金门、申脉治癫痫

〔刺灸法〕直刺 0.3 ~0.5 寸。

〔穴性〕手太阳经所溜为"荥"（水）穴。

3. SI3 后溪 Hòuxī

〔释名〕第 5 掌指关节近端为"后"，溪形容穴，故名。

〔定位〕第 5 掌指关节尺侧后方，第 5 掌骨小头后赤白肉际处。

〔解剖〕在小指尺侧，第 5 掌骨小头后方，当小指展肌起点外缘；有指背动、静脉，手背静脉网；布有尺神经手背支。

〔功能〕散风舒筋，通调督脉

〔主治〕经络病——头项强痛，耳聋，目赤目翳，肘臂及手指挛急，腰
　　　　　　　　　背痛

　　　　热病——热病疟疾，盗汗，疥疮，黄疸

　　　　神志病——癫狂痫证

〔配穴〕配列缺、悬钟治项强痛

　　　　配人中治急性腰扭伤

〔刺灸法〕直刺 0.5 ~1 寸。

〔穴性〕手太阳经所注为"输"（木）穴；八脉交会穴之一，通督脉。

4. SI4 腕骨 Wàngǔ

〔释名〕是穴接近腕骨，故名。

［定位］在手掌尺侧，当第5掌骨基底与钩骨之间的凹陷处，赤白肉际。

［解剖］在手背尺侧，小指展肌起点外缘；有腕背侧动脉（尺动脉分支），手背静脉网；布有尺神经手背支。

［功能］散风舒筋，祛湿清热

［主治］经络病——头痛项强，耳鸣，目翳流泪，颈项颔肿，胁痛，指挛臂痛

　　　　热病——黄疸，热病汗不出，疟疾，消渴

　　　　神志病——惊风，瘈疭

［配穴］配阳陵泉、肝俞、胆俞治黄疸

　　　　配阳谷治胁痛

　　　　配中渚治指挛不能屈伸

　　　　配前谷、曲池、阳谷治臂腕疼痛

［刺灸法］直刺0.3~0.5寸。

［穴性］手太阳经所过为"原"。

5. SI5 阳谷 Yánggǔ

［释名］腕背属阳，凹陷处称谷，故名。

［定位］在手腕尺侧，赤白肉际，当尺骨茎突与三角骨之间的凹陷处。

［解剖］当尺侧腕伸肌腱的尺侧缘；有腕背侧动脉；布有尺神经手背支。

［功能］舒筋清热，宁心镇惊

［主治］经络病——臂腕疼痛，颈颔肿，头痛目眩，目赤肿痛，耳鸣耳聋，齿痛，胁痛项肿

　　　　热病——热病无汗，疥疮

　　　　神志病——癫狂痫

［配穴］配阳池治腕痛

［刺灸法］直刺0.3~0.5寸。

［穴性］手太阳经所行为"经"（火）穴。

6. SI6 养老 Yǎnglǎo

［释名］目视不明，关节不利，为老人常见之疾，其穴有舒筋明目之功，故名养老。

［定位］在前臂背面尺侧，当尺骨小头近端桡侧凹缘中。

简便取穴：掌心向下时，尺骨茎突高点处，屈肘掌心向胸时，转手骨开，在尺骨茎突的桡侧骨缝中取穴。

［解剖］左尺骨背面，尺骨茎突上方，尺侧腕伸肌腱和小指固有伸肌腱之间；布有前臂骨间背侧动、静脉的末支，腕静脉网；有前臂背侧皮神经和尺神经。

［功能］舒筋通络，养血明目

［主治］经络病——目视不明，肩背肘臂酸痛，腰痛

［配穴］配太冲、足三里治目视不明

　　　　配天柱治肩痛

［刺灸法］直刺或斜刺 0.5~0.8 寸。

［穴性］手太阳经郄穴。

7. SI7 支正 Zhīzhèng

［释名］支指分支，正指正经，即小肠经，是穴为小肠经络穴，正经由此别支而走少阴，故名。

［定位］在前臂背面尺侧，当阳谷与小海的连线上，腕背横纹上 5 寸。

［解剖］在尺骨背面，尺侧腕伸肌的尺侧缘；布有骨间背侧动、静脉；布有前臂内侧皮神经分支。

［功能］解表清热，安神定志

［主治］经络病——头痛项强，肘臂挛痛，目眩

　　　　热病——热病，消渴，疥疮

　　　　神志病——癫狂，健忘，惊恐

［配穴］配合谷治头痛

　　　　配鱼际、合谷、少海、曲池、腕骨治癫狂妄言

［刺灸法］直刺或斜刺 0.5~0.8 寸。

［穴性］手太阳经络穴。

8. SI8 小海 Xiǎohǎi

［释名］是穴为小肠经合穴，本经气血于此汇合，如川之入海，故名。

［定位］在肘内侧，当尺骨鹰嘴与肱骨内上髁之间凹陷处。

［解剖］尺神经沟中，为尺侧腕屈肌的起始部；有尺侧上、下副动脉和副静脉以及尺返动、静脉；布有前臂内侧皮神经，尺神经本干。

［功能］祛风活络，散热镇静

［主治］经络病——颊肿，颈项、肩臂、肘腕疼痛，头痛目眩，耳鸣耳聋

　　　　热病——痈疡

　　　　神志病——癫狂痫证

［配穴］配手三里治肘臂疼痛

［刺灸法］直刺 0.3～0.5 寸。

［穴性］手太阳经所入为"合"（土）穴。

9. SI9 肩贞 Jiānzhēn

［释名］贞指正，肩指肩部，穴在肩后腋横纹头正上方一寸。

［定位］在肩关节后下方，臂内收时，腋后纹头上 1 寸。

［解剖］在肩关节后下方，肩胛骨外侧缘，三角肌后缘，下层是大圆肌；有旋肩胛动、静脉；布有腋神经分支，最深部上方为桡神经。

［功能］疏风散寒，通经活络

［主治］经络病——肩胛痛，手臂痛麻，缺盆中痛，瘰疬，耳鸣耳聋

［配穴］配肩髃、肩髎治疗肩周炎

　　　　配肩髎、曲池、肩井、手三里、合谷治疗上肢不遂

　　　　配完骨治耳鸣耳聋

［刺法］向外斜刺 0.5～1 寸。

10. SI10 臑俞 Nàoshū

［释名］上臂为臑，穴为俞，因其部位而得名。

［定位］在肩部，当腋后纹头直上，肩胛冈下缘凹陷中。

［解剖］在肩胛骨关节窝后方三角肌中，深层为冈下肌；有旋肱后动、静脉；布有腋神经，深层为肩胛上神经。

［功能］散风舒筋，通络止痛

［主治］经络病——肩臂酸痛无力，肩肿，瘰疬

［配穴］配肩髃、曲池治肩臂疼痛

［刺灸法］直刺或斜刺 0.5～1.5 寸。

［穴性］手、足太阳经，阳维脉与阳跷脉交会穴。

11. SI11 天宗 Tiānzōng

［释名］上部为天，宗为本，中心之意。是穴位于肩胛冈下窝正中，

故名。

　　[定位] 在肩胛部，当冈下窝中央凹陷处，与第 4 胸椎相平。

　　[解剖] 在岗下窝中央冈下肌中；有旋肩胛动、静脉肌支；布有肩胛神经。

　　[功能] 舒筋散风，通络止痛

　　[主治] 经络病——肩胛疼痛，肘臂后外侧痛，颊颌肿痛，气喘，乳痈

　　[配穴] 配肩外俞治肩胛痛

　　　　　　配膻中、足三里治乳痈

　　[刺灸法] 直刺或斜刺 0.5~1 寸。

12. SI12 秉风 Bǐngfēng

　　[释名] 秉指掌握、主持的意思，因能治风证，故名。

　　[定位] 在肩胛部，冈上窝中央，天宗直上，举臂有凹陷处。

　　[解剖] 在肩胛冈上缘中央，表层为斜方肌，再下为冈上肌；有肩胛动、静脉；布有锁骨上神经和副神经，深层为肩胛上神经。

　　[功能] 舒筋散风，通络止痛

　　[主治] 经络病——肩胛疼痛不举，上肢酸麻

　　[配穴] 配天宗治肩胛疼痛

　　[刺灸法] 直刺或斜刺 0.5~1 寸。

　　[穴性] 手足三阳、足少阳经交会穴。

13. SI13 曲垣 Qūyuán

　　[释名] 是处弯曲如墙垣样，故名。

　　[定位] 在肩胛部，冈上窝内侧端，当臑俞与第 2 胸椎棘突连线的中点处。

　　[解剖] 在肩胛冈上缘，斜方肌和冈上肌中；有颈横动、静脉降支，深层为肩胛上动、静脉肌支；布有第 2 胸神经后支外侧皮支、副神经，深层为肩胛上神经肌支。

　　[功能] 舒筋散风，通络止痛

　　[主治] 经络病——肩胛拘挛疼痛

　　[配穴] 配天宗、秉风治肩胛疼痛

　　[刺灸法] 直刺或斜刺 0.5~1 寸。

14. SI14 肩外俞 Jiānwàishū

［释名］与肩中俞相对而言，是穴位于肩中俞偏外方因称肩外俞。

［定位］在背部，当第1胸椎棘突下，旁开3寸。

［解剖］在肩胛骨内侧角边缘，表层为斜方肌，深层为肩胛提肌和菱形肌；有颈横动、静脉，布有第1神经后支内侧皮支，肩胛背神经和副神经。

［功能］舒筋散风，通络止痛

［主治］经络病——肩背疼痛，颈项强急

［配穴］配肩中俞、大椎、列缺治肩背疼痛

［刺灸法］斜刺0.5~0.8寸。

15. SI15 肩中俞 Jiānzhōngshū

［释名］与肩外俞相对而言，是穴靠近脊中线，故名。

［定位］在背部，当第7颈椎棘突下，旁开2寸。

［解剖］在第1胸椎横突端，在肩胛骨内侧角边缘，表层为斜方肌，深层为肩胛提肌和菱形肌；有颈横动、静脉；布有第1胸神经后支内侧皮支，肩胛神经和副神经。

［功能］散风舒筋，宣肺止咳

［主治］肺系病——咳嗽气喘

　　　　通路病——肩背疼痛，目视不明

［配穴］配肩外俞、大椎治肩背疼痛

［刺灸法］斜刺0.5~0.8寸。

16. SI16 天窗 Tiānchuāng

［释名］天指头，窗指头的孔窍，是穴主治耳鸣耳聋等证，故名。

［定位］在颈外侧部，胸锁乳突肌的后缘，扶突后，与喉结相平。

［解剖］在斜方肌前缘，肩胛提肌后缘，深层为头夹肌；有耳后动、静脉及枕动、静脉分支；布有颈皮神经，正当耳大神经丛的发出部及枕小神经。

［功能］散风清热，聪耳利咽

［主治］五官病——耳鸣耳聋，咽喉肿痛，暴喑

　　　　经络病——颈项强痛

［配穴］配列缺治颈项强痛

［刺灸法］直刺0.5～1寸。

17. SI17 天容 Tiānróng

［释名］天指头，容指面容、容颜，古人修貌适当戴耳环之处，且主治耳聋、耳鸣，故名。

［定位］在颈外侧部，当下颌角的后方，胸锁乳突肌的前缘凹陷中。

［解剖］在下颌角后方，胸锁乳突肌停止部前缘，二腹肌后腹的下缘；前方有颈外浅静脉，颈内动、静脉；布有耳大神经的前支、面神经的颈支、副神经，其深层为交感神经干的颈上神经节。

［功能］清咽聪耳，通络止痛

［主治］五官病——耳鸣耳聋，咽喉肿痛

经络病——颈项强痛

［配穴］配列缺治颈项强痛

［刺灸法］直刺0.5～1寸。

18. SI18 颧髎 Quánliáo

［释名］穴在颧骨下凹陷中，故名。

［定位］在面部，平视，当目外眦直下，颧骨下缘凹陷处。

［解剖］在颧骨下颌突的后下缘稍后，咬肌的起始部，颧肌中；有面横动、静脉分支；布有面神经及眶下神经。

［功能］散风活络，牵正清热

［主治］经络病——口眼歪斜，眼睑瞤动，齿痛，目赤目黄，颊肿

［配穴］配地仓、颊车治口歪

配合谷治齿痛

［刺灸法］直刺0.3～0.5寸，斜刺或平刺0.5～1寸。

［穴性］手少阳，太阳经交会穴。

［穴性］《针灸图翼》：禁灸。

19. SI19 听宫 Tīnggōng

［释名］宫指要处，穴在耳屏前方，是主治耳鸣耳聋恢复听力的要穴，故名。

［定位］在面部，耳屏前，下颌骨髁状突的后方，张口时呈凹陷处。

［解剖］有颞浅动、静脉的耳前支；布有面神经及三叉神经的第3支的

耳颞神经。

　　[功能] 通经活络，益聪开窍

　　[主治] 经络病——耳鸣耳聋，聤耳，失音，齿痛

　　　　　　神志病——癫狂痫

　　[配穴] 配翳风、中渚治耳鸣、耳聋

　　[刺灸法] 张口，直刺1～1.5寸。

　　[穴性] 手足少阳，手太阳经交会穴，本经终止穴。

（四）本经小结

1. 主治重点

上肢痛——少泽，前谷，阳谷，养老，支正，小海，肩贞，臑俞，天宗，秉风，曲垣

头面五官病——少泽，前谷，腕骨，阳谷，天窗，天容，颧髎，听宫

神志病——少泽，前谷，后溪，腕骨，阳谷，支正，小海

2. 刺灸注意事项

养老掌心向胸时，向肘方向斜刺；听宫张口直刺；关节处不宜直接灸

手太阳小肠经穴歌

手太阳穴一十九，少泽前谷后溪薮，

腕骨阳谷养老绳，支正小海外辅肘，

肩贞臑俞接天宗，髎外秉风曲垣首，

肩外俞连肩中俞，天窗乃与天容偶，

锐骨之端上颧髎，听宫耳前珠上走。

七、足太阳膀胱经

（一）经脉循行

1. 原文

起于目内眦，上额，交巅。其支者，从巅至耳上角。其直者，从巅入络脑。还出别下项[1]，循肩膊内[2]，挟脊，抵腰中。入循膂[3]，络肾，属膀胱。其支者，从腰中下挟脊贯臀，入腘[4]中。其支者，从膊内左右，别下贯胛，挟脊内，过髀枢[5]，循髀外[6]后廉，下合腘中，以下贯腨[7]内，出外踝之后，循京骨[8]，至小指外侧。

注释：

　　[1] 还出别下项：还去而复返，由脑返回再出于巅，下行至项部。

［2］肩膊：肩胛骨之上部与脊柱间处。

［3］膂：夹脊两旁的肌肉。

［4］腘：膝关节后面屈曲成窝处。

［5］髀枢：髋关节部，环跳穴大转子。

［6］髀外：下肢大腿外侧。

［7］踹：腓肠肌。

［8］京骨：小趾本节后突出的半圆骨。

2. 译文

起始于内眼角（睛明），上行额部（攒竹，眉冲，曲差，会神庭、头临泣），交会于头顶（五处，承光，通天，会百会）。

头旁一支：从头顶分出到耳上角（会曲鬓、率谷、浮白、头窍阴、完骨）。

直行主干：从头顶入内络于脑（络却，玉枕，会脑户、风府），复出项部（天柱）分出下行，内侧一支：沿肩胛内侧，夹脊旁（会大椎、陶道、经大杼、风门、肺俞、厥阴俞、心俞、督俞、膈俞），到达腰部（肝俞，胆俞，脾俞，胃俞，三焦俞，肾俞），进入脊旁筋肉，络于肾，属于膀胱（气海俞，大肠俞，关元俞，小肠俞，膀胱俞，中膂俞，白环俞）。

腰部一支：从腰中（肾俞）分出，夹脊旁，通过臀部（上髎，次髎，中髎，下髎，会阳、承扶），进入腘窝中（殷门，委中）。

背部外侧一支：从肩胛内缘分别下行，通过肩胛（附分，魄户，膏肓俞，神堂，譩譆，膈关，魂门，阳纲，意舍，胃仓，肓门，志室，胞肓，秩边），经过髋关节部（回环跳），沿大腿外侧后边下行（浮郄，委阳），与前者会合于腘窝中（委中）——由此向下通过腓肠肌部（合阳，承筋，承山），出外踝后方（飞扬，跗阳，昆仑），沿第5跖骨粗隆（仆参，申脉，金门，京骨），到小趾的外侧（束骨，足通谷，至阴，下接足少阴肾经）。

3. 联系的脏腑组织器官　膀胱，肾，耳，目，脑，腰。

（二）主治病候

五官病、癫痫、头、项、背、腰、下肢疼痛、麻木、活动不利。

主治泌尿生殖系统、神经精神方面、呼吸系统、循环系统、消化系统病证和热性病，以及本经脉所经过部位的病证。头痛，目疾，面瘫，鼻衄，鼻渊，耳鸣，腰背酸痛，下肢痿痹，转筋，膝肿痛，脚跟痛；小便不利，遗尿；神志病，癫狂，痫证，失眠，健忘，惊悸，多梦。

（三）本经腧穴

起于睛明，止于至阴，共 67 个穴，其中 49 穴分布于头面部、项部和背腰部之督脉的两侧，余 18 穴则分布于下肢后面的正中线上及足的外侧部。

1. BL1 睛明 Jīngmíng

［释名］因穴在目内眦，主治目疾，有明目作用，故名。

［定位］目内眦角稍上方凹陷处。

［解剖］在眶内缘睑内侧韧带中，深部为眼内直肌；有内眦动、静脉和滑车上下动、静脉，深层上方有眼动、静脉本干；布有滑车上、下神经，深层为眼神经，上方为鼻睫神经。

［功能］散风清热，养血明目

［主治］目疾——目赤肿痛，目眩目翳，迎风流泪，内眦痒痛，胬肉攀睛，目视不明，近视，夜盲色盲，斜视

［配穴］配球后、光明治视目不明

　　　　配合谷、光明治视物不明

　　　　配攒竹治目痛、迎风流泪

［刺灸法］嘱患者闭目，医者左手轻推眼球向外侧固定，左手缓慢进针，紧靠眶缘直刺 0.5～1 寸。不捻转，不提插。出针后按压针孔片刻，以防出血。本穴禁灸。

［穴性］本经起始穴，手、足太阳，足阳明，阴跷脉，阳跷脉交会穴。

2. BL2 攒竹 Cuánzhú

［释名］攒指聚集，竹形容眉毛，其穴位于眉头，是眉毛聚结之处，故名。

［定位］在面部，眉毛内侧端，眶上切迹处。

［解剖］有额肌及皱眉肌；当额动、静脉处；布有额神经内侧支。

［功能］祛风清热，通络明目

［主治］面疾——头痛，眉棱骨痛，面瘫面痛

　　　　目疾——目眩，目视不明，目赤肿痛，迎风流泪，近视，眼睑瞤动下垂

［配穴］配阳白治口眼歪斜、眼睑下垂

［刺灸法］向下斜刺 0.3～0.5 寸，或平刺 0.5～0.8 寸，也可用三棱针点刺出血。禁灸。

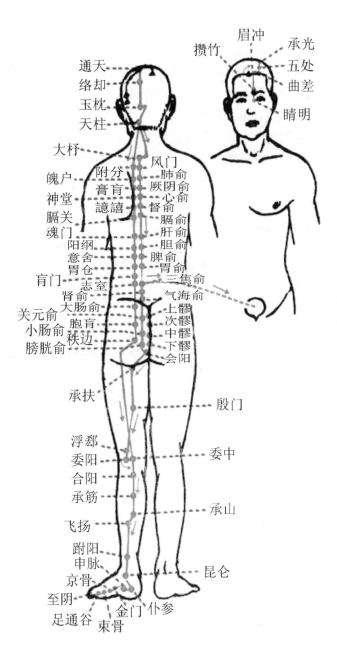

图3－7　足太阳膀胱经（申时15～17）

3. BL3 眉冲 Méichōng

[释名] 因穴在眉头直上，故名。

[定位] 在头部，当攒竹直上入发际 0.5 寸，神庭与曲差连线之间。

[解剖] 有额肌；当额动、静脉处；布有额神经内侧支。

[功能] 祛风通窍，清心安神

[主治] 局部病——头痛，眩晕，鼻塞
　　　　神志病——癫痫

[配穴] 配太阳治头痛

[刺灸法] 平刺 0.3~0.5 寸。

4. BL4 曲差 Qǔchā

[释名] 曲指弯曲，错出为差，经脉会于神庭，至此形成弯曲，该穴从眉冲之旁错出，故名。

[定位] 在头部，当前发际正中直上 0.5 寸，旁开 1.5 寸，即神庭与头维连线的内 1/3 与中 1/3 交点。

[解剖] 有额肌；当额动、静脉处；布有额神经内侧支。

[功能] 祛风通窍，清心安神

[主治] 局部病——头痛，鼻塞，衄血，目视不明

[配穴] 配合谷治头痛、鼻塞

[刺灸法] 平刺 0.5~0.8 寸。

5. BL5 五处 Wǔchù

[释名] 五指五分，处指停止，因该穴距曲差五分，因名。

[定位] 在头部，当前发际正中直上 1 寸，旁开 1.5 寸。

[解剖] 有额肌；当额动、静脉处；布有额神经内侧支。

[功能] 祛风通窍，清心安神

[主治] 风病——头痛，目眩，癫痫

[配穴] 配合谷、太冲治头痛、目眩

[刺灸法] 平刺 0.5~0.8 寸。

6. BL6 承光 Chéngguāng

[释名] 承指受，光指明，因主治目疾，使之重新承受光明而名。

[定位] 在头部，当前发际正中直上 2.5 寸，旁开 1.5 寸。

　　［解剖］有帽状腱膜；有额动、静脉，颞浅动、静脉及枕动、静脉的吻合网；当额神经外侧支和枕大神经会合支处。

　　［功能］祛风明目，清心宁神

　　［主治］局部病——头痛，目眩，鼻塞，热病

　　［配穴］配百会治头痛

　　［刺灸法］平刺 0.3~0.5 寸。

7. BL7 通天 Tōngtiān

　　［释名］经脉会于督脉百会，有通之意，头顶为天，故名。

　　［定位］在头部，当前发际正中直上 4 寸，旁开 1.5 寸。

　　［解剖］有帽状腱膜；有颞浅动、静脉和枕动、静脉的吻合网；布有枕大神经分支。

　　［功能］祛风通窍，清心宁神

　　［主治］局部病——头痛，眩晕

　　　　　　　鼻疾——鼻塞，鼻衄，鼻渊

　　［配穴］配迎香、合谷治鼻疾

　　［刺灸法］平刺 0.3~0.5 寸。

8. BL8 络却 Luòquè

　　［释名］络指联络，却指去而又还，其脉"从巅入络脑，还出"，故名。

　　［定位］在头部，当前发际正中直上 5.5 寸，旁开 1.5 寸。

　　［解剖］在枕肌停止处；有枕动、静脉分支；布有枕大神经分支。

　　［功能］祛风散寒，清解头目

　　［主治］局部病——头晕，目视不明，耳鸣

　　［配穴］配风池治头晕

　　［刺灸法］平刺 0.3~0.5 寸。

9. BL9 玉枕 Yùzhěn

　　［释名］枕骨名玉枕，穴在其旁，故名。

　　［定位］在后头部，当后发际正中直上 2.5 寸，旁开 1.3 寸平枕外隆凸上缘的凹陷处。

　　［解剖］有枕肌；有枕动、静脉；布有枕大神经分支。

　　［功能］祛风散寒，清解头目

［主治］局部病——头项痛，目痛，鼻塞

［配穴］配大椎治头项痛

［刺灸法］平刺 0.3～0.5 寸。

10. BL10 天柱 Tiānzhù

［释名］天指头部，上部，项部隆起似柱，故名。

［定位］在项部大筋（斜方肌）外缘之后发际凹陷中，约当后发际正中旁开 1.3 寸。

［解剖］在斜方肌起部，深层为头半棘肌：有枕动、静脉干；布有枕大神经干。

［功能］散风清热，通络明目

［主治］经络病——头痛项强，眩晕，癫狂痫，肩背病，热病

［配穴］配大椎治头痛项强

［刺灸法］直刺或斜刺 0.5～0.8 寸，不可向内上方深刺，以免伤及延髓。

11. BL11 大杼 Dàzhù

［释名］杼原指织布的工具，称机杼，杼骨即第一椎骨，指大椎骨，《灵枢·背腧》云："胸中大腧，在杼骨之端。"故名。

［定位］在背部，当第 1 胸椎棘突下，旁开 1.5 寸。

［解剖］有斜方肌、菱形肌、上后锯肌，最深层为最长肌；有第 1 肋间动、静脉后支，布有第 1 胸神经后支的皮支，深层为第 1 胸神经后支外侧支。

［功能］祛风解表，宣肺定喘

［主治］表证——感冒头痛，发热项强，肩背痛，咳嗽鼻塞，喉痹

　　　　骨病——痿证，软骨病

　　　　筋脉病——颈项强痛，落枕，肩胛酸痛，腰脊疼痛，肩痛

［配穴］配太溪、肾俞——补肾壮骨

　　　　配大椎、列缺——宣肺解表

　　　　配风池、绝骨——痛证

　　　　配肩中俞、肩外俞治肩背痛

［刺灸法］斜刺 0.5～0.8 寸。本经背部诸穴，不宜深刺，以免伤及内部重要脏器。向外斜刺，针感至肩，适用于肩背痛。向下方刺，针感至腰

背，治脊柱、腰痛。

［穴性］八会穴之一，骨会大杼；手足太阳经交会穴。

12. BL12 风门 Fēngmén

［释名］风为阳邪，出入之处为门，是穴位于项背部，属于膀胱，膀胱主一身之表，该穴为风邪入侵之门户，故名。

［定位］在背部，当第2胸椎棘突下，旁开1.5寸。

［解剖］有斜方肌，菱形肌、上后锯肌，深层为最肌；有第2肋间动、静脉后支；布有第2、3胸神经后支的皮支，深层为第3胸神经后支外侧支。

［功能］宣肺解表，通络祛风

［主治］风邪——伤风感冒，发热头痛，咳嗽哮喘，多涕鼻塞，项强，胸背痛证

　　　　经络病——痉病，项强背痛，肩背痛，发背，痈疽

［配穴］配肺俞、大椎治咳嗽、气喘

　　　　配合谷治伤风咳嗽

　　　　配肩井、中渚、后溪、委中治肩背酸痛

［穴位比较］

大椎——退热解表兼解项背在表之邪

列缺——解表兼宣肺止咳

合谷——祛风解表兼清宣肺热　　均有解表作用

风门——解表兼通络祛风

外关——清热解表兼清上焦之热

［刺灸法］斜刺0.5~0.8寸。

［穴性］督脉，足太阳经交会穴。

13. BL13 肺俞 Fèishū

［释名］与肺相应，故名。

［定位］在背部，当第3胸椎棘突下，旁开1.5寸。

［解剖］有斜方肌、菱形肌，深层为最长肌；有第3肋间动、静脉后支；布有第3或第4胸神经后支的皮支，深层为第3胸神经后支外侧支。

［功能］调补肺气，调和营血

［主治］肺卫疾患——咳嗽气喘，咯血肺痨，骨蒸潮热盗汗，胸满喉痹，鼻炎

经络病——背肌挛急，腰脊痛

［配穴］配中府（俞募配穴）

配太渊（俞原配穴）

配风门治咳嗽、喘

配合谷、迎香治鼻疾

配太渊治肺气肿

配足三里、膻中、风门、缺盆治久咳

穴位比较：均治肺疾患

（募）中府——多用于患部取穴局部疗法，以治其标，多用泻法，少用补法。

（俞）肺俞——多用于辨证取穴整体疗法，以治其本，补泻均可，标本皆治。

［刺灸法］斜刺 0.5~0.8 寸。

［穴性］肺之背俞穴。

14. BL14 厥阴俞 Juéyīnshū

［释名］厥阴指心包，与心包相应，故名。

［定位］在背部，当第 4 胸椎棘突下，旁开 1.5 寸。

［解剖］有斜方肌、菱形肌，深层为最长肌；布有第 4 肋间动、静脉后支；正当第 4 或第 5 胸神经后支的皮支，深层为第 4 胸神经后支外侧支。

［功能］养血安神，宽胸止痛

［主治］心胸病——咳嗽心痛，胸闷呕吐

［配穴］配内关治心痛、心悸

［刺灸法］斜刺 0.5~0.8 寸。

［穴性］心包背俞穴。

15. BL15 心俞 Xīnshū

［释名］与心相应，故名。

［定位］在背部，当第 5 胸椎棘突下，旁开 1.5 寸。

［解剖］有斜方肌、菱形肌，深层为最长肌；有第 5 肋间动、静脉后支；布有第 5 或第 6 胸神经后支的皮支，深层为第 5 胸神经后支外侧支。

［功能］养血安神，宽胸止痛

［主治］神志病——癫狂痫，脏躁

　　心、血脉病——心烦惊悸，心痛引背，胸心病，失眠健忘，盗
　　　　汗梦遗

　　经脉病——背脊挛痛、角弓反张

［配穴］配神门（俞原配穴）、三阴交——养血安神

　　　　配丰隆、肝俞——祛痰除烦，安神定志

　　　　配太溪、肾俞——补益心肾

　　　　配巨阙、内关治心痛、惊悸

　　　　配内关、神门治失眠、健忘

［穴位比较］

通里——偏于治疗心实证和舌体、小肠病 ⎫

神门——既能治心实证，又能治心虚证 ⎬ 均治心系病

心俞——偏治心阳不振，心血瘀阻之病 ⎭

［刺灸法］斜刺 0.5~0.8 寸。

［穴性］心之背俞穴。

16. BL16 督俞 Dūshū

［释名］与督相应，故名。

［定位］在背部，当第 6 胸椎棘突下，旁开 1.5 寸。

［解剖］有斜方肌，背阔肌肌腱，最长肌；有第六肋间动、静脉后支，颈横动脉降支；布有肩胛背神经，第六或第七胸神经后支的皮支，深层为第六胸神经后支外侧支。

［功能］宽胸降逆，利气平喘

［主治］局部病——心痛胸闷，腹痛，寒热气喘

［配穴］配内关治心痛、胸闷

［刺灸法］斜刺 0.5~0.8 寸。

17. BL17 膈俞 Géshū

［释名］与膈相应，故名。

［定位］在背部，当第 7 胸椎棘突下，旁开 1.5 寸。

［解剖］在斜方肌下缘，有背阔肌、最长肌；布有第七肋间动、静脉后支；布有第七或第八胸神经后支的皮支，深层为第七胸神经后支外侧支。

［功能］调理营血，宽胸利膈

［主治］胸胁病——心痛胁痛，乳汁不畅

经络病——脊背强痛、背肌挛急

血证——咳血，吐血，血虚血瘀证

气逆——呕吐呃逆，饮食不下，气喘咳嗽

[配穴] 配三阴交、血海——大补营血，益脾摄血

配内关、公孙——宽膈理气，降逆和胃

配内关、足三里治呕吐、呃逆

配足三里、血海、膏肓治贫血

[穴位比较]

血海—对妇女血证尤佳

三阴交—对全身性血证良效 ⎫

膈俞—偏重于治慢性出血性疾病，偏治心、肝、肺三脏血证 ⎭ 均治血证

[刺灸法] 斜刺 0.5 之 0.8 寸。

[穴性] 八会穴—血会。

参考资料：有报道用人工放血造成家兔的贫血状态（红细胞总数在 $3 \times 10^{12}/L$ 以下，血红蛋白在 65g/L 以下），针刺"膈俞"、"膏肓"，结果与对照组相比，大大提前纠正了贫血状态，迅速恢复正常。

18. BL18 肝俞 Gānshū

[释名] 与肝相应，故名。

[定位] 在背部，当第 9 胸椎棘突下，旁开 1.5 寸。

[解剖] 在背阔肌、最长肌和髂肋肌之间；有第 9 肋间动、静脉后支；布有第 9 或第 10 胸神经后支的皮支，深层为第 9 胸神经后支外侧支。

[功能] 清利肝胆，息风明目

[主治] 目疾——夜盲暴盲，目赤目眩，雀目近视，流泪证

肝病——肝炎胁痛，黄疸胁痛

经脉病——痿证，背痛强直，角弓反张

神志病——癫狂痫

血证——吐血，衄血

[配穴] 配太冲（俞原配穴）

配曲泉（合俞配穴）

配期门（俞募配穴）

配支沟、阳陵泉治胁痛

配太冲治目眩

［刺灸法］斜刺0.5～0.8寸。

［穴性］肝之背俞穴。

19. BL19 胆俞 Dǎnshū

［释名］与胆相应，故名。

［定位］在背部，当第10胸椎棘突下，旁开1.5寸。

［解剖］在背阔肌、最长肌和腱肋肌之间；有第10肋间动、静脉后支；布有第10胸神经后支的皮支，深层为第10胸神经后支的外侧支。

［功能］清利湿热，调和脾胃

［主治］胆病——黄疸口苦，舌干呕吐，咽痛，胁痛潮热

［配穴］配阳陵泉、太冲治胆道疾病

　　　　配章门治胁痛

［刺灸法］斜刺0.5～0.8寸。

［穴性］胆之背俞穴。

20. BL20 脾俞 Píshū

［释名］与脾相应，故名。

［定位］在背部，当第11胸椎棘突下，旁开1.5寸。

［解剖］在背阔肌、最长肌和髂肋肌之间；有第11肋间动、静脉后支；布有第11经后支的皮支，深层为第11神经后支肌支。

［功能］健脾利湿，和胃降逆

［主治］脾虚证——眩晕失眠，腹胀呕吐，腹泻脱肛，完谷不化

　　　　脾虚失血证——崩漏，月经不调，便血

　　　　痰饮病——咳嗽、水肿

［配穴］配太白（俞原配穴）

　　　　配心俞、膈俞——摄血止血

　　　　配足三里治腹胀便秘

［刺灸法］斜刺0.5～0.8寸。

［穴性］脾之背俞穴。

21. BL21 胃俞 Wèishū

［释名］与胃相应，故名。

［定位］在背部，当第12胸椎棘突下，旁开1.5寸。

［解剖］在腰背筋膜、长肌和髂肋肌之间；有肋下动、静脉后支；布有第12神经后支的皮支，深层为第12神经后支外侧支。

［功能］调中和胃，化湿消滞

［主治］胃腑病——胃脘痛，腹胀肠鸣，反胃呕吐，完谷不化，痞积，
　　　　　　乳汁不足

　　　　局部病——背痛挛急，胸胁痛

［配穴］配中脘、梁丘治胃痛

［穴位比较］

中脘——多治疗胃腑实证，多用于泻法，补之易于滞塞

胃俞——多治疗胃腑虚证，多用于补法，补之不易滞塞

［刺灸法］直刺0.5~0.8寸，可灸。

［穴性］胃之背俞穴。

22. BL22 三焦俞 Sānjiāoshū

［释名］与三焦相应，故名。

［定位］在腰部，当第1腰椎棘突下，旁开1.5寸。

［解剖］在腰背筋膜，最长肌和髂肋肌之间；有第1腰动、静脉后支；布有第10神经后支的皮支，深层为第1腰神经后支外侧支。

［功能］健脾化湿，通利三焦

［主治］水湿代谢病——呕吐泄泻，痢疾水肿，小便不利

　　　　脾胃病——腹胀肠鸣，完谷不化

　　　　经络病——肩背拘急，腰脊强痛

［配穴］配气海、足三里治肠鸣、腹胀（脾虚）

　　　　配小肠俞、下髎、章门治肠鸣腹胀（腑实）

［刺灸法］直刺0.8~1寸，可灸。

［穴性］三焦之背俞穴。

23. BL23 肾俞 Shènshū

［释名］与肾相应，故名。

［定位］在腰部，当第2腰椎棘突下，旁开1.5寸。

［解剖］在腰背筋膜、最长肌和髂肋肌之间；有第2腰动、静脉后支；布有第1腰神经后支的外侧支，深层为第1腰丛。

［功能］补肾壮阳，祛湿充耳

　　［主治］泌尿、生殖病——遗尿遗精，癃闭，阳痿，不孕，淋证

　　　　　　妇科病——月经病、带下病

　　　　　　五官病——耳鸣耳聋，脱发夜盲

　　　　　　经络病——肩背拘急，腰脊强痛，截瘫

　　　　　　肾虚证——小便频数，腰膝酸痛，小便不利，水肿洞泄，喘咳
　　　　　　　　　　少气

　　［配穴］配太溪（俞原配穴）

　　　　　　配关元——温补肾阳

　　　　　　配中极——温肾化气行水

　　　　　　配太溪、三阴交治月经不调

　　　　　　配翳风、耳门治耳鸣、耳聋

　　　　　　配委中、太溪治肾虚腰痛

　　　　　　配关元、三阴交治遗精

　　　　　　可配足三里、合谷、太溪、听会治耳鸣

　　［刺灸法］直刺0.8~1寸，可灸。

　　［穴性］肾之背俞穴。

　　参考资料：有实验观察针刺对正常人水负荷后肾脏泌尿功能的影响，发现在大多数情况下，针刺肾俞或京门穴时可抑制肾脏的泌尿功能。

　　24. BL24 气海俞 Qìhǎishū

　　［释名］与气海相应，故名。

　　［定位］在腰部，当第3腰椎棘突下，旁开1.5寸。

　　［解剖］在腰背筋膜、最长肌和髂肋肌之间；有第2腰动、静脉后支；布有第2腰神经后支的外侧支，深层为第1腰丛。

　　［功能］散风活血，益气通络

　　［主治］局部病——肠鸣腹胀，痔漏，痛经腰痛

　　［配穴］配足三里、天枢治腹胀、肠鸣

　　［刺灸法］直刺0.5~1寸。

　　25. BL25 大肠俞 Dàchángshū

　　［释名］与大肠相应，故名。

　　［定位］在腰部，当第4腰椎棘突下，旁开1.5寸。

　　［解剖］在腰背筋膜，最长肌和髂肋肌之间；有第4腰动、静脉后支；

布有第 3 腰神经皮支，深层为腰丛。

　　［功能］通调腑气，化湿导滞

　　［主治］大肠病——腹痛腹胀，肠鸣泻泄，便秘痢疾

　　　　　　经络病——腰脊疼痛

　　［配穴］配气海、足三里、支沟治便秘

　　　　　　配次髎、天枢、上巨虚治小便不利

　　［穴位比较］

　　天枢——治疗肠腑实证，多用泻法，有通肠祛浊之功效

　　大肠俞——治疗肠腑虚证，多用补法，有增强肠腑功能之作用。

　　［刺灸法］直刺 0.8~1 寸，可灸。

　　［穴性］大肠之背俞穴。

26. BL26 关元俞 Guānyuánshū

　　［释名］与关元相应，故名。

　　［定位］在腰部，当第 5 腰椎棘突下，旁开 1.5 寸。

　　［解剖］有骶棘肌，有腰最下动、静脉后支的内侧支；布有第 5 腰神经后支。

　　［功能］散风活血，培补元气

　　［主治］局部病——腹胀泄泻，小便频数或不利，遗尿腰痛

　　［配穴］配气海治腹胀

　　［刺灸法］直刺 0.8~1.2 寸。

27. BL27 小肠俞 Xiǎochángshū

　　［释名］与小肠相应，故名。

　　［定位］在骶部，当骶正中嵴旁 1.5 寸，平第 1 骶后孔。

　　［解剖］在骶髂肌起始部和臀大肌起始部之间；有骶外侧动、静脉后支的外侧支；布有第 1 骶神经后支外侧支，第 5 腰神经后支。

　　［功能］调理下焦，通利膀胱

　　［主治］肠腑病——腹痛腹泻，痢疾

　　　　　　泌尿生殖病——遗尿尿血，遗精，白带

　　　　　　经络病——疝气，腰腿疼

　　［配穴］配大枢、足三里、上巨虚、关元治腹胀、痢疾、便秘

　　　　　　配肾俞、三阴交、三焦俞、关元、曲泉治泌尿系结石

［刺灸法］直刺或斜刺 0.8～1 寸；灸 3～7 壮。

［穴性］小肠之背俞穴。

28. BL28 膀胱俞 Pángguāngshū

［释名］与膀胱相应，故名。

［定位］在骶部，当骶正中嵴旁 1.5 寸，平第 2 骶后孔，髂后上棘内缘下与骶骨间的凹陷中。

［解剖］在骶棘肌起部和臀大肌起部之间；有骶外侧动、静脉后支；布有臀中皮神经分支。

［功能］清利下焦，调理经血

［主治］膀胱妇科病——小便赤涩，遗精遗尿，阴部肿痛生疮，月经不调
　　　　经络病——腰脊疼痛

［配穴］配肾俞治小便不利

［穴位比较］

五脏俞募配穴功能比较

俞募都有调整脏腑功能的作用，但背俞穴较募穴应用广泛，效果好。五官、五体（皮、肉、筋、骨、脉）的病证，选背俞穴较好。

［刺灸法］直刺或斜刺 0.8～1.2 寸。

［穴性］膀胱之背俞穴。

29. BL29 中膂俞 Zhōnglǚshū

［释名］膂指夹脊肌肉，穴在其中，故名。

［定位］在骶部，当骶正中嵴旁 1.5 寸，平第 3 骶后孔。

［解剖］有臀大肌，深层为骶结节韧带起始部；当臀下动、静脉的分支处，布有臀下皮神经。

［功能］强壮腰脊，通经活络

［主治］经络病——泄泻，疝气，腰脊强痛

［配穴］配大敦治疝气

［刺灸法］直刺 1～1.5 寸。

30. BL30 白环俞 Báihuánshū

［释名］结丹处（丹田）为玉环，白环似指此，故名。

［定位］在骶部，当骶正中嵴旁 1.5 寸，平第 4 骶后孔。

［解剖］在臀大肌，骶结节韧带下内缘；有臀下动、静脉，深层为阴部内动、静脉；布有皮神经，深层为阴部神经。

［功能］强健腰腿，清利湿热

［主治］生殖疾患——遗尿遗精，疝气

　　　　妇科病——月经不调，白带，腰部疼痛

［配穴］配三阴交、肾俞治遗尿、月经不调

［刺灸法］直刺 1 ~ 1.5 寸。

31. BL31 上髎 Shàngliáo

［释名］髎指骨之孔，穴在第 1 骶后孔，故名。

［定位］在骶部，当髂后上棘与中线之间，适对第 1 骶后孔处。

［解剖］在骶棘肌起始部及臀大肌起始部；当额外侧动、静脉后支处；布有第 1 骶神经后支。

［功能］强壮腰膝，通经活络

［主治］局部病——二便不利，腰痛

　　　　生殖疾患——月经不调，带下，阴挺，遗精阳痿

［配穴］配三阴交、中极治小便不利。

［刺灸法］直刺 1 ~ 1.5 寸。

32. BL32 次髎 Cìliáo

［释名］穴在第 2 骶后孔，故名。

［定位］在骶部，当髂后上棘内下方，适对第 2 骶后孔处。

［解剖］在臀大肌起始部；当骶外侧动、静脉后支处；为第 2 骶神经后支通过处。

［功能］调经活血，理气止痛

［主治］冲任病——月经不调，痛经，赤白带下，阴挺滞产，遗精

　　　　二便病——小便不利，遗尿癃闭，肛裂便血，脱肛

　　　　经络病——下肢痿痹，疝气，腰脊疼痛

［配穴］配三阴交、中极、肾俞治遗尿

　　　　配血海治痛经

　　　　配下肢穴治下肢病

　　　　内脏病变配相关穴位

［刺灸法］直刺 1 ~ 1.5 寸。

33. BL33 中髎 Zhōngliáo

〔释名〕穴在第 2 骶后孔，故名。

〔定位〕在骶部，当次髎下内方，适对第 4 骶后孔处。

〔解剖〕在臀大肌起始部；当骶外侧动、静脉后支处；为第 3 骶神经后支通过处。

〔功能〕强壮腰膝，疏通经络

〔主治〕局部病——便秘泄泻，小便不利，月经不调，带下腰痛

〔配穴〕配足三里治便秘

〔刺灸法〕直刺 1～1.5 寸。

34. BL34 下髎 Xiàliáo

〔释名〕第 4 骶后孔在最下方，故名。

〔定位〕在骶部，当中髎下内方，适对第 4 骶后孔处。

〔解剖〕在臀大肌起始部；有臀下动、静脉分支；当第 4 骶神经后支通过处。

〔功能〕补益下焦，通经活络

〔主治〕局部病——腹痛，便秘，小便不利，带下，腰痛

〔配穴〕配气海治腹痛

〔刺灸法〕直刺 1～1.5 寸。

35. BL35 会阳 Huìyáng

〔释名〕会指会合，穴属膀胱，又是督脉气所发。

〔定位〕在骶部，尾骨端旁开 0.5 寸。

〔解剖〕有臀大肌；有臀下动、静脉分支；布有尾骨神经；深部有阴部神经干。

〔功能〕清利湿热，调理下焦

〔主治〕下焦湿热——泄泻，便血痔疾，带下

〔配穴〕配承山治痔疾

〔刺灸法〕直刺 1～1.5 寸。

36. BL36 承扶 Chéngfú

〔释名〕承指承受，扶指支持，是穴位于大腿根部，承受支持人体重

力，故名。

　　[定位] 在大腿后面，臀横纹正中。

　　[解剖] 在臀大肌下缘；有坐骨神经伴行的动、静脉；布有股后皮神经，深层为坐骨神经。

　　[功能] 通利腰腿，消痔止泻

　　[主治] 经络病——腰骶臀股部疼痛，痔疾

　　[配穴] 配委中治腰骶疼痛

　　[刺灸法] 直刺 1~2 寸。

37. BL37 殷门 Yīnmén

　　[释名] 殷为深厚、正中之意，此处肌肉丰厚，适当委中、承扶正中间，故名。

　　[定位] 在大腿后面，当承扶与委中的连线上，承扶下 6 寸。

　　[解剖] 在半腱肌与股二头肌之间，深层为大收肌；外侧为股深动、静脉第 3 穿支；布有股后皮神经，深层正当坐骨神经。

　　[功能] 运行气血，通利腰腿

　　[主治] 经络病——腰痛，下肢痿痹

　　[配穴] 配大肠俞治腰痛

　　[刺灸法] 直刺 1~2 寸。

38. BL38 浮郄 Fúxì

　　[释名] 腘弯处称郄，浮指在其上方，故名。

　　[定位] 在腘横纹外侧端，委阳上 1 寸，股二头肌腱的内侧。

　　[解剖] 在股二头肌键内侧；有膝上外侧动、静脉；布有股后皮神经，正当腓总神经处。

　　[功能] 舒筋利节，清热止痛

　　[主治] 经络病——便秘，股腘部疼痛，麻木

　　[配穴] 配承山治下肢痿痹

　　[刺灸法] 直刺 1~1.5 寸。

39. BL39 委阳 Wěiyáng

　　[释名] 委指委中穴，阳指外侧，是穴位丁委中外侧，故名。

　　[定位] 在腘横纹外侧端，当股二头肌腱的内侧。

［解剖］在股二头肌键内侧；有膝上外侧动、静脉；布有股后皮神经，正当腓总神经处。

［功能］疏利膀胱，通经活络

［主治］膀胱病——小便不利，淋浊遗尿

　　　　通路病——腰脊强痛，腿足挛痛

［配穴］配三焦俞、肾俞治小便不利

［刺灸法］直刺 1~1.5 寸。

［穴性］三焦经下合穴。

40. BL40 委中 Wěizhōng

［释名］委指弯屈，屈膝肘于其中间定位，故名。

［定位］在腘横纹中点，当股二头肌腱与半腱肌肌腱的中间。

［解剖］在腘窝正中，有腘筋膜；皮下有股腘静脉，深层内侧为腘静脉，最深层为腘动脉，有股后皮神经，正当胫神经处。

［功能］强壮腰膝，舒筋通脉，凉血解毒

［主治］皮肤病——疔疮疖肿，瘙痒症

　　　　瘀血热毒病——霍乱疟疾，丹毒

　　　　通路病——腰痛不可俯仰，腘筋挛急，下肢痿痹，半身不遂

［配穴］配大肠俞治腰痛

　　　　可配昆仑穴治腰腿痛

　　　　配肾俞、腰阳关治腰痛

　　　　配膈俞（放血）治丹毒

［刺灸法］直刺 1~1.5 寸，或用三棱针点刺腘静脉出血。

［穴性］足太阳经所入为"合"（土）穴；太阳经下合穴。

41. BL41 附分 Fùfēn

［释名］附指旁，分指离开、别行。该经从大杼分出，从此下行，故名。

［定位］在背部，当第 2 胸椎棘突下，旁开 3 寸。

［解剖］在肩胛冈内端边缘，有斜方肌、菱形肌，深层为髂肋肌；有颈横动脉降支，当第 2 肋间动、静脉后支；布有第 2 胸神经后支。

［功能］疏风散寒，舒筋活络

［主治］经络病——颈项强痛，肩背拘急，肘臂麻木

［配穴］配大椎治颈项强痛

［刺灸法］斜刺 0.5～0.8 寸。

［穴性］手、足太阳经交会穴。

42. BL42 魄户 Pòhù

［释名］肺藏魄，穴在肺俞旁，故名。

［定位］在背部，当第 3 胸椎棘突下，旁开 3 寸。

［解剖］在肩胛骨脊柱缘，有斜方肌、菱形肌，深层为髂肋肌；有第 3 肋间动、静脉背侧支，颈横动脉降支；布有第 2、3 胸神经后支。

［功能］散风理肺，平喘止咳

［主治］肺系病——咳嗽气喘，肺痨，项强肩背痛

［配穴］配天突、膻中治咳喘

［刺灸法］斜刺 0.5～0.8 寸。

43. BL43 膏肓 Gāohuāng

［释名］病证隐深难治，称为病入膏肓，是穴能治虚损重症，故名。

［定位］在背部，当第 4 胸椎棘突下，旁开 3 寸。

［解剖］在肩胛骨脊柱缘，有斜方肌、菱形肌，深层为髂肋肌；有第 4 肋间动、静脉背侧支及颈横动脉降支；布有第 3、4 胸神经后支。

［功能］补肺健脾，培补肾元

［主治］虚劳——肺痨咳喘日久，体弱久病，吐血盗汗，完谷不化，遗
　　　　　　精健忘

　　　　经络病——肩胛背痛

［配穴］配尺泽、肺俞治咳喘

［刺灸法］斜刺 0.5～0.8 寸，可灸。（长灸此穴有保健作用）

44. BL44 神堂 Shéntáng

［释名］心藏神，居室为堂，穴在心俞旁，故名。

［定位］在背部，当第 5 胸椎棘突下，旁开 3 寸。

［解剖］在肩胛骨脊柱缘，有斜方肌、菱形肌，深层为髂肋肌；有第 5 肋间动静脉背侧支及颈横动脉降支；布有第 4、5 胸神经后支。

［功能］宽胸平喘，理气宁心

［主治］局部病——咳嗽气喘，胸闷，脊背强病

［配穴］配膻中治胸闷

［刺灸法］斜刺 0.5～0.8 寸。

45. BL45 譩譆 Yìxǐ

［释名］譩譆为叹气声，在取该穴时，令病者发譩譆之声，故名。

［定位］在背部，当第 6 胸椎棘突下，旁开 3 寸。

［解剖］在斜方肌外缘，有髂肋肌；有第 6 肋间动、静脉背侧支；布有第 5、6 胸神经后支。

［功能］散风行气，活血通络

［主治］通路病——咳嗽气喘，疟疾热病，肩背痛

［配穴］配大椎、肩外俞治肩背痛。

［刺灸法］斜刺 0.5～0.8 寸。

46. BL46 膈关 Géguān

［释名］穴在膈俞旁，故名。

［定位］在背部，当第 7 胸椎棘突下，旁开 3 寸。

［解剖］有背阔肌、髂肋肌；有第 7 肋间动、静脉背侧支；布有第 6 胸神经后支。

［功能］和胃降逆，调畅气机

［主治］通路病——胸闷嗳气，呕吐，脊背强痛

［配穴］配内关治嗳气

［刺灸法］斜刺 0.5～0.8 寸。

47. BL47 魂门 Húnmén

［释名］肝藏魂，穴在肝俞旁，故名。

［定位］在背部，当第 9 胸椎棘突下，旁开 3 寸。

［解剖］有背阔肌、髂肋肌；有第 9 肋间动、静脉背侧支；布有第 8、9 胸神经后支。

［功能］和中健胃，疏肝利胁

［主治］经络病——胸胁背痛，呕吐泄泻

［配穴］配阳陵泉、支沟治胸胁痛

［刺灸法］斜刺 0.5～0.8 寸。

48. BL48 阳纲 Yánggāng

［释名］阳指六腑，纲指统领，是穴位居胆俞之旁，为六腑背俞之首，故名。

［定位］在背部，当第 10 胸椎棘突下，旁开 3 寸。

［解剖］有背阔肌、髂肋肌；有第 10 肋间动、静脉背侧支；布有第 9、10 胸神经后支。

［功能］疏泄肝胆，清利湿热

［主治］肠腑病——肠鸣腹痛，泄泻，黄疸，消渴

［配穴］配气海治腹胀

［刺灸法］斜刺 0.5~0.8 寸。

49. BL49 意舍 Yìshě

［释名］脾藏意，穴在脾俞旁，故名。

［定位］在背部，当第 11 胸椎棘突下，旁开 3 寸。

［解剖］有背阔肌、髂肋肌；有第 11 肋间动、静脉背侧支；布有第 10、11 胸神经后支。

［功能］健脾温阳，清利湿热

［主治］脾胃疾患——腹胀肠鸣，呕吐泄泻

［配穴］配脾俞、胃俞治腹胀

［刺灸法］斜刺 0.5~0.8 寸。

50. BL50 胃仓 Wèicāng

［释名］胃为仓廪之官，穴在胃俞旁，故名。

［定位］在背部，当第 12 胸椎棘突下，旁开 3 寸。

［解剖］有背阔肌、髂肋肌；有肋下动、静脉背侧支；布有第 12、13 胸神经后支。

［功能］理气和胃，消食化积

［主治］失健运——胃痛腹胀，小儿食积

　　　　局部病——水肿，背脊痛

［配穴］配足三里治胃痛

［刺灸法］斜刺 0.5~0.8 寸。

51. BL51 肓门 Huāngmén

[释名] 卫气出于十三焦而熏于肓膜，是穴位于三焦俞旁，为三焦之胃气转输门户，故名。

[定位] 在腰部，当第 1 腰椎棘突下，旁开 3 寸。

[解剖] 有背阔肌、髂肋肌；有第 1 腰动、静脉背侧支；布有第 12 胸神经后支。

[功能] 行气散结，活血通便

[主治] 气滞——腹痛便秘，痞块乳疾

[配穴] 配气海、天枢治便秘

[刺灸法] 斜刺 0.5 ~ 0.8 寸。

52. BL52 志室 Zhìshì

[释名] 肾藏志，穴在肾俞旁，故名。

[定位] 在腰部，当第 2 腰椎棘突下，旁开 3 寸。

[解剖] 有背阔肌、髂肋肌；有第 2 腰动、静脉背侧支；布有第 12 胸神经后支外侧支，第 1 腰神经外侧支。

[功能] 补肾益精，利尿渗湿

[主治] 肾虚病——遗精阳痿，小便淋沥，阴痛下肿，水肿

          经络病——腰脊强痛

[配穴] 配命门治遗精

[刺灸法] 直刺 0.8 ~ 1 寸，可灸。

53. BL53 胞肓 Bāohuāng

[释名] 膀胱称胞（浮），肓为维系膀胱之膜，穴当膀胱俞旁，故名。

[定位] 在臀部，平第 2 骶后孔，骶正中嵴旁开 3 寸。

[解剖] 有臀大肌、臀中肌及臀小肌；正当臀上动、静脉；布有臀上皮神经，深层为臀上神经。

[功能] 通利二便，强壮腰脊

[主治] 局部病——肠鸣腹胀，便秘癃闭，腰脊强痛

[配穴] 配委中治腰痛

[刺灸法] 直刺 1 ~ 1.5 寸。

54. BL54 秩边 Zhìbiān

[释名] 秩指序，排列，边指旁，远之意，该经背部诸穴依次排列，正当最下边，故名。

[定位] 在臀部，平第4骶后孔，骶正中嵴旁开3寸。

[解剖] 有臀大肌，在梨状肌下缘；正当臀下动、静脉，深层当臀下神经及股后皮神经，外侧为坐骨神经。

[功能] 强壮腰脊，调理下焦

[主治] 经络病——腰骶痛，下肢痿痹

　　　　二阴病——二便不利，阴痛，便秘痔疾

[配穴] 配委中、大肠俞治腰腿疼痛

[刺灸法] 直刺1.5~3寸，可灸。

55. BL55 合阳 Héyáng

[释名] 足太阳经于大腿后和外侧分二支，至委中部会合，此穴在其下方，故名。

[定位] 在小腿后面，当委中与承山的连线上，委中下2寸。

[解剖] 在腓肠肌二头之间；有小隐静脉，深层为腘动、静脉；布有腓肠肌内侧皮神经，深层为腓神经。

[功能] 强壮腰膝，调理下焦

[主治] 局部病——腰脊强痛，下肢痿痹，疝气，崩漏

[配穴] 配腰阳关治腰痛。

[刺灸法] 直刺1~2寸。

56. BL56 承筋 Chéngjīn

[释名] 承指承受，筋指腓肠肌，穴在腓肠肌中，故名。

[定位] 在小腿后面，当委中与承山的连线上，腓肠肌肌腹中央，委中下5寸。

[解剖] 在腓肠肌两肌腹之间；有小隐静脉，深层为腓后动、静脉；布有腓肠内侧皮神经，深层为腓神经。

[功能] 调理肠腑，升提益气

[主治] 局部病——痔疾，腰腿拘急疼痛

[配穴] 配委中治下肢挛痛

［刺灸法］直刺 1～1.5 寸。

57. BL57 承山 Chéngshān

［释名］承指承接，山指腓肠肌之隆起处，是外在腓肠肌肌腹下端凹陷处，形若山谷，故名。

［定位］在小腿后面正中，委中与昆仑之间，当伸直小腿或足跟上提时腓肠肌肌腹下出现尖角凹陷处。

［解剖］在腓肠肌两肌腹交界下端；有小隐静脉，深层为股后动、静脉；布有腓肠内侧皮神经，深层为腓神经。

［功能］舒筋活络，通肠疗痔

［主治］肛门病——痔疾，便秘，肛裂便血

　　　　经络病——腰腿拘急转筋疼痛，足下垂，足内翻，下肢疼痛

承山疗肛门病的依据：

足太阳经别自腨至腘，别入于肛，向内属于膀胱，通过这个经别，治疗痔疾及一切肛门疾患。

［配穴］配大肠俞治痔疾

［刺灸法］直刺 1～2 寸。

58. BL58 飞扬 Fēiyáng

［释名］飞扬为飘扬意，意指足太阳膀胱络别向足少阴，故名。

［定位］在小腿后面，外踝后，昆仑直上七寸，承山穴外下方 1 寸处。

［解剖］有腓肠肌及比目鱼肌；布有腓肠外侧皮神经。

［功能］散风解表，通络止痛

［主治］经络病——头痛目眩，腰腿疼痛，痔疾

［配穴］配委中治腿痛

［刺灸法］直刺 1～1.5 寸。

［穴性］足太阳经络穴。

59. BL59 跗阳 Fùyáng

［释名］外侧为阳，穴在小腿外侧，近跗部，故名。

［定位］在小腿后面，外踝后，昆仑穴直上 3 寸。

［解剖］在腓骨的后部，跟腱外前缘，深层为拇长屈肌；有小隐静脉，深层为腓动脉末支；布有腓肠神经。

［功能］舒筋活血，通络止痛

［主治］经络病——头痛，腰骶痛，下肢痿痹，外踝肿痛

［穴性］阳跷脉郄穴。

60. BL60 昆仑 Kūnlún

［释名］原为山名，形容外踝高起，穴在其后，故名。

［定位］在足部外踝后方，当外踝尖与跟腱之间的凹陷处。

［解剖］有腓骨短肌；有小隐静脉及外踝后动、静脉；布有腓肠神经。

［功能］强腰补肾，解肌通络

［主治］通路病——头痛项强，目眩，肩背拘急，腰骶疼痛，落枕

局部病——脚跟肿痛，足下垂，内外翻

产科病——滞产难产

［配穴］配风池治头痛、目眩

配曲泉、飞扬、前谷、少泽、通里治头痛眩晕

配申脉、太冲治腿足红肿

［刺灸法］直刺 0.5～0.8 寸。《针灸大成》：“妊妇刺之落胎。”

［穴性］足太阳经所行为“经”（火）穴。

61. BL61 仆参 Púshēn

［释名］仆，隐约，依稀。（《左昭七年传》）参，星名。（《说文》）比成一颗依稀隐约的参星，并与内踝下象征商星的商丘穴遥遥相对。

［定位］在足外侧部，外踝后下方，昆仑直下，跟骨外侧，赤白肉际处。

［解剖］有腓动、静脉的跟骨外侧支；布有腓肠神经跟骨外侧支。

［功能］通利腰腿，舒筋活络

［主治］局部病——下肢痿痹，足跟痛，癫痫

［配穴］配太溪治足跟痛

［刺灸法］直刺 0.3～0.5 寸。

62. BL62 申脉 Shēnmài

［释名］申通伸，足穴主筋脉拘急，针之可使血脉畅通，筋脉得伸，故名。

［定位］在足外侧部，外踝直下方凹陷中。

［解剖］ 在腓骨长短肌腱上缘；有外踝动脉网及小隐静脉；布有腓肠神经的足背外侧皮神经分支。

［功能］ 舒筋通络，宁心安神

［主治］ 经络病——头痛眩晕，项强腰痛

　　　　　阳跷病——失眠，目视不明，赤痛

［配穴］ 配肾俞、肝俞、百会治眩晕

　　　　配后溪、前骨治癫痫

　　　　配金门治头痛

［刺灸法］ 直刺0.3~0.5寸。

［穴性］ 八脉交会穴——通阳跷脉。

63. BL63 金门 Jīnmén

［释名］ 金喻为贵重，门属郄穴，为气血聚集之要穴，如金玉之贵重，故名。

［定位］ 在足外侧部，当外踝前缘直下，骰骨下缘处。

［解剖］ 在腓骨长肌腱和小趾外展肌之间；有足底外侧动、静脉；布有足背外侧皮神经，深层为足底外侧神经。

［功能］ 舒筋通络，活血止痛

［主治］ 经络病——头痛，癫痫，小儿惊风，腰痛，下肢痿痹转筋，外

　　　　　　　　　踝痛

［配穴］ 配太阳、合谷治头痛

［刺灸法］ 直刺0.3~0.5寸。

［穴性］ 足太阳经郄穴。

64. BL64 京骨 Jīnggǔ

［释名］ 足外侧大骨为京骨，是穴位于其前方，故名。

［定位］ 在足外侧部，第5跖骨粗隆下方，赤白肉际处。

［解剖］ 在小趾外展肌下方；有足底外侧动、静脉；布有足背外侧皮神经，深层为足底外侧神经。

［功能］ 宁心安神，通经活络

［主治］ 经络病——头痛项强，目翳，癫痫，腰痛

［配穴］ 配百会、太冲治头痛

［刺灸法］ 直刺0.3~0.5寸。

［穴性］足太阳经所过为"原"。

65. BL65 束骨 Shùgǔ

［释名］本节之后呈紧束处，故名。

［定位］在足外侧，足小趾本节（第5跖趾关节）的后方，赤白肉际处。

［解剖］在小趾外展肌下方；有第4趾跖侧总动、静脉；有第4趾跖侧神经及足背外侧皮神经分布。

［功能］散风通络，镇惊宁神

［主治］经络病——头痛项强，目眩，癫狂，腰腿痛

［配穴］配肾俞、太冲治目眩

［刺灸法］直刺0.3~0.5寸。

［穴性］足太阳经所注为"输"（木）穴。

66. BL66 足通谷 Zútōnggǔ

［释名］经过为通，谷指凹陷，本节前呈凹陷，经脉所通，故名。

［定位］在足外侧，足小趾本节（第5跖趾关节）的前方，赤白肉际处。

［解剖］有趾跖侧动、静脉；布有趾跖侧固有神经及足背外侧皮神经。

［功能］散风清热，镇惊安神

［主治］经络病——头痛项强，目眩癫狂

［配穴］配大椎治项强

［刺灸法］直刺0.2~0.3寸。

［穴性］足太阳经所溜为"荥"（水）穴。

67. BL67 至阴 Zhìyīn

［释名］经脉由此从足太阳下至少阴，故名。

［定位］在足小趾末节外侧，距趾甲角0.1寸。

［解剖］有趾背动脉及趾跖侧固有动脉形成的动脉网；布有趾跖侧固有神经及足背外侧皮神经。

［功能］疏通血脉，祛风明目

［主治］经络病——头痛，目痛目翳，鼻塞鼻衄

胎产病——胞衣不下，滞产胎位不正，难产

［配穴］　配太冲、百会治头痛

［刺灸法］　浅刺0.1寸。胎位不正用灸法。

［穴性］　本经终止穴，足太阳经所出为"井"（金）穴。

（四）本经小结

1. 主治重点

脏腑病：

第1～6胸椎穴治心肺疾病；

第7～12胸椎穴治肝、胆、脾胃疾病；

腰椎和骶椎穴治肾、膀胱、大、小肠、子宫疾病。

头面疾患：睛明、攒竹治疗目疾；头痛眩晕可用申脉、至阴。

痔疾：承山、秩边

通路病：下肢诸穴疗痹证、痿证、麻木。

2. 刺灸注意事项

眼部穴位进针要浅，不宜提插。

背部穴位不宜深刺，避免伤及内脏。

足太阳经经穴歌

睛明目内红肉藏，攒竹眉冲与曲差，
五处上寸半承光，通天络却玉枕昂，
天柱后际大筋外，大杼背部第二行，
风门肺俞厥阴四，心俞督俞膈俞强，
肝胆脾胃俱挨次，三焦肾气海大肠，
关元小肠到膀胱，中膂白环仔细量，
自从大杼至白环，各各节外寸半长。
上髎次髎中复下，一空二空腰髁当，
会阳阴尾骨外取，附分侠脊第三行，
魄户膏肓与神堂，譩譆膈关魂门九，
阳纲意舍仍胃仓，肓门志室胞肓续，
二十椎下秩边场。承扶臀横纹中央，
殷门浮郄到委阳，委中合阳承筋是，
承山飞扬踝附阳，昆仑仆参连申脉，
金门京骨束骨忙，通谷至阴小指旁。

八、足少阴肾经

（一）经脉循行

1. 原文

起于小指之下，邪[1]走足心，出于然谷[2]之下，循内踝之后，别入跟中，以上踹[3]，出腘内廉，上股内后廉，贯脊属肾，络膀胱。其直者，从肾，上贯肝膈，入肺中，循喉咙，挟舌本，其支者，从肺出络心，注心中。

注释：

[1] 邪：通斜。

[2] 然谷：本经穴名，在足舟骨粗隆下方。

[3] 踹：指小腿肚。

2. 译文

起始于小脚趾下边，斜行向脚底心（涌泉），出于舟骨粗隆下（然骨，照海，水泉），沿内踝之后（太溪），分支进入脚跟中（大钟），上向小腿内（复溜，交信，会三阴交），出腘窝内侧（筑宾，阴谷），上大腿内后侧，通向脊柱（会长强）属于肾，散络膀胱（肓俞，中注，四满，气穴，大赫，横骨，会关元、中极）。

上行一支：从肾向上（商曲，石关，阴都，通谷，幽门），通过肝，膈，进入肺中（步廊，神封，灵墟，神藏，彧中，俞府），沿着喉咙，夹舌根旁（通廉泉）。

胸部一支：从肺中出来，散络于心，流注于胸中（接手厥阴心包经）。

3. 联系的脏腑组织器官　肾，膀胱，肝，肺，心，喉咙，横膈，舌。

（二）主治病候

主治泌尿生殖系统、精神病证、呼吸系统、消化系统和循环系统某些病证，以及本经脉所经过部位的病证。

经络病候：头痛，头晕，目眩，咽喉肿痛，齿痛，耳鸣耳聋，内踝肿痛，足跟痛，腰脊强痛，腘内廉痛，小腿内侧痛。妇科病、肾、肺、咽喉病、经脉循行部位的病证。

脏腑病候：月经不调，痛经，遗精，阳痿，小便不利，遗尿，肠鸣，泻泄，水肿。

其他病候：癫狂，痫证，消渴。

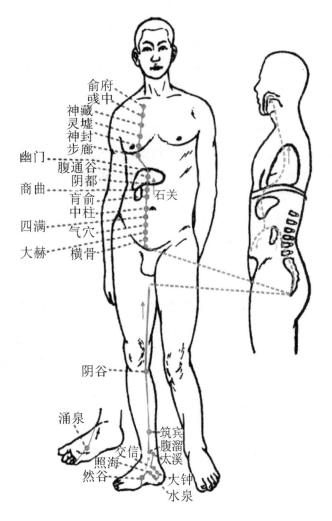

图 3-8　足少阴肾经（酉时 17～19）

（三）本经腧穴

起于涌泉，止于俞府，共 27 个，其中 10 穴分布于下肢内侧面的后缘，余 17 穴配列于胸腹部任脉两侧。

1. KI1 涌泉 Yǒngquán

［释名］原意指地下出水，出处为涌，此穴位于足心，是肾经井穴，为脉气的出所，因而得名。

［定位］在足底部，卷足时足前部凹陷处，约当第 2、3 趾趾指缝纹头端与足跟连线的前 1/3 与后 2/3 交点上。

［解剖］有指短屈肌腱、指长屈肌腱、第 2 蚓状肌、深层为骨间肌；有来自胫前动脉的足底弓；布有足底内侧神经支。

［功能］滋阴清热，除烦宁神

［主治］神志病——闭证，厥证，癫狂痫，小儿惊风，昏厥

经络病——头项痛，头晕眼花，咽喉痛，舌干失音

局部病——足趾拘急，疼痛麻木，足心热

［配穴］配然谷治喉痹

配阴陵泉治热病挟脐急痛、胸胁满

配水沟、照海治癫痫

配太冲、百会治头项痛

配少商、合谷治咽喉肿痛

配人中、百会治昏厥休克、癫痫

［刺灸法］直刺 0.5 ~ 0.8 寸，可灸。

［穴性］本经起始穴，足少阴经所出为"井"（木）穴。

2. KI2 然谷 Rángǔ

［释名］然指然谷，即舟骨粗隆，谷指凹陷处，穴当然骨前方下凹陷中，故名。

［定位］在足内侧缘，足舟骨粗隆下方，赤白肉际。

［解剖］有拇指外展肌，有跖内侧动脉及跗内侧动脉分支；布有小腿内侧皮神经末支及足底内侧神经。

［功能］滋阴清热，调理下焦

［主治］阴虚证——阴痒，消渴盗汗，小便不利，咳血咽痛

妇科病——月经不调，崩漏带下，阴挺阴痒

男性病——遗精白浊，阳痿

经络病——胸胁胀痛，下肢痿痹，足跗痛

［配穴］配承山治转筋

配气冲、四满治石水

配太溪治热病烦心多汗、足寒

［刺灸法］直刺 0.5 ~ 0.8 寸；可灸。

［穴性］足少阴经所溜为"荥"（火）穴。

3. KI3　太溪 Tàixī

[释名]　太指大，溪与谿通，指山间的流水，山谷通于谿，而谿通百川，言肾水出于涌泉，通过然谷，至此聚流而成大溪之意。

[定位]　在足内侧，内踝后方，当内踝尖与跟腱之间的凹陷处。

[解剖]　有胫后动、静脉；布有小腿内侧皮神经，当胫神经之经过处。

[功能]　滋补下焦，调理冲任，清肺止嗽

[主治]　肾虚证——头晕头痛，失眠健忘，咳嗽气喘，胸痛咳血，耳鸣
　　　　　　　　　耳聋，目眩牙痛，消渴遗尿，水肿虚劳
　　　　　妇科病——月经不调，不孕症，习惯性流产，阴挺
　　　　　男科病——遗精阳痿
　　　　　经络病——腰脊酸痛，咽喉肿痛，下肢厥冷
　　　　　局部病——足下垂，足内翻，内踝足跟肿痛

[配穴]　配肾俞（俞原配穴）
　　　　　配关元——温补肾阳，填充精血
　　　　　配复溜——壮水之主，以制阳光
　　　　　配然谷主治热病烦心、多汗
　　　　　配支沟、然谷治心痛如锥刺
　　　　　配神门、三阴交治失眠多梦
　　　　　配少泽治咽痛、牙痛

[刺灸法]　直刺 0.5~0.8 寸；可灸。

[穴性]　足少阴经所注"输"（土）穴、原穴。

4. KI4　大钟 Dàzhōng

[释名]　钟音同踵，足跟称踵，肾主骨，人之能立，全赖跟骨支持，穴当其处示其责任重大而得名。

[定位]　在足内侧，内踝下方，当跟腱附着部的内侧前方凹陷处。

[解剖]　有胫后动脉跟内侧支；布有小腿内侧皮神经及胫神经的跟骨内侧神经。

[功能]　调气和血，补益肾经

[主治]　肾虚证——遗尿癃闭，咳血气喘，痴呆嗜卧，二便不利
　　　　　局部病——足跟痛，腰脊强痛

[配穴]　配太溪、神门治心肾不交之心悸失眠

配行间治虚火上炎之易惊善怒

配鱼际治虚火上炎之咽痛

［刺灸法］直刺0.3~0.5寸；可灸。

［穴性］足少阴经络穴。

5. KI5 水泉 Shuǐquán

［释名］溪水过然谷注太溪以上而折下，是肾水所生之泉，故名。

［定位］在足内侧，内踝后下方，当太溪直下1寸，跟骨结节的内侧凹陷处。

［解剖］有胫后动脉跟内侧支；布有小腿内侧皮神经及胫神经的跟骨内侧神经。

［功能］调理冲任，疏理下焦

［主治］妇科病——月经病，痛经阴挺，带下病

　　　　下焦病——小便不利

［配穴］配中极、水道治肾气亏虚

　　　　配气海、血海、肾俞、三阴交、气海俞治肾绞痛、肾结石

　　　　配肾俞、中极、血海治血尿

［刺灸法］直刺0.3~0.5寸；可灸。

［穴性］足少阴经郄穴。

6. KI6 照海 Zhàohǎi

［释名］溪水过然谷注太溪以上而折下，是肾水所生之泉，故名。

［定位］在足内侧，内踝尖下方凹陷处。

［解剖］在拇趾外展肌止点；后方有胫后动、静脉；布有小腿内侧皮神经，深部为胫神经本干。

［功能］调经和营，利咽止痛

［主治］妇科病——月经不调，痛经带下，阴挺阴痒

　　　　经络病——咽痛，目赤肿痛，疝气，足跟痛

　　　　神志病——不寐，嗜卧，惊恐不宁，痫证

［配穴］配列缺、天突、太冲、廉泉治咽喉病证

　　　　配神门、风池、三阴交治阴虚火旺之失眠症

　　　　配支沟治便秘

　　　　配阴交、曲泉、气海、关元治疝气

［刺灸法］直刺 0.5 ~ 0.8 寸；可灸。

［穴性］八脉交会穴——通阴跷脉。

7. KI7 复溜 Fùliū

［释名］重反为复，水流很急为溜，肾脉至太溪非直上而复从内踝后二寸而溜于此，故名。

［定位］在小腿内侧，内踝高点上二寸，跟腱的前方。

［解剖］在比目鱼肌下端移行于跟腱处之内侧；前方有胫后动、静脉；布有腓肠内侧皮神经，小腿内侧皮神经，深层为胫神经。

［功能］滋肾强腰，疏利下焦

［主治］肾虚证——失眠盗汗，消渴身热

　　　　通路病——腰痛截瘫，下肢痹痛肿胀

　　　　局部病——足内翻，足外翻，足痿，足跟痛

　　　　水湿病——泄泻肠鸣，水肿腹胀

［配穴］配尺泽、内庭——滋阴润燥

　　　　配肝俞、曲泉——补益肝肾

　　　　配太渊、肺俞——补益肺肾

　　　　配后溪、阴郄治盗汗不止

　　　　配中极、阴谷治癃闭

　　　　配丰隆、大都治四肢水肿

　　　　泻合谷补复溜治多汗

　　　　补合谷泻复溜治无汗或少汗

［穴位比较］

肾俞——补肾气

太溪——既补肾气，又滋肾阴

复溜——滋肾阴

［刺灸法］直刺 0.8 ~ 1 寸；可灸。

［穴性］足少阴经"经"（金）穴。

8. KI8 交信 Jiāoxìn

［释名］古代以仁、义、礼、智、信五德配五行，信属脾土，本经从此交会于三阴交而得名。

［定位］在小腿内侧，内踝高点上二寸，复溜前 0.5 寸，胫骨内侧缘的

后方。

　　［解剖］在趾长屈肌中；深层为胫后动、静脉；布有小腿内侧皮神经，后方为胫神经本干。

　　［功能］补益肾气，调理胞宫

　　［主治］妇科病——崩漏阴挺，月经不调

　　　　　　肾气虚证——泄泻，大便难

　　　　　　经络病——膝、股、小腿内廉痛，睾丸肿痛，五淋，疝气，阴痒

　　［配穴］配关元、三阴交治月经不调

　　　　　　配太冲、血海、地机治崩漏

　　　　　　配中都治疝气

　　　　　　配阴陵泉治五淋

　　　　　　配中极治癃闭

　　　　　　配关元治阴挺

　　　　　　配三阴交、阴陵泉、血海治崩漏

　　　　　　配水道、地机治月经不调、赤白带下

　　［刺灸法］直刺 0.5～1 寸；可灸。

　　［穴性］阴跷脉郄穴。

9. KI9 筑宾 Zhùbīn

　　［释名］"筑"原指筑墙春棒，形容坚实，"宾"音同"髌"，穴当腓肠肌坚实之腹肌下端，有支持膝髌部之意。

　　［定位］在小腿内侧，当太溪与阴谷的连线上，太溪上 5 寸，腓肠肌肌腹的内下方。

　　［解剖］在腓肠肌和趾长屈肌之间；深部有胫后动、静脉；布有腓肠内侧皮神经和小腿内侧皮神经，深层为胫神经本干。

　　［功能］清心化痰，镇静安神

　　［主治］神志病——癫、狂、痫证，呕吐涎沫

　　　　　　经络病——疝气疼痛，下肢痉挛小腿内侧痛

　　［配穴］配肾俞、关元治水肿

　　　　　　配大敦、归来治疝气

　　　　　　配承山、合阳、阳陵泉治小腿痿、痹、瘫

　　　　　　配水沟、百会治癫、狂、痫证

　　　　　　配人中、百会治癫、狂、痫证

配肾俞、膀胱俞、三阴交治尿赤尿痛

配少海治呕吐涎沫

[穴性] 阴维脉郄穴。

10. KI10　阴谷　Yīngǔ

[释名] 内侧称阴，凹陷为谷，穴居下肢内后腘内凹陷处，故名。

[定位] 屈膝，腘窝内侧，与委中相平，当半腱肌肌腱与半膜肌肌腱之间。

[解剖] 在半腱肌腱和半膜肌腱之间；有膝上内侧动、静脉；布有股内侧皮神经。

[功能] 补益肾气，通利下焦

[主治] 神志病——癫狂

　　　　妇科病——月经不调，崩漏，小便难，阴中痛

　　　　通路病——阳痿，疝气，膝骨内侧痛

[配穴] 配关元、中极治癃闭

　　　　配大赫、曲骨、命门治寒疝、阳痿早泄、月经不调、崩漏

　　　　配肾俞，关元治小便不利

[刺灸法] 直刺 0.8~1.2 寸；

[穴性] 足少阴经“合”（水）穴。

11. KI11　横骨　Hénggǔ

[释名] 耻骨昔称横骨，穴当其上方，故名。

[定位] 在下腹部，当脐中下 5 寸，前正中线旁开 0.5 寸。

[解剖] 有腹内、外斜肌腱膜，腹横肌腱膜及腹直肌；有腹壁下动、静脉及阴部外动脉；布有髂腹下神经分支。

[功能] 清利下焦，益气补肾

[主治] 局部病——阴部痛，少腹痛，遗精阳痿，遗尿，小便不通，疝气

[配穴] 配中极、三阴交治癃闭

　　　　配关元、肾俞、志室、大赫治遗精阳痿、崩漏、月经不调

[刺灸法] 直刺 0.8~1.2 寸；可灸。

[穴性] 冲脉、足少阴会穴。

12. KI12　大赫　Dà hè

[释名] “赫”，强盛、显赫之意，或作阴气之盛解，穴属肾经，内临子

宫，妇女妊娠后此处突起，显而易见，故名。

　　[定位] 在下腹部，当脐中下 4 寸，前正中线旁开 0.5 寸。

　　[解剖] 在腹内、外斜肌腱膜，腹横肌腱膜及腹直肌中；有腹壁下动、静脉肌支；布有第 12 肋间神经及髂腹下神经。

　　[功能] 补益肾气，调理胞宫

　　[主治] 妇科病——月经不调，痛经阴挺，阴部痛，带下，不妊

　　　　　　男科病——遗精阳痿

　　[配穴] 配阴交、肾俞、带脉、大敦、中极治阳痿遗精、带下

　　　　　　配命门、肾俞、志室、中极、关元治男科病、不育症

　　[刺灸法] 直刺 0.8～1.2 寸；可灸。

　　[穴性] 冲脉、足少阴会穴。

13. KI13 气穴 Qìxué

　　[释名] 气出丹田，穴当关元之旁，故名。

　　[定位] 在下腹部，当脐中下 3 寸，前正中线旁开 0.5 寸。

　　[解剖] 在腹内、外斜肌腱膜，腹横肌腱膜及腹直肌中；有腹壁下动、静脉肌支；布有第 12 肋间神经及髂腹下神经。

　　[功能] 调经利气，收涩止泻

　　[主治] 生殖系疾患——月经不调，白带，阳痿

　　　　　　局部病——小便不通，泄泻痢疾，腰脊痛

　　[配穴] 配天枢、大肠俞治消化不良

　　　　　　配中极、阴陵泉、膀胱俞治五淋、小便不利

　　　　　　配气海、三阴交、肾俞、血海治月经不调、先兆流产、阳痿、不孕不育

　　[刺灸法] 直刺或斜刺 0.8～1.2 寸；可灸。

　　[穴性] 冲脉、足少阴会穴。

14. KI14 四满 Sìmǎn

　　[释名] 因本穴主治脐下积聚、疝瘕，胞中有血，振寒大腹石水，肠澼泄切痛四种肠腹满滞之症而得名。

　　[定位] 在下腹部，当脐中下 2 寸，前正中线旁开 0.5 寸。

　　[解剖] 在腹内、外斜肌腱膜，腹横肌腱膜及腹直肌中；有腹壁下动、静脉肌支；布有第 11 肋间神经。

［功能］调经利水，消肿止痛

［主治］妇科病——月经不调，崩漏带下，不孕，产后恶露不净

　　　　局部病——小腹痛，水肿，遗精遗尿，疝气，便秘

［配穴］配气海、三阴交、大敦、归来治疝气、睾丸肿痛

　　　　配气海、三阴交、肾俞、血海治月经不调、带下遗精

［刺灸法］直刺0.8～1.2寸；可灸。

［穴性］冲脉、足少阴会穴。

15. KI15 中注 Zhōngzhù

［释名］肾脉并冲脉而行，于腹中阴交穴处交注于胞中，故名。

［定位］在下腹部，当脐中下1寸，前正中线旁开0.5寸。

［解剖］在腹内、外斜肌腱膜，腹横肌腱膜及腹直肌中；有腹壁下动、静脉肌支；布有第10肋间神经。

［功能］养血通经，调畅腑气

［主治］局部病——月经不调，腰腹疼痛，大便燥结，泄泻痢疾

［配穴］配肾俞、委中、气海俞治腰背痛

　　　　配血海、肾俞、太冲、三阴交、阴交、中极治妇科病、月经不调

［刺灸法］直刺0.8～1.2寸；可灸。

［穴性］冲脉、足少阴会穴。

16. KI16 肓俞 Huāngshū

［释名］肓，指腹膜，意指肓膜之俞。

［定位］在腹中部，当脐中旁开0.5寸。

［解剖］在腹内、外斜肌腱膜，腹横肌腱膜及腹直肌中；有腹壁下动、静脉肌支；布有第10肋间神经。

［功能］温中散寒，理气止痛

［主治］通路病——腹胀腹痛，呕吐泄泻，痢疾便秘，疝气，月经不调，腰脊痛

［配穴］配天枢、足三里、大肠俞治便秘、泄泻痢疾

　　　　配中脘、足三里、内庭、天枢治胃痛、腹痛、疝痛、排尿、尿道涩痛

［刺灸法］直刺0.8～1.2寸；可灸。

［穴性］冲脉、足少阴会穴。

17. KI17　商曲　Shāngqū

[释名] 大肠属金，其音商，曲为弯曲之意，因此穴内应大肠横曲处而得名。

[定位] 在上腹部，当脐中上2寸，前正中线旁开0.5寸。

[解剖] 在腹直肌内缘，有腹壁上下动、静脉分支；布有第9肋间神经。

[功能] 调畅气机，和胃理肠

[主治] 胃肠病——腹痛泄泻，便秘，腹中积聚

[配穴] 配中脘、大横治腹痛腹胀

　　　　配支沟治便秘

　　　　配大肠俞、天枢、治泄泻痢疾

[刺灸法] 直刺0.5~0.8寸；可灸。

[穴性] 冲脉、足少阴会穴。

18. KI18　石关　Shíguān

[释名] 坚实、不通为石，为关，该穴主治大便闭塞，气结肠满，妇人不孕，内有积血等证，故名。

[定位] 在上腹部，当脐中上3寸，前正中线旁开0.5寸。

[解剖] 在腹直肌内缘，有腹壁上动、静脉分支；布有第9肋间神经。

[功能] 调胃宽肠，理气散结

[主治] 局部病——呕吐，腹痛便秘，不孕

[配穴] 配中脘、内关治胃痛呕吐、腹胀

　　　　配三阴交、阴交、肾俞治先兆流产和不孕症

[刺灸法] 直刺0.5~0.8寸；可灸。

[穴性] 冲脉、足少阴会穴。

19. KI19　阴都　Yīndū

[释名] 穴属肾经称阴，汇聚、居处为都，本穴为足少阴与冲脉之会，故名。

[定位] 在上腹部，当脐中上4寸，前正中线旁开0.5寸。

[解剖] 在腹直肌内缘，有腹壁上动、静脉分支；布有第8肋间神经。

[功能] 调理肠胃，宽胸理气

［主治］局部病——腹胀肠鸣，腹痛便秘，不孕，胸胁满

［配穴］配巨阙治心中烦满

　　　　配三阴交、血海治闭经

　　　　配中脘、天枢、足三里、四缝治纳呆、小儿疳积

［刺灸法］直刺 0.5~0.8 寸；可灸。

［穴性］冲脉、足少阴会穴。

20. KI20 腹通谷 Fùtōnggǔ

［释名］穴当胃脘部，为食物所通行之处，因称通，肉之大会为谷，故名。

［定位］在上腹部，当脐中上 5 寸，前正中线旁开 0.5 寸。

［解剖］在腹直肌内缘，有腹壁上动、静脉分支；布有第 8 肋间神经。

［功能］调理中焦，宽胸理气

［主治］局部病——腹痛腹胀，呕吐胸痛，心痛心悸，暴喑

［配穴］配内关、中脘治胃气逆

　　　　配申脉、照海治癫痫、惊悸

［刺灸法］直刺或斜刺 0.5~0.8 寸；可灸。

［穴性］冲脉、足少阴会穴。

21. KI21 幽门 Yōumén

［释名］胃之下口称幽门，此穴位于胃脘部与之相关而得名。

［定位］在上腹部，当脐中上 6 寸，前正中线旁开 0.5 寸。

［解剖］在腹直肌内缘，有腹壁上动、静脉分支；布有第 7 肋间神经。

［功能］和胃降逆，调理中焦

［主治］胃腑病——腹痛呕哕，消化不良，泄泻痢疾

［配穴］配玉堂治烦心呕吐

　　　　配中脘、建里治胃痛呕吐、噎膈

　　　　配天枢治腹胀肠鸣、泄泻

［刺灸法］直刺 0.5~0.8 寸，不可深刺，以免伤及内脏；可灸。

［穴性］冲脉、足少阴会穴。

22. KI22 步廊 Bùláng

［释名］正中为庭，两边为廊，肾脉由此上行胸部因名。

［定位］在胸部，当第5肋间隙，前正中线旁开2寸。

［解剖］在胸大肌起始部，有肋间外韧带及肋间内肌；有第5肋间动、静脉；布有第5肋间神经前皮支，深部为第5肋间神经。

［功能］宽胸平喘，利气降逆

［主治］局部病——胸痛咳嗽，气喘，呕吐不嗜食，乳痈

［配穴］配定喘、列缺治外感和内伤咳喘

　　　　配心俞、内关治胸痹、心悸怔忡

［刺灸法］斜刺或平刺0.5～0.8寸，不可深刺，以免伤及内脏，可灸。

23. KI23 神封 Shénfēng

［释名］封指疆界，昔有上为封之说，穴当胸部位近心脏，心藏神，故名。

［定位］在胸部，当第4肋间隙，前正中线旁开2寸。

［解剖］在胸大肌中，有肋间外韧带及肋间内肌；有第4肋间动、静脉；布有第4肋间神经前皮支，深部为第4肋间神经。

［功能］宽胸平喘，利气通乳

［主治］局部病——咳嗽气喘，胸胁支满，呕吐不嗜食，乳痈

［配穴］配阳陵泉、支沟治胸胁胀痛。

［刺灸法］斜刺或平刺0.5～0.8寸；可灸。

24. KI24 灵墟 Língxū

［释名］灵指神，墟指丘，穴当胸部，犹如丘墟陵起之处，内应心脏，主神灵，故名。

［定位］在胸部，当第3肋间隙，前正中线旁开2寸。

［解剖］在胸大肌中，有肋间外韧带及肋间内肌；有第3肋间动、静脉；布有第3肋间神经前皮支，深层为第3肋间神经。

［功能］宽胸利气，宣肺平喘

［主治］上焦病——咳嗽气喘，痰多，胸胁胀痛，呕吐，乳痈

［配穴］配足三里、中脘、内关治呕吐、纳呆

　　　　配神门、神藏治失眠健忘

［刺灸法］斜刺或平刺0.5～0.8寸；可灸。

25. KI25 神藏 Shéncáng

［释名］心居胸中，藏神，穴应心脏故名。

［定位］在胸部，当第2肋间隙，前正中线旁开2寸。

［解剖］在胸大肌中，有肋间外韧带及肋间内肌；有第2肋间动、静脉；布有第2肋间神经前皮支，深层正当第2肋间神经。

［功能］宽胸利气，开胃止呕

［主治］咳嗽气喘，胸痛烦满，呕吐不嗜食

［配穴］配天突、内关、太冲治梅核气

　　　　配心俞、玉堂治胸痹、噎膈

［刺灸法］斜刺或平刺0.5～0.8寸；可灸。

26. KI26 彧中 Yùzhōng

［释名］彧音郁，意为文采、茂盛。因穴近肺脏，肺为华盖是文郁之府而得名。

［定位］在胸部，当第1肋间隙，前正中线旁开2寸。

［解剖］在胸大肌中，有肋间外韧带及肋间内肌；有第1肋间动、静脉；布有第1肋间神经前皮支，深层为第1肋间神经，皮下有锁骨上神经前支。

［功能］利气平喘，化痰和胃

［主治］咳嗽气喘，痰壅，胸胁胀满，不嗜食

［配穴］配风门、肺俞治外邪袭肺

　　　　配天突、间使、华盖治咽喉肿痛

［刺灸法］斜刺或平刺0.5～0.8寸；可灸。

27. KI27 俞府 Shūfǔ

［释名］俞指腧穴，府指神气所聚，肾经脉气从足至胸，汇聚于此之意。

［定位］在胸部，当锁骨下缘，前正中线旁开2寸。

［解剖］在胸大肌中；有胸内动、静脉的前穿支；布有锁骨上神经前支。

［功能］宣肺降逆，止咳平喘

［主治］脏腑病——咳嗽气喘，胸痛，呕吐不嗜食

［配穴］配天突、肺俞、鱼际治咳嗽咽痛

　　　　配足三里、合谷治呕吐呃逆

　　　　配肺俞、膻中、膏肓治哮喘

［刺灸法］斜刺或平刺0.5～0.8寸，可灸。

［穴性］本经终止穴。

（四）本经小结

1. 主治重点

肾与膀胱病——太溪、复溜、水泉、阴谷

肺脏疾病——涌泉、太溪、照海、俞府

心脏疾病——涌泉、太溪

妇科病——然谷，太溪，照海，交信

咽喉病——太溪，照海

前阴病——水泉，大钟，阴谷

2. 刺灸注意事项

胸部各穴不宜深刺，避免伤及心、肺等内脏。

足少阴经经穴歌

涌泉然谷太溪溢，大钟水泉通照海，

复溜交信筑宾实，阴谷膝内跗骨后，

以上从足走至膝。横骨大赫联气穴，

四满中注肓俞脐，商曲石关阴都密，

通谷幽门寸半辟。折量腹上分十一，

步廊神封膺灵墟，神藏彧中俞府毕。

九、手厥阴心包经

（一）经脉循行

1. 原文

手厥阴之脉，起于胸中，出属心包络，下膈，历络三焦[1]，其支者，循胸，出胁，下腋三寸，上抵腋下，循臑内，行太阴少阴之间，入肘中，下臂，行两筋之间[2]，入掌中，循中指，出其端，其支者，别掌中，循小指次指，出其端。

注释：

[1] 历络三焦：依次联络上、中、下焦。

[2] 两筋之间：桡侧腕屈肌腱和掌长肌腱。

2. 译文

起始于胸中，浅出属于心包，通过膈肌，经历胸部，上腹和下腹，散络上、中、下三焦。

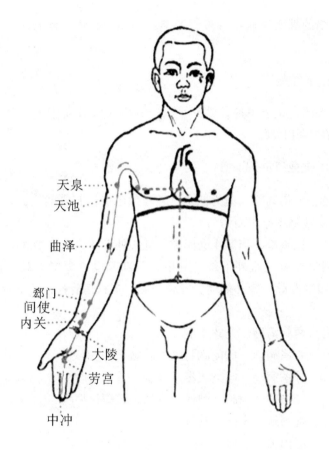

图 3 - 9　手厥阴心包经（戌时 19 ~ 21）

胸部一支：沿胸内出胁部，当腋下三寸处（天池）向上到腋下，沿上臂内侧（天泉），行手太阴，手少阴之间，进入肘中（曲泽），下向前臂，走两筋（桡侧腕屈肌腱与掌长肌腱）之间（郄门，间使，内关，大陵），进入掌中（劳宫），沿中指桡侧出于末端（中冲）。

掌部一支：从掌中分出，沿无名指出于末端（接手少阳三焦经）。

3. 联系的脏腑组织器官　心包络，膈，三焦。

（二）主治病候

主治胸、心等循环系统病证、神经精神方面病证及本经脉所过部位之病证。经络病候：面赤，目黄，胸胁胀满，腋肿，肘臂拘急，痉挛，手心发热。

所联络的脏腑病候：昏厥，心痛，心烦，心悸，癫狂，舌不能言，谵语。

（三）本经腧穴

起于天池，止于中冲，共 9 个穴，其中 8 穴分布于上肢掌面的正中线上，1 穴在前胸上部。

1. PC1 天池 Tiānchí

[释名] 天指高部，池为池水，乳峰似山巅，有乳涌出，穴当乳旁，状若天池，从其泌乳作用而命名。

[定位] 在胸部，当第 4 肋间隙，乳头外 1 寸，前正中线旁开 5 寸。

[解剖] 在胸大肌外下部，胸小肌下部起端，深层为第 4 肋间内、外肌；有胸腹壁静脉，胸外侧动、静脉分支；布有胸前神经肌支及第 4 肋间神经。

[功能] 宽胸清肺，止咳平喘

[主治] 心系病——胸闷胸胁痛，心烦

　　　　肺系病——咳嗽痰多，气喘

　　　　经络病——腋下肿痛，瘰疬，乳痈，疟疾

[配穴] 配列缺、丰隆治咳嗽

　　　　配内关治心痛

　　　　配支沟治胁肋痛

　　　　配膻中、乳根、少泽治乳病

　　　　配委阳治腋下肿

[刺灸法] 斜刺或平刺 0.5 ~ 0.8 寸；可灸。本穴正当胸腔，内容心、肺，不宜深刺。

[穴性] 手厥阴经与足少阳经交会穴，本经起始穴。

2. PC2 天泉 Tiānquán

[释名] 天指上部，上接天池位于上臂，其间有肌肉凹陷如"泉"故名。

[定位] 在臂内侧，当腋前纹头下 2 寸，肱二头肌的长、短头之间。

[解剖] 在肱二头肌的长短头之间；有肱动、静脉肌支；为臂内侧皮神经及肌皮神经分布处。

[功能]　开胸理气，活血通脉

[主治]　心系病——心痛，胸背及上臂内侧痛

　　　　经络病——胸胁胀满，咳嗽

[配穴]　配内关、通里治心痛、心悸

　　　　配肺俞、支沟治咳嗽、胸胁痛

　　　　配侠白、曲池、外关治上肢痿、痹、瘫、痛

[刺灸法]　直刺 0.5～0.8 寸；可灸。

3. PC3　曲泽　Qūzé

[释名]　曲为弯曲，泽为沼泽，较池浅而广。位于肘弯处，形似浅池，微曲其肘始得其穴，故名。

[定位]　在肘横纹中，当肱二头肌腱的尺侧缘。

[解剖]　在肱二头肌腱的尺侧；当肱动、静脉处；布有正中神经的本干。

[功能]　降逆止呕，清营活血

[主治]　神志病——狂证、厥证、癫病

　　　　心系病——心痛心悸，善惊心烦

　　　　血脉病——丹毒、静脉炎

　　　　胃肠病——胃痛，呕吐

　　　　通路病——肘臂挛痛，上肢颤动

[配穴]　配神门、鱼际治呕血

　　　　配内关、大陵治心胸痛

　　　　配大陵、心俞、厥阴俞治心悸、心痛

　　　　配少商、尺泽、曲池治疗肘臂挛急、肩臂痛

　　　　配委中合称四弯穴，放血可凉血泻热，行血祛瘀

[穴位比较]

委中——清热降火，消散腰背下肢、膝窝部瘀血、疮疡、疔肿

曲泽——清心安神，消散胸壁上肢、肘部瘀血、疮疡、疔肿

刺灸法：直刺 1～1.5 寸，点刺出血

[刺灸法]　直刺 0.8～1 寸，或者用三棱针刺血；可灸。

[穴性]　手厥阴经所入为"合"（水）穴。

4. PC4　郄门　Xìmén

[释名]　本经郄穴，位于两经相夹分肉相对之处如门状。

[定位] 在前臂掌侧，当曲泽与大陵的连线上，腕横纹上5寸，掌长肌腱与桡侧腕屈肌腱之间处。

[解剖] 在桡侧腕屈肌腱与掌长肌腱之间，有指浅屈肌，深部为指深屈肌；有前臂正中动、静脉，深部为前臂掌侧骨间动、静脉；布有前臂内侧皮神经，其下为正中神经，深层有前臂掌侧骨间神经。

[功能] 安神宁心，清营凉血

[主治] 心系病——心痛胸痛，心悸心烦

神志病——癫疾

血证——咳血，呕血，衄血

热病——疔疮，疟疾

[配穴] 配大陵止咯血

配曲泽、大陵治心痛

配梁丘、足三里、太冲治呕吐

配内关治急性缺血性心肌损伤

配大椎、后溪治癫痫

配大椎、陶道治疟疾

[刺灸法] 直刺0.5~1寸；可灸。

[穴性] 手厥阴经"郄"穴。

5. PC5 间使 Jiānshǐ

[释名] 间指间隙，使指信使，此穴在两筋之间，有传递经气作用，故名。

[定位] 在前臂掌侧，当曲泽与大陵的连线上，腕横纹上3寸，掌长肌腱与桡侧腕屈肌腱之间。

[解剖] 在桡侧腕屈肌腱与掌长肌腱之间，有指浅屈肌，深部为指深屈肌；有前臂正中动、静脉，深层为前臂掌侧骨间动、静脉；布有前臂内侧皮神经，前臂外侧皮神经，其下为正中神经掌皮支，最深层为前臂掌侧骨间神经。

[功能] 养心安神，宽胸化痰

[主治] 神志病——癫痫

心系病——心痛心悸

胃肠病——胃痛呕吐

热病——热病，烦躁，疟疾

气滞病——胸胁痛、乳汁缺乏、乳癖、梅核气

通路病——身痛，上肢麻木、拘急，肘臂挛痛

［配穴］配支沟治疟疾

配尺泽治反胃、呕吐、呃逆

配水沟、太冲治癔病

配腰奇治癫痫

配后溪、合谷治癫痫

［刺灸法］直刺 0.5~1 寸；可灸。

［穴性］手厥阴经所行为"经"（金）穴。

6. PC6　内关　Nèiguān

［释名］穴属心包络而通阴维，擅治胸、心、胃病变，经手臂内侧而当关脉之旁，故名。

［定位］在前臂掌侧，腕横纹上 2 寸，掌长肌腱与桡侧腕屈肌腱之间。

［解剖］在桡侧腕屈肌腱与掌长肌腱之间，有指浅屈肌，深层为指深屈肌；有前臂正中动、静脉，深层为前臂掌侧骨间动、静脉；布有前臂内侧皮神经，下为正中神经掌皮支，最深层为前臂掌侧骨间神经。

［功能］宽胸安神，和胃降逆，清热除烦

［主治］心系病——心痛心悸，胸痛

神志病——失眠，癫狂痫，郁证脏躁

胃肠病——胃痛，呕吐呃逆

中风病——偏瘫，眩晕

经络病——偏头痛，肘臂挛痛

［配穴］配公孙治胃、心、胸病变

配膻中——理气宽胸

配公孙治胃痛

配膈俞治胸满肢肿

配中脘、足三里治胃脘痛、呕吐、呃逆

配外关、曲池治上肢不遂、手振颤

配悬厘治偏头痛

配建里除胸闷

配灵道、心俞治心绞痛

配水沟、足三里治休克

［穴位比较］

间使——偏于行气导滞，广泛用于气滞脉络之病变，长于截疟、退热。

内关——偏于通畅心络，治疗心络瘀阻之病变，长于治疗神志病。

二穴均有行气散滞和通畅心络的作用。

［刺灸法］直刺0.5~1寸，可灸。

［穴性］手厥阴"络"穴；八脉交会穴———通阴维脉。

7. PC7 大陵 Dàlíng

［释名］高处称陵，本穴在腕骨（月骨）隆起处的后方，大与太意同，故名。

［定位］在腕掌横纹的中点处，当掌长肌腱与桡侧腕屈肌腱之间。

［解剖］在掌长肌腱与桡侧腕屈肌腱之间，有拇长屈肌和指深屈肌腱；有腕掌侧动、静脉网；布有前臂内侧皮神经、正中神经掌皮支，深层为正中神经本干。

［功能］清心宁神，和胃宽胸

［主治］神志病——惊悸，癫狂痫，喜笑不休

　　　　心血脉病——心悸、心痛、瘾病

　　　　胃肠病——胃痛呕吐

　　　　经络病——胸胁痛，腕关节疼痛，腕下垂，痹证

［配穴］配心俞、膈俞——通心络行瘀血

　　　　配水沟、间使、心俞、丰隆治癫、狂、痫、惊悸

　　　　配内关、曲泽治心胸疼痛

　　　　配劳宫治心绞痛、失眠

　　　　配外关、支沟治腹痛、便秘

　　　　配丰隆——导痰开窍

［穴位比较］

①大陵——偏于治心火壅盛、痰火扰心、心络瘀阻病证，多用泻法。

　神门——既治心实证，还可疗心气不足、心血亏虚之虚证，虚补实泻。

②内关——多通畅心络、和胃宽胸，治疗胸胁胃腹、心包及神志病。

　大陵——多清心安神通络，治神志病及病位在心、舌络的疾患。

［刺灸法］直刺0.3~05寸；可灸。

［穴性］手厥阴经所注为"输"（土）穴，"原"穴。

8. PC8 劳宫 Láogōng

［释名］劳者劳动，宫为要所，中央之意，因手掌经劳而不倦，穴当掌中而为名。

［定位］在手掌心，当第 2、3 掌骨之间偏于第 3 掌骨，握拳屈指的中指尖处。

［解剖］在第 2、3 掌骨间，下为掌腱膜，第 2 蚓状肌及指浅、深屈肌腱，深层为拇指内收肌横头的起端，有骨间肌；有指掌侧总动脉；布有正中神经的第 2 指掌侧总神经。

［功能］清心凉血，化痰安神。

［主治］神志病——中风昏迷，中暑，癫狂痫

心系病——心痛心悸

热病——口疮，口臭，吐血

儿科病——鹅掌风

［配穴］配后溪治三消、黄疸

配涌泉治五般痫

配少泽、三间、太冲治口腔炎

配合谷治手颤

［刺灸法］直刺 0.3～0.5 寸；可灸。

［穴性］手厥阴经所溜为"荥"（火）穴。

9. PC9 中冲 Zhōngchōng

［释名］穴位于中指尖端之中央，指心脉从中指直冲而出之意。

［定位］在手中指末节尖端中央。

［解剖］有指掌侧固有动、静脉所形成的动、静脉网；为正中神经之指掌侧固有神经分布处。

［功能］清心除热，开窍复苏

［主治］神志病——中风昏迷，舌强不语，中暑昏厥

儿科病——小儿惊风

热病——热病，舌下肿痛

［配穴］配内关、水沟治小儿惊风、中暑、中风昏迷等

配金津、玉液、廉泉治舌强不语、舌本肿痛

配商阳治耳聋时不闻音

［刺灸法］浅刺 0.1 寸；或用三棱针点刺出血。

［穴性］手厥阴经所出为"井"（木）穴，本经终止穴。

（四）本经小结

1. 主治重点

神志病——内关、间使、劳宫、中冲

心胸病——天池、天泉、内关、大陵、劳宫

胃肠病——曲泽、间使、内关、劳宫

血证——神门、阴郄、郄门、劳宫

2. 针刺灸注意事项

针刺天池时斜刺、浅刺，以免伤及内脏。

针刺内关、间使针感不宜太强，以免产生后遗症。

手厥阴心包络经穴歌

九穴心包手厥阴，天池天泉曲泽深，

郄门间使内关对，大陵劳宫中冲侵。

十、手少阳三焦经

（一）经脉循行

1. 原文

手少阳三焦之脉，起于小指次指之端，上出两指之间[1]，循手表腕[2]，出臂外两骨[3]之间，上贯肘，循臑外[4]上肩，而交出足少阳之后，入缺盆，布膻中[5]，散络心包，下膈，遍属三焦。

其支者：从膻中，上出缺盆，上项，系耳后，直上出耳上方，以屈下颊至。

其支者：从耳后入耳中，出走耳前，过客主人[6]前，交颊，至目锐眦。

注释：

［1］两指之间：指 4、5 掌骨间。

［2］手表腕：指手背腕关节中。

［3］臂外两骨：指前臂伸侧，尺骨与桡骨间。

［4］臑外：指上臂后侧。

［5］膻中：此指胸中，不指穴名。

［6］客主人：即上关穴。

2. 译文

起始于无名指末端（关冲），上行小指与无名指之间（液门），沿着手臂（中渚，阳池），出于前臂伸侧两骨（桡骨，尺骨）之间（外关，支沟，会宗，三阳络，四渎），向上通过肘尖（天井），沿上臂外侧（清冷渊，消泺），向上通过肩部（臑会，肩髎），交出足少阳经的后面（天髎，会秉风，肩井，大椎），进入缺盆，分布于膻中，散络与心包，通过膈肌，广泛属于上、中、下三焦。

胸中一支：从膻中上行，出锁骨上窝，上向后颈，联系耳后（天牖，翳风，瘈脉，颅息）。直上出耳上方（角孙，会颔厌，悬厘，上关），弯下向面颊，至眼下（颧髎）。

耳后一支：从耳后进入耳中，出走耳前（和髎，耳门，会听宫），经过上关前，交面颊，到外眼角（丝竹空，会瞳子髎，接足少阳胆经）。

3. 联系的脏腑组织器官　心包，横膈，三焦，咽喉，耳，目。

（二）主治病候

主治胸、心、肺、咽喉病证，某些热性病证和本经所经过部位之病证。腹胀，遗尿，小便不利，水肿，耳聋耳鸣，咽喉肿痛，目赤肿痛，颊肿，耳后、肩臂、肘部外侧疼痛。

（三）本经腧穴

起于关冲，止于丝竹空，共 23 个穴，其中 13 穴分布于上肢背面的正中线上，10 穴在颈、侧头部。

1. SJ1 关冲 Guānchōng

［释名］出入之处为关，少阳为三阳之枢纽，经气出于此，且在少冲、中冲之间，故名。

［定位］在手环指末节尺侧，距指甲角 0.1 寸（指寸）。

［解剖］有指掌固有动、静脉形成的动、静脉网；布有来自尺神经的指掌侧固有神经。

［功能］疏散风邪，清火解热

［主治］五官病——头痛目赤，耳聋耳鸣，喉痹，舌强

神志病——神昏、晕厥、中暑

热病——热病，心烦

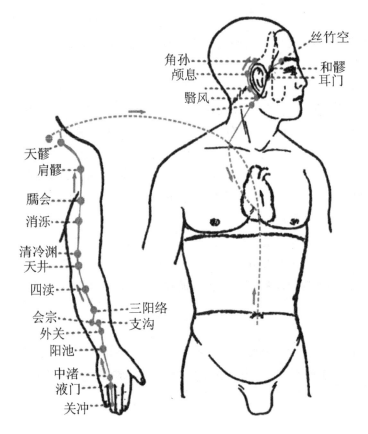

图 3 - 10　手少阳三焦经（亥时 21 ~ 23）

［配穴］配内关、人中治中暑、昏厥

配足窍阴、少泽治喉痹

［刺灸法］浅刺0.1寸，或有三棱针点刺出血；可灸。

［穴性］本经起始穴，手少阳经所出为"井"（金）穴。

2. SJ2 液门 Yèmén

［释名］三焦为决渎之官，水道出焉，液指水之精，是穴为三焦荥穴，荥指小水，脉气由此始发，故曰液门。

［定位］在手背部，当第4、5指间，指蹼缘后方赤白肉际处。

［解剖］有来自尺动脉的指背动脉；布有来自尺神经的手背支。

［功能］清散热邪，疏通经络

［主治］五官病——目赤肿痛，耳聋耳鸣，齿痛咽肿

　　　　　经络病——头痛，臂痛，五指挛急

　　［配穴］配鱼际治喉痛

　　　　　　配外关、风池治感冒头痛

　　［刺灸法］直刺0.3~0.5寸；可灸。

　　［穴性］手少阳经所溜为"荥"（水）穴。

3. SJ3 中渚 Zhōngzhǔ

　　［释名］水中沙洲曰渚，从液门上行两骨之间若"江中之有渚而居其中"，故名。

　　［定位］在手背部，当环指本节（掌指关节）的后方，液门后一寸，第4、5掌骨间凹陷处。

　　［解剖］有第4骨间肌；皮下有手背静脉网及第4掌背动脉；布有来自尺神经的手背支。

　　［功能］清解头目，疏风散热

　　［主治］五官病——目赤目痛，结膜炎，喉痹，耳鸣耳聋

　　　　　　经络病——头痛，肩背肘臂酸痛，上肢痛，手臂红肿不能屈

　　　　　　　　　　　伸，脊膂痛

　　［配穴］配听宫、翳风治耳鸣，耳聋

　　　　　　配太白治大便难

　　　　　　配支沟、内庭治嗌痛（嗌痛：指咽喉急痛）

　　　　　　配率谷、头维治偏头痛

　　［刺灸法］直刺0.3~0.5寸；可灸。

　　［穴性］手少阳经所注为"输"（木）穴。

4. SJ4 阳池 Yángchí

　　［释名］腕背凹陷似池，穴属阳经，故名。

　　［定位］在腕背横纹中，当指总伸肌腱的尺侧缘凹陷处。

　　［解剖］皮下有手背静脉网、第4掌背动脉；布有尺神经手背支及前臂背侧皮神经末支。

　　［功能］疏解少阳，通利三焦

　　［主治］经络病——耳聋，腕痛，肩臂痛

　　　　　　热病——疟疾、消渴、口干、流感、咽痛。

　　［配穴］配合谷、尺泽、曲池、中渚治手臂拘挛

配脾俞、胃俞、足三里治糖尿病

[刺灸法] 直刺 0.3~0.5 寸。

[穴性] 手少阳经"原"穴。

5. SJ5 外关 Wàiguān

[释名] 与内关相对,故名。

[定位] 在前臂背侧,当阳池与肘尖的连线上,腕背横纹上 2 寸,尺骨与桡骨之间。

[解剖] 在桡骨与尺骨之间,指总伸肌与拇长伸肌之间,屈肘俯掌时则在指总伸肌的桡侧;深层有前臂骨间背侧动脉和掌侧动、静脉;布有前臂背侧皮神经,深层有前臂骨间背侧及掌侧神经。

[功能] 散风解表,通经活络

[主治] 五官病——耳聋耳鸣,咽炎,疟腮,目疾

外感病——感冒,流感,发热

经络病——头痛,颊痛,胁痛,肩背痛,肘臂屈伸不利、麻木拘挛,手指疼痛,手颤,腕下垂

[配穴] 配临泣——八脉交会穴,主治耳、目、颈项部病

配大椎——解表退热

配足临泣治颈项强痛、肩背痛

配大椎、曲池治外感热病

配阳陵泉治胁痛

[刺灸法] 直刺 0.5~1 寸;可灸。

[穴性] 手少阳"络"穴;八脉交会穴——通阳维脉。

6. SJ6 支沟 Zhīgōu

[释名] 支通肢,狭窄为沟,穴名上肢背面两股两筋之间,故名。

[定位] 在前臂背侧,当阳池与肘尖的连线上,腕背横纹上 3 寸,尺骨与桡骨之间。

[解剖] 在桡骨与尺骨之间,指总伸肌与拇长伸肌之间,屈肘俯掌时则在指总伸肌的桡侧;深层有前臂骨间背侧和掌侧动、静脉;布有前臂背侧皮神经,深层有前臂骨间背侧及掌侧神经。

[功能] 疏解三焦,通利胸胁

[主治] 五官病——暴喑,耳聋耳鸣

　　　　胃肠病——呕吐，便秘，胆囊炎

　　　　妇科病——闭经，产后血晕

　　　　经络病——头痛，肩背酸痛，胁肋痛，落枕，痹证

　［配穴］配天枢治大便秘结

　　　　配双侧支沟治急性腰扭伤、胁痛

　　　　配天窗、扶突、曲鬓、灵道治暴喑

　　　　配太溪、然谷治心痛

　　　　配日月、阳陵泉治肋间神经痛

　［刺灸法］直刺 0.5~1 寸；可灸。

　［穴性］手少阴经所行为"经"（火）穴。

7. SJ7 会宗 Huìzōng

　［释名］该穴主治耳聋，耳为宗脉所汇聚，故名。

　［定位］在前臂背侧，当腕背横纹上 3 寸，支沟尺侧，尺骨的桡侧缘。

　［解剖］尺骨桡侧缘，在小指固有伸肌和尺侧腕伸肌之间；有前臂骨间背侧动、静脉；布有前臂背侧皮神经，深层有前臂骨间背侧神经和骨间掌侧神经。

　［功能］清解三焦，疏通少阳

　［主治］耳疾——耳聋、耳鸣、耳痛

　　　　神志病——痫证

　　　　经络病——上肢肌肤痛

　［配穴］配听会、耳门治疗耳聋

　　　　配大包治上肢肌肉疼痛、软组织挫伤

　　　　配太冲、大椎治癫痫

　　　　配曲池、肩髃治上肢疼痛

　［刺灸法］直刺 0.5~1 寸；可灸。

　［穴性］手少阴经"郄"穴。

8. SJ8 三阳络 Sānyángluò

　［释名］意指三阳经在此相络，故名。

　［定位］在前臂背侧，腕背横纹上 4 寸，尺骨与桡骨之间。

　［解剖］在指总伸肌与拇长展肌起端之间；有前臂骨间背侧动、静脉；布有前臂背侧皮神经，深层为前臂骨间背侧神经。

[功能] 通络开窍，调经止痛

[主治] 五官病——暴喑，耳聋耳鸣

经络病——手臂痛，龋齿痛

[配穴] 配曲池、合谷、肩井治中风后遗症上肢不遂

配廉泉、哑门治失语

[刺灸法] 直刺0.5~1寸；可灸。

9. SJ9 四渎 Sìdú

[释名] 沟渠为渎，穴在两骨之间凹陷有如水渎，昔以江淮河汉四水为四渎，故名。

[定位] 在前臂背侧，当阳池与肘尖的连线上，肘尖下5寸，尺骨与桡骨之间。

[解剖] 在指总伸肌和尺侧腕伸肌之间；深层有前臂骨间背侧动、静脉；布有前臂背侧皮神经，深层有前臂骨间背侧神经。

[功能] 清利咽喉，疏通耳窍

[主治] 五官病——暴喑，暴聋，齿痛

经络病——呼吸气短，咽阻如梗，前臂痛

[配穴] 配三阳络、消泺、肩髎、天髎、肩外俞治肩臂痛

配三阳络、阳溪治手指伸展不利、上肢不遂

治暴聋可配穴天牖

[刺灸法] 直刺0.5~1寸；可灸。

10. SJ10 天井 Tiānjǐng

[释名] 穴当肘上一寸，上部为天，凹陷如井，故名。

[定位] 在臂外侧，屈肘时，尺骨鹰嘴后上方凹陷中，当肘尖直上1寸凹陷处。

[解剖] 在肱骨下端后面鹰嘴窝中，有肱三头肌腱；肘关节动、静脉网；布有臂背侧皮神经和桡神经肌支。

[功能] 宽胸理气，通经活络

[主治] 神志病——癫狂痫

肺系病——咳嗽痰多，咳血，喉痛

心胸病——胸痛，心悸心痛

经络病——颈项胁肋，上肢痛，偏头痛，耳鸣耳聋

　　　　　其他病——瘰疬，瘿气，荨麻疹

　　［配穴］配率谷治偏头痛

　　　　　　配天突治瘿气

　　　　　　配巨阙、心俞治精神恍惚

　　　　　　配臂臑治瘰疬、瘾疹

　　　　　　配曲池、血海治荨麻疹

　　　　　　配少海治淋巴结核

　　［刺灸法］直刺0.5~1寸；可灸。

　　［穴性］手少阳经所入为"合"（土）穴。

11. SJ11 清冷渊 Qīnglěngyuān

　　［释名］清冷意为寒凉，渊指凹陷，因本穴主治头痛震撼、肩臂不举等寒证，故名。

　　［定位］在臂外侧，屈肘时，当肘尖直上2寸，即天井上1寸。

　　［解剖］在肱三头肌下部；有中侧副动、静脉末支；布有臂背侧皮神经及桡神经肌支。

　　［功能］疏风散寒，通络止痛

　　［主治］经络病——头痛，目黄，肩臂痛不能举

　　［配穴］配肩髎、天髎、臑俞、养老、合谷治上肢痿、痹、瘫、痛

　　［刺灸法］直刺0.5~1寸；可灸。

12. SJ12 消泺 Xiāoluò

　　［释名］消为水退，泺指水泊，因其处有浅凹陷，故名。

　　［定位］在臂外侧，尺骨鹰嘴与肩髎连线上，当清冷渊与臑会连线中点处。

　　［解剖］在肱三头肌肌腹的中间；有中侧副动、静脉；布有臂背侧皮神经及桡神经。

　　［功能］清热散风，通经活络

　　［主治］经络病——头痛，颈项强痛，齿痛，臂痛

　　　　　神志病——癫疾

　　［配穴］配肩髎、肩髃、臑会、清冷渊治肩臂痛、上肢不遂、肩周炎

　　　　　　配足窍阴、后溪治颈椎病

　　［刺灸法］直刺0.8~1寸；可灸。

13. SJ13 臑会 Nàohuì

[释名] 上臂为臑，该穴为手少阳与阳维之会，故名。

[定位] 在臂外侧，当肘尖与肩髎的连线上，肩髎下3寸，三角肌的后下缘。

[解剖] 在肱三头肌长头与外侧头之间；有中侧副动、静脉；布有臂背侧皮神经，桡神经肌支，深层为桡神经。

[功能] 清解郁热，通利关节

[主治] 经络病——肩臂痛，肩胛肿痛

　　　　外科病——瘿气，瘰疬

[配穴] 配肩俞、肩贞、肩井、肩髃治肩周炎

　　　　配肘髎、外关治肘臂挛痛

[刺灸法] 直刺0.5~1寸；可灸。

14. SJ14 肩髎 Jiānliáo

[释名] 骨节空隙处为髎，穴在肩部骨隙处，故名。

[定位] 在肩部，肩髃后方，当臂外展时，于肩峰后下方呈现凹陷处。肩井与曲垣连线中点，肩胛骨上角取穴。

[解剖] 在三角肌中；有旋肱后动脉；布有腋神经的肌支。

[功能] 祛风通络，调和气血

[主治] 经络病——肩臂痛，肩重不能举，颈项强痛

　　　　心胸病——胸中烦满

[配穴] 配天宗、曲垣治疗肩背疼痛

　　　　配肩井、天池、养老治上肢不遂

　　　　治肩周炎可配穴条口

[刺灸法] 直刺0.5~1寸；可灸。

[穴性] 手少阳经，阳维脉交会穴。

15. SJ15 天髎 Tiānliáo

[释名] 高处为天，骨隙称髎，故名。

[定位] 在肩胛部，肩井与曲垣的中间，当肩胛骨上角处。

[解剖] 有斜方肌、冈上肌；有颈横动脉降支，深层为肩胛上动脉肌支；布有第1胸神经后支外侧皮支、副神经，深层为肩胛上神经肌支。

［功能］祛风除湿，通经活络

［主治］经络病——肩臂痛，颈项强痛，胸中烦满

［配穴］配秉风、天宗、清冷渊、臑会治颈肩综合征、上肢不遂

［刺灸法］直刺 0.5～0.8 寸；可灸。

16. SJ16 天牖 Tiānyǒu

［释名］上部为天，牖指窗口，此处指孔窍，因穴在头上，主治头部诸疾，故名。

［定位］在颈侧部，当乳突的后下方，平下颌角，胸锁乳突肌的后缘。

［解剖］在胸锁乳突肌后缘；有枕动脉的肌支，耳后动、静脉及颈后浅静脉；布有枕小神经本干，深层为副神经、颈神经。

［功能］清散头风，通利孔窍

［主治］头面疾病——头晕头痛，项强，面肿，目昏，暴聋

［配穴］配外关、率谷治偏头痛、腮腺炎

　　　　配穴风池、率谷治偏头痛

［刺灸法］直刺 0.8～1 寸；可灸。

17. SJ17 翳风 Yìfēng

［释名］翳原指羽扇，与耳形相似，耳垂又似屏障可以遮掩，风指风邪，故名。

［定位］在耳垂后方，当乳突与下颌角之间的凹陷处。

［解剖］有耳后动、静脉，颈外浅静脉；布有耳大神经，深部为面神经干从颅骨穿出处。

［功能］疏风泄热，通窍聪耳

［主治］头面疾病——耳鸣耳聋，口眼㖞斜，牙关紧闭，颊肿，瘰疬，面痛，痄腮，下颌关节

　　　　五官病——齿痛暗哑，耳聋耳鸣，咽痛

［配穴］配地仓、承浆、水沟、合谷治口噤不开

　　　　配穴耳门、听宫治耳鸣耳聋

［刺灸法］直刺 0.8～1 寸；可灸。

［穴性］手、足少阳经交会穴。

18. SJ18 瘛脉 Chìmài

［释名］瘛指瘛疭、抽搐，脉指血络，穴当耳后青筋络脉处，主治小儿

惊痫，故名。

[定位] 在头部，耳后乳突中央，当角孙与翳风之间，沿耳轮连线的中、下 1/3 的交点处。

[解剖] 在耳后肌上；有耳后动、静脉；布有耳大神经耳后支。

[功能] 清热解痉，疏风通窍

[主治] 头面疾病——头痛，耳聋耳鸣

　　　　神志病——小儿惊痫

　　　　胃肠病——呕吐，泄痢

[配穴] 配翳风、耳门、听宫、听会、百会治耳硬化症，提高听力

　　　　配穴太阳、率谷治偏头痛

　　　　配印堂治小儿惊风

[刺灸法] 平刺 0.3～0.5 寸，或点刺出血，可灸。

19. SJ19 颅息 Lúxī

[释名] 一名"颅颥"，颥即囟，息字当是传写错误，小儿之颅囟门至关重要，且此穴主治小儿惊痫等证，故名。

[定位] 在头部，当角孙与翳风之间，沿耳轮连线的上、中 1/3 的交点处。

[解剖] 有耳后动、静脉；布有耳大神经和枕大神经的吻合支。

[功能] 散风清热，通窍镇惊

[主治] 头面疾病——头痛，耳鸣耳痛

　　　　神志病——小儿惊痫

　　　　胃肠病——呕吐涎沫

[配穴] 配太冲治小儿惊痫、呕吐涎沫、瘛疭

　　　　配天冲、脑空、风池、太阳治偏头痛、头风病

[刺灸法] 平刺 0.2～0.5 寸；可灸。

20. SJ20 角孙 Jiǎosūn

[释名] 角指耳上角，孙指孙络，意指耳上角处之络。

[定位] 在头部，折耳郭向前，当耳尖直上入发际处。

[解剖] 有耳上肌；颞浅动、静脉耳前支；布有耳颞神经分支。

[功能] 清热散风，通经活络

[主治] 头面疾病——耳部肿痛，目赤肿痛，目翳，齿痛，唇燥，头痛

[配穴] 率谷透角孙配足临泣治眩晕

配小海治牙龈痛

配肝俞、球后治视神经炎

[刺灸法] 平刺 0.3~0.5 寸，可灸。

[穴性] 手、足少阳，手阳明经交会穴。

21. SJ21 耳门 Ěrmén

[释名] 穴当耳前如门户，故名。

[定位] 在面部，当耳屏上切迹的前方，下颌骨髁状突后缘，张口有凹陷处。

[解剖] 有颞浅动、静脉耳前支；布有耳颞神经、面神经分支。

[功能] 开窍益聪，通气疏邪

[主治] 五官病——耳聋耳鸣，聤耳，齿痛

经络病——颈颔痛，唇吻强

[配穴] 配丝竹空治牙痛

配兑端治上齿龋

配听宫、翳风、中渚治耳鸣、耳聋

配合谷治中耳炎

[刺灸法] 直刺 0.5~1 寸；可灸，张口取穴。

22. SJ22 耳和髎 Ěrhéliáo

[释名] 和有和谐、调和之意，本穴能调和听觉，故名。

[定位] 在头侧部，当鬓发后缘，平耳郭根之前方，颞浅动脉的后缘。

[解剖] 有颞肌和颞浅动、静脉；布有耳颞神经分支，面神经颞支。

[功能] 驱散风邪，通经活络

[主治] 头面疾病——头重痛，耳鸣，牙关紧闭，口眼歪斜，颔肿

[配穴] 配养老、完骨治耳聋

配穴迎香治鼻炎

[刺灸法] 斜刺 0.3~0.5；可灸。

[穴性] 手、足少阳，手太阳经交会穴。

23. SJ23 丝竹空 Sīzúkōng

[释名] 丝竹指眉毛，空指孔窍，穴于眉端细稍外之凹陷，故名。

[定位] 在面部，当眉毛外端凹陷处。

[解剖] 有眼轮匝肌；颞浅动、静脉额支；布有面神经颧眶支及耳颞神

经分支。

　　[功能] 散风止痛，清火明目

　　[主治] 头面疾病——头痛目眩，目赤痛，眼睑跳动，齿痛

　　　　　　神志病——癫痫

　　[配穴] 配丝竹空止牙痛

　　[刺灸法] 平刺 0.5~1 寸。

　　[穴性] 本经终止穴。

（四）本经小结

1. 主治重点

头面疾病——关冲治头痛；

　　　　　　液门治耳鸣耳聋、咽喉肿痛；

　　　　　　中渚治耳鸣耳聋、偏头痛；

　　　　　　外关治偏头痛、耳鸣耳聋。

神志病——天井治癫痫；

　　　　　　瘛脉治痫证。

五官病——关冲、中渚、液门、外关、翳风、耳门。

热病——关冲治昏迷；

　　　　　外关治热病。

2. 刺灸注意事项

治热病时，取关冲穴，采用三棱针点刺出血。天牖、翳风的针刺手法不宜过强，避免后遗感。耳门要张口取穴，避开耳前动脉。

手少阳三焦经穴歌

二十三穴手少阳，关冲液门中渚旁，
阳池外关支沟正，会宗三阳四渎长，
天井清冷渊消泺，臑会肩髎天髎堂，
天牖翳风瘛脉青，颅息角孙丝竹张，
和髎耳门听有常。

十一、足少阳胆经

（一）经脉循行

1. 原文经脉循行

起于目锐眦，上抵头角[1]，下耳后，循颈，行手少阳之前，至肩上，

却交出手少阳之后，入缺盆。其支者，从耳后入耳中，出走耳前，至目锐眦后。其支者，别锐眦，下大迎，合于手少阳，抵于颛，下加颊车[2]，下颈，合缺盆，以下胸中，贯膈，络肝，属胆，循胁里，出气街，绕毛际[2]，横入髀厌中。其直者，从缺盆下腋，循胸，过季胁，下合髀厌[4]中。以下循髀阳[5]，出膝外廉，下外辅骨[6]之前，直下抵绝骨[7]之端，下出外踝之前，循足跗上，如小指次指之间。其支者，别跗上，入大指之间，循大指歧骨[8]内，出其端，还贯爪甲，出三毛[9]。

注释：

［1］头角：当额结节处。

［2］下加颊车：指经脉向下经过颊车部位。

［3］毛际：指耻骨阴毛部。

［4］髀厌：即髀枢，相当于环跳穴处。

［5］髀阳：指大腿外侧。

［6］外辅骨：即腓骨。

［7］绝骨：腓骨下段低凹处。

［8］大指歧骨：指第1、2跖骨。

［9］三毛：指足趾背毫毛。

2. 译文

起始于外眼角（瞳子髎），上行到额角（颔厌，悬颅，悬厘，曲鬓，会头维，和髎，角孙），下而后（率谷，天冲，浮白，头窍阴，完骨，本神，阳白，头临泣，目窗，正营，承灵，脑空，风池），沿颈旁，行手少阳三焦经之前（经天容），至肩上退后，交出手少阳三焦经之后（会大椎，经肩井，会秉风），进入缺盆。

耳后一支：从耳后进入耳中（会翳风）走耳前（听会，上关，会听宫，下关），至外眼角后。

面部一支：从外眼角分出，下向大迎，会合手少阳三焦经至眼下，下边盖过颊车，下行颈部，会合于缺盆，由此下向胸中，通过膈肌，散络于肝，属于胆，沿胁里，出于气街（腹股沟动脉处），绕阴部毛际，横向进入髋关节部。

外行主干：从锁骨上窝下向腋下（渊液，辄筋，会天池），沿胸侧，过季胁（日月，京门，会章门），向下会合于髋关节部（带脉，五枢，维道，居髎，环跳）。由此向下，沿大腿外侧（风市，中渎），出膝外侧（膝阳关），下向腓骨头前（阳陵泉），直下到腓骨下段（阳交，外丘，光明，阳辅，悬钟），下出外踝之前（丘墟），沿足背进入第 4 趾外侧（足临泣，地五会，侠溪，足窍阴）。

足背一支：从足背分处（足临泣），进入大趾趾缝间，沿第 1、2 跖骨间，出趾端，回转来过爪甲，出于趾背毫毛部（接足厥阴肝经）。

3. 联系的脏腑组织器官　目，耳，横膈，肝，胆。

（二）主治病候

主治胸胁、肝胆病证，热性病，神经系统病证和头侧部、眼、耳、咽喉病证，以及本经脉所经过部位之病证。

口苦，目眩，疟疾，头痛，颔痛，目外眦痛，缺盆部肿痛，腋下肿，胸、胁、股及下肢外侧痛，足外侧痛，足外侧发热等证。

（三）本经腧穴

起于瞳子髎，止于足窍阴，共 44 个穴，29 穴在臀、侧胸、侧头等部。

1. GB1 瞳子髎 Tóngzǐliáo

［释名］骨之郄为"髎"，穴当瞳子外方，眶骨外凹陷中，故名。

［定位］在面部，目外眦旁，当眶外侧缘处。

［解剖］有眼轮匝肌，深层为颞肌；当颧眶动、静脉分布处；布有颧面神经和颧颞神经，面神经的额颞支。

［功能］疏风清热，清脑明目

［主治］目疾——目痛目赤，怕光羞明，迎风流泪，远视不明，内障目翳

　　　　经络病——面瘫，头痛

［配穴］配合谷、临泣、睛明治目生内障

　　　　配少泽治妇人乳肿

　　　　配养老、肝俞、光明、太冲、治疗视物昏花

［刺灸法］向后刺或斜刺 0.3～0.5 寸；或用三棱针点刺出血。

［穴性］本经起始穴，手太阳，手、足少阳经交会穴。

2. GB2 听会 Tīnghuì

［释名］耳主"听"，会者能也，本穴在耳前主治听觉功能减退，故名。

［定位］在面部，当耳屏间切迹的前方，下颌骨髁突的后缘，张口有凹陷处。

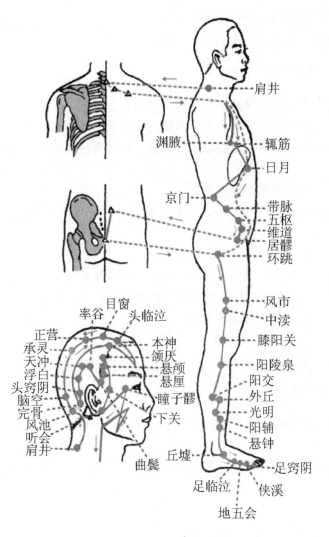

图 3 - 11　足少阳胆经（子时 23~1）

[解剖] 有颞浅动脉耳前支，深部为颈外动脉及面后静脉；布有耳大神经，皮下为面神经。

[功能] 疏利肝胆，行气宣窍

[主治] 耳疾——耳鸣耳聋，聤耳流脓

　　　　头面病——齿痛，下颌脱臼，口眼㖞斜，面痛，头痛

[配穴] 配颊车、地仓治中风口眼歪斜

　　　　配迎香治耳聋

配耳门、听宫治下颌关节炎

[刺灸法] 微张口，直刺 0.5~0.8 寸，可灸。

3. GB3 上关 Shàngguān

[释名] 穴当颧骨弓的上方，与下关相对而得名。

[定位] 在耳前，下关直下，当颧弓的上缘凹陷处。

[解剖] 在颞肌中；有颧眶动、静脉；布有面神经的颧眶支及三叉神经小分支。

[功能] 清热散风，开窍利关

[主治] 头面病——头痛，耳鸣耳聋，聤耳，口眼㖞斜，面痛，齿痛，
     口噤
   神志病——惊痫，瘛疭

[配穴] 配肾俞、翳风、太溪、听会治耳鸣耳聋
   配耳门、合谷、颊车治下颌关节炎、牙关紧闭
   配下关、合谷治牙痛

[刺灸法] 直刺 0.5~0.8 寸；可灸。

[穴性] 手少阳、足阳明经交会穴。

4. GB4 颔厌 Hànyàn

[释名] 颔为点头，厌有抑制之意，此穴可治肝阳上亢之频频头摇或点头，故名。

[定位] 在头部鬓发上，当头维与曲鬓弧形连线的上 1/4 与下 3/4 交点处。

[解剖] 在颞肌中；有颞浅动、静脉额支；布有耳颞神经颞支。

[功能] 清热散风，通络止痛

[主治] 局部病——偏头痛，眩晕，目外眦痛，齿痛
   神志病——癫狂，惊痫

[配穴] 配悬颅治偏头痛
   透悬颅、悬厘配外关、风池治眩晕

[刺灸法] 平刺 0.5~0.8 寸。

[穴性] 手足少阳，足阳明经交会穴。

5. GB5 悬颅 Xuánlú

[释名] 此穴位于头颅两侧，上部及前发际，下部及耳根，如悬挂其处

故名。

　　[定位] 在头部鬓发上，当头维与曲鬓弧形连线的中点处。

　　[解剖] 在颞肌中；有颞浅动、静脉额支；布有耳颞神经颞支。

　　[功能] 清热散风，通络止痛

　　[主治] 局部病——偏头痛，面肿，目赤肿痛，目外眦痛，齿痛

　　[配穴] 配颔厌、治偏头痛

　　　　　　配曲池、合谷治热病头痛

　　[刺灸法] 向后平刺0.5～0.8寸；可灸。

6. GB6 悬厘 Xuánlí

　　[释名] 厘是治理、订正之意，此穴悬于头部两侧，有正头痛、止眩晕的作用，故名。

　　[定位] 在头部鬓发上，当头维与曲鬓弧形连线的上3/4与下1/4交点处。

　　[解剖] 在颞肌中；有颞浅动、静脉额支；布有耳颞神经颞支。

　　[功能] 清热通络，散风止痛

　　[主治] 局部病——偏头痛，面肿，目赤肿痛，目外眦痛，耳鸣，上齿痛

　　[配穴] 配鸠尾治热病偏头痛引目外眦

　　　　　　配束骨治癫痫

　　[刺灸法] 向后平刺0.5～0.8寸；可灸。

　　[穴性] 手足少阳、足阳明经交会穴。

7. GB7 曲鬓 Qūbìn

　　[释名] 穴在鬓发的弯曲处，故名。

　　[定位] 在头部，当耳前鬓角发际后缘的垂线与耳尖水平线交点，平角孙穴处。

　　[解剖] 在颞肌中；有颞浅动、静脉额支；布有耳颞神经颞支。

　　[功能] 祛散头风，通利口颊

　　[主治] 头面病证——偏头痛，颔颊肿，口噤，齿痛，目赤肿痛，项强不得顾

　　[配穴] 配风池、太冲治目赤肿痛

　　　　　　配下关、合谷、太冲治疗头痛、口噤不开

　　　　　　配下关治下颌关节炎

配合谷治结膜炎

[刺灸法] 向后平刺 0.5~0.8 寸；可灸。

[穴性] 足少阳与足太阳经交会穴。

8. GB8 率谷 Shuàigǔ

[释名] 率有循之意，两山之间为谷，取穴当循按耳上入发际 1.5 寸是穴，在天盖骨（顶骨）、颞额骨（颞骨）、鬓蝶骨（蝶骨大翼）三骨交接之凹陷处而命名。

[定位] 在头部，当耳尖直上入发际 1.5 寸，角孙直上方。

[解剖] 在颞肌中；有颞动、静脉顶支；布有耳颞神经和枕大神经会合支。

[功能] 祛散风热，通利胸膈

[主治] 风证——头痛，眩晕呕吐

神志病——小儿惊风

[配穴] 配印堂、太冲、合谷治小儿急慢惊风、眩晕、耳鸣

配合谷、足三里治流行性腮腺炎

配太冲治眩晕

配头维、天牖治偏头痛

[刺灸法] 平刺 0.5~1 寸；可灸。

[穴性] 足少阳与足太阳经交会穴。

9. GB9 天冲 Tiānchōng

[释名] 天指头，因该穴主治头痛风病，反张悲哭，状与天相冲故名。

[定位] 在头部，当耳根后缘直上入发际 2 寸，率谷后 0.5 寸。

[解剖] 有耳后动、静脉；布有耳大神经支。

[功能] 祛散风邪，安神定惊

[主治] 经络病——头痛，齿龈肿痛，瘿气

神志病——癫痫，惊恐

[配穴] 配风池、角孙、头维、合谷治头痛

[刺灸法] 平刺 0.5~1 寸；可灸。

[穴性] 足少阳与足太阳经交会穴。

10. GB10 浮白 Fúbái

[释名] 浮指上部，白指明亮，因其部位高而显见命名。

［定位］在头部，当耳后乳突的后上方，天冲与完骨的弧形连线中 1/3 与上 1/3 交点处。耳根上缘向后入发际横量 1 寸。

［解剖］有耳后动、静脉分支；布有耳大神经之分支。

［功能］祛风活络，清解头目

［主治］头面病证——头痛，颈项强痛，耳鸣耳聋，目痛，齿痛

　　　　经络病——瘰疬，瘿气，臂痛不举，足痿不行

［配穴］配风池、行间治偏头痛、目赤肿痛

　　　　配听会、中渚治耳鸣耳聋

　　　　配肾俞、太溪、耳门治耳鸣耳聋

　　　　配环跳、阳陵泉、悬钟治下肢痿痹

［刺灸法］平刺 0.5 ~ 0.8 寸；可灸。

［穴性］足少阳与足太阳经交会穴。

11. GB11 头窍阴 Tóuqiàoyīn

［释名］窍指五官七窍，本穴主治头、耳、目、喉等诸头窍疾患，因名头窍阴。

［定位］在头部，当耳后乳突的后上方，天冲与完骨的弧形连线中 1/3 与下 1/3 交点处。浮白穴直下，乳突根部。

［解剖］有耳后动、静脉之支；布有枕大神经和枕小神经会合支。

［功能］清热散风，通关开窍

［主治］头项病证——头痛，眩晕，颈项强痛

　　　　少阳经病——胸胁痛，口苦，耳鸣耳聋，耳痛

［配穴］配强间、合谷治头痛

　　　　配支沟、太冲、风池治肝胆火盛之偏头痛或巅顶痛

　　　　配攒竹、合谷治眶上神经痛

［刺灸法］平刺 0.5 ~ 0.8 寸

［穴性］足少阳与足太阳经交会穴。

12. GB12 完骨 Wángǔ

［释名］完骨意指颞骨乳突处，穴对其后下方，故名。

［定位］在头部，当耳后乳突的后下方凹陷处。

［解剖］在胸锁乳突肌附着部上方，有耳后动、静脉之支；布有枕小神经本干。

[功能] 祛散风邪，清热明目

[主治] 头项五官病证——头痛，颈项强痛，颊肿，喉痹，龋齿，口眼
　　　　　　　　　　　歪斜

　　　　神志、热病——癫痫，疟疾

[配穴] 配风池、大杼治疟疾

　　　　配风池治癫疾僵仆

　　　　配风池、合谷治风热上犯喉痹、齿痛、疟腮、口歪

　　　　配悬钟、后溪治落枕

　　　　配太阳治偏头痛

[刺灸法] 斜刺 0.5~0.8 寸。

[穴性] 足少阳与足太阳经交会穴。

13. GB13 本神 Běnshén

[释名] 本有本领、能力之意，本穴主治癫疾、惊痫等神志病，且居头
部，头为元神所在，又当神庭之旁，故名。

[定位] 在头部，当前发际上 0.5 寸，神庭旁开 3 寸，神庭与头维连线
的内 2/3 与外 1/3 交点处。

[解剖] 在额肌中；有颞浅动、静脉额支和额动、静脉外侧支；布有额
神经外侧支。

[功能] 疏风清热，止痛镇惊

[主治] 局部病——头痛，目眩，颈项强痛，胸胁痛

　　　　内外风邪——癫痫，小儿惊风，中风

[配穴] 配前顶、囟会、天柱治小儿惊痫

　　　　配水沟、太阳、合谷、大椎、天柱、百会治中风不省人事、小
　　　　儿惊风

　　　　配风池、头维治眩晕

[刺灸法] 平刺 0.5~0.8 寸；可灸。

[穴性] 足少阳经与阳维脉交会穴。

14. GB14 阳白 Yángbái

[释名] 白有光明之意，五阳化气显现于天庭之间，且两眉之上首当天
阳之气，其处光润明洁，故名。

[定位] 目正视，当瞳孔直上，眉上 1 寸。

［解剖］在额肌中；有额动、静脉外侧支；布有额神经外侧支。

［功能］祛风清热，益气明目

［主治］目疾——目痛目眩，外眦疼痛，雀目，视物模糊，眼睑瞤动

［配穴］配太阳、睛明、鱼腰治目赤肿痛、视物昏花、上睑下垂

　　　　配风池、睛明治眼病

　　　　配太阳、牵正、颊车治面瘫

［刺灸法］平刺 0.5 ~ 0.8 寸。

［穴性］足少阳经与阳维脉交会穴。

15. GB15 头临泣 Tóulínqì

［释名］临指从上而下，泣指流泪，穴位于头部目上方且主治目疾而得名。

［定位］目正视，当瞳孔直上入前发际 0.5 寸，神庭与头维连线的中点处。

［解剖］在额肌中；有额动、静脉；布有额神经内、外支会合支。

［功能］清脑明目，宣通鼻窍

［主治］目疾——目眩，目赤痛，目翳流泪

　　　　鼻疾——鼻塞鼻渊

　　　　头面病——头痛，耳聋

　　　　神志病——小儿惊痫，热病

［配穴］配阳谷、腕骨、申脉治风眩

　　　　配肝俞治白翳

　　　　配大椎、腰奇、水沟、十宣治中风昏迷、癫痫

　　　　配大椎、间使、胆俞、肝俞治疟疾

　　　　配合谷治头痛

　　　　配头维、承泣治眼病

［刺灸法］平刺 0.5 ~ 0.8 寸。

［穴性］足少阳、足太阳经与阳维脉交会穴。

16. GB16 目窗 Mùchuāng

［释名］目主明，窗指天窗，此穴从目直上列于顶颞两旁，与目相通，犹如室之天窗，且主治目不明之目疾，故名。

［定位］在头部，当前发际上 1.5 寸，头正中线旁开 2.25 寸。

［解剖］在帽状腱膜中；有颞浅动、静脉额支；布有额神经内、外侧支会合支。

［功能］疏散风热，清解头目

［主治］目疾——目眩，目赤肿痛，青盲，远视，近视

　　　　头面病——头痛面肿，上齿龋肿，鼻塞

　　　　神志病——小儿惊痫

［配穴］配关冲、风池治头痛

　　　　配陷谷治面目浮肿

［刺灸法］平刺 0.5~0.8 寸。

［穴性］足少阳经与阳维脉交会穴。

17. GB17 正营 Zhèngyíng

［释名］正有遇、恰巧之意，营有布、集之意。穴属胆经，阳维之脉布此，恰与胆经相遇，结集，故名。

［定位］在头部，当前发际上 2.5 寸，头正中线旁开 2.25 寸。

［解剖］在帽状腱膜中；有颞浅动、静脉顶支和枕动、静脉吻合网；布有额神经和枕大神经的会合支。

［功能］疏风活络，通经止痛

［主治］头面病证——头痛头晕，目眩，唇吻强急，齿痛

［配穴］配阳白、太冲、风池治疗头痛、眩晕、目赤肿痛

　　　　配球后治视神经萎缩

　　　　配内关、风池治眩晕

［刺灸法］平刺 0.5~0.8 寸

［穴性］足少阳经与阳维脉交会穴。

18. GB18 承灵 Chénglíng

［释名］承指受，穴当头顶，灵指神灵，头为元神之首，承受神灵而主治头部病证，故名。

［定位］在头部，当前发际上 4 寸，头正中线旁开 2.25 寸。

［解剖］在帽状腱膜中；有枕动、静脉分支；布有枕大神经之支。

［功能］清热散风，开窍通鼻

［主治］头目病证——头晕眩晕，目痛

　　　　鼻疾——鼻渊多涕，鼻衄，鼻室

　　［配穴］配风池、风门、后溪治鼻衄

　　　　　　配穴迎香、合谷治鼻炎

　　［刺灸法］平刺 0.5～0.8 寸

　　［穴性］足少阳经与阳维脉交会穴。

19. GB19 脑空 Nǎokōng

　　［释名］空有凹陷之意，穴当脑户旁，枕骨外下凹陷中，因名脑空。

　　［定位］在头部，当枕外隆凸的上缘外侧，头正中线旁开 2.25 寸，平脑户。

　　［解剖］在枕肌中；有枕动、静脉分支；布有枕大神经之支。

　　［功能］祛散头风，通利鼻窍

　　［主治］五官病证——目眩，目赤肿痛，鼻痛，耳聋

　　　　　　神志病——癫痫，惊悸，热病

　　　　　　经络病——头痛，颈项强痛

　　［配穴］配大椎、照海、申脉治癫狂病证

　　　　　　配风池、印堂、太冲治头痛、目眩

　　　　　　配悬钟、后溪治颈项强痛

　　　　　　配天柱、肩井治头痛项强

　　　　　　配内关治精神分裂症

　　［刺灸法］平刺 0.5～0.8 寸

　　［穴性］足少阳经与阳维脉交会穴。

20. GB20 风池 Fēngchí

　　［释名］穴在项旁凹陷处如"池"，风邪易入，主治一切"风"，故名。

　　［定位］在项部，当枕骨之下，与风府相平，胸锁乳突肌与斜方肌上端之间的凹陷处。

　　［解剖］在胸锁乳突肌与斜方肌上端附着部之间的凹陷中，深层为头夹肌；有枕动、静脉分支；布有枕小神经之支。

　　［功能］醒脑开窍，疏风清热，活血通经，明目益聪

　　［主治］内风病证——中风，头痛眩晕，气闭

　　　　　　外风病证——口眼歪斜，感冒，疟疾热病，瘿气

　　　　　　五官病——目赤肿痛，眼睑下垂，目泪出，夜盲，鼻渊，鼻塞

　　　　　　　　　　　　鼻衄，耳鸣耳聋

神志病——癫痫，瘛病

局部病——颈项强痛，项部扭伤、拘急

［配穴］配合谷、丝竹空治偏正头痛

配脑户、玉枕、风府、上星治目痛不能视

配百会、太冲、水沟、足三里、十宣治中风

配太阳、太冲、合谷治头痛、眩晕

配关冲、液门、商阳治热病汗不出

配迎香、水沟治口眼歪斜

［刺灸法］针尖微下，向鼻尖斜刺 0.8～1.2 寸，或平刺透风府穴。深部中间为延髓，必须严格掌握针刺的角度与深度。

［穴性］足少阳经与阳维脉交会穴。

21. GB21 肩井 Jiānjǐng

［释名］位于肩上凹陷处，故名。

［定位］在肩上，前直乳中，当大椎与肩峰端连线的中点上。

［解剖］有斜方肌，深层为肩胛提肌与冈上肌；有颈横动、静脉分支；布有腋神经分支，深层上方为桡神经。

［功能］通经活络，豁痰开窍

［主治］经络病——肩背痹痛，手臂不举，颈项强痛，上肢不遂，瘰疬

妇产科疾病——难产，乳痈乳癖，乳汁不下

［配穴］治疗乳腺炎特效穴

配足三里、阳陵泉治脚气酸痛

配合谷、三阴交治难产

配肩髎、肩髃、曲池治肩周炎

配乳根、足三里治乳腺炎

［刺灸法］直刺 0.5～0.8 寸。深部为肺尖，不可深刺，以免造成气胸。孕妇禁针。

［穴性］手、足少阳经与阳维脉交会穴。

22. GB22 渊腋 Yuānyè

［释名］渊指深的意思，因穴深藏在腋窝之下，故名。

［定位］在侧胸部，举臂，当腋中线上，第 4 肋间隙中。

［解剖］有前锯肌和肋间内、外肌；有胸腹壁静脉，胸外侧动、静脉及

第4肋间动、静脉；布有第4肋间神经外侧皮支，胸长神经之支。

　　［功能］理气活血，通络止痛

　　［主治］经络病——胸满肋痛，腋下肿，臂痛不举

　　［配穴］配大包、支沟治胸肋痛、肋间神经痛

　　　　　　配条口透承山、天宗、臑俞治肩关节周围炎

　　　　　　配外关、曲池治腋淋巴结炎

　　　　　　配内关治肋间神经痛

　　［刺灸法］斜刺或平刺0.5~0.8寸。本经渊液至京门诸穴，不可深刺，以免伤及内部重要脏器。

　　23. GB23 辄筋 Zhéjīn

　　［释名］指穴在肋间隙而言，《说文》："辄，车两骑也。"亦称车耳，其形弯曲，与人之肋骨相似，穴在其间，故名。

　　［定位］在侧胸部，渊腋前1寸，平乳头，第4肋间隙中。

　　［解剖］在胸大肌外缘，有前锯肌，肋间内、外肌；有胸外侧动、静脉；布有第4肋间神经外侧皮支。

　　［功能］理气活血，平喘降逆

　　［主治］经络病——胸胁痛，喘息，腋肿，肩臂痛

　　　　　　肺系病——胸满气喘

　　　　　　胃腑病——呕吐吞酸

　　［配穴］配肺俞、定喘治胸闷喘息不得卧

　　　　　　配阳陵泉、支沟治胸胁痛

　　　　　　配支沟、阳陵泉治肋间神经痛

　　［刺灸法］斜刺或平刺0.5~0.8寸。

　　24. GB24 日月 Rìyuè

　　［释名］穴属胆募，胆主决断，决断务求其明，明字以"日"、"月"组合，故名。

　　［定位］在上腹部，当乳头直下，第7肋间隙，前正中线旁开4寸。

　　［解剖］有肋间内、外肌，肋下缘有腹外斜肌腱膜，腹内斜肌，腹横肌；有肋间动、静脉；布有第7或第8肋间神经。

　　［功能］疏肝利胆，化湿和中

　　［主治］肝胆犯胃病——胁肋疼痛，胀满，呕吐吞酸，呃逆，黄疸

　　[配穴] 配胆俞治胆虚

　　　　　　配内关、中脘治呕吐、纳呆

　　　　　　配期门、阳陵泉治胆石症

　　　　　　配支沟、丘墟治胁胀痛

　　　　　　配胆俞、腕骨治黄疸

　　　　　　配期门、阳陵泉治胆囊炎

　　　　　　配内关治膈肌痉挛

　　[刺灸法] 斜刺或平刺 0.5~0.8 寸。

　　[穴性] 足少阳经之募穴。足少阳，足太阴经交会穴。

25. GB25 京门 Jīngmén

　　[释名] 京指京都，意指重要，门指门户，该穴为肾之募，主治水道不利，为水道之门户，故名。

　　[定位] 在侧腰部，章门后 1.8 寸，当第 12 肋骨游离端的下方。

　　[解剖] 有腹内、外斜肌及腹横肌；有第 11 肋间动、静脉；布有第 11 肋间神经。

　　[功能] 和胃温肾，化气利水

　　[主治] 水湿代谢失调病证——小便不利，水肿等

　　　　　　胃肠病证——腹胀，肠鸣泄泻

　　　　　　经络病——腰痛，胁痛

　　[配穴] 配行间治腰痛不可久立仰俯

　　　　　　配身柱、筋缩、命门治脊强脊痛

　　　　　　配肾俞治腰痛

　　[刺灸法] 直刺 0.5~1 寸。

　　[穴性] 足少阴经之募穴。

26. GB26 带脉 Dàimài

　　[释名] 因穴居季肋，为带脉经气所过处，故名。

　　[定位] 在侧腹部，章门下 1.8 寸，当第 11 肋骨游离端下方垂线与脐水平线的交点上。

　　[解剖] 有腹内、外斜肌及腹横肌；有第 12 肋间动、静脉；布有第 12 肋间神经。

　　[功能] 调经止带，通经活络

　　［主治］妇科病——月经不调，闭经，赤白带下，疝气，腰胁痛
　　　　　　局部病——疝气，腰胁痛
　　［配穴］配关元、气海、三阴交、白环俞、间使治赤白带下
　　　　　　配关元、足三里、肾俞、京门、次髎治肾气虚带下
　　　　　　配中极、次髎、行间、三阴交治湿热下注之带下
　　　　　　配血海、三阴交治月经不调。
　　［刺灸法］直刺 1～1.5 寸。
　　［穴性］足少阳经与带脉交会穴。

27. GB27 五枢 Wǔshū

　　［释名］五通午，有纵横交错之意，枢有枢纽、转枢之意，此处经脉纵横交错，穴居髋部转枢之处，故名。
　　［定位］在侧腹部，当髂前上棘的前方，横平脐下 3 寸处。
　　［解剖］有腹内、外斜肌及腹横肌；有旋髂浅、深动、静脉；布有髂腹下神经。
　　［功能］通调带脉，疏理下焦
　　［主治］妇科病证——阴挺，赤白带下，月经不调等
　　　　　　局部病——疝气，少腹痛，便秘，腰胯痛
　　［配穴］五枢透维道、气海俞、阳陵泉用于对子宫全切术针麻
　　　　　　配太冲、曲泉治睾丸炎
　　［刺灸法］直刺 1～1.5 寸。
　　［穴性］足少阳经与带脉交会穴。

28. GB28 维道 Wéidào

　　［释名］维有联之意，道即路。穴为胆经与带脉交会处。
　　［定位］在侧腹部，当髂前上棘的前下方，五枢前下 0.5 寸。
　　［解剖］在髂前上棘前内方，有腹内、外斜肌及腹横肌；有旋髂浅、深动、静脉；布有髂腹股沟神经。
　　［功能］调理冲任，通畅下焦
　　［主治］妇科病证——阴挺，赤白带下，月经不调
　　　　　　局部病——腰胯少腹痛，疝气，水肿
　　［配穴］配百会、气海、足三里、三阴交治气虚下陷之阴挺或带下症
　　　　　　配五枢、带脉、中极、太冲、三阴交治卵巢囊肿、闭经

配横骨、冲门、气冲、大敦治疝气

配中极、关元、百会治阴挺

［刺灸法］直刺或向前下方斜刺 1~1.5 寸。

［穴性］足少阳经与带脉交会穴。

29. GB29 居髎 Jūliáo

［释名］居即在处，髎指骨隙，又为髋部之别名。该穴在髋关节部，是处凹陷，故名。

［定位］在髋部，当髂前上棘与股骨大转子高点连线的中点处。

［解剖］有臀中肌，臀小肌；有臀上动、静脉下支；布有臀上皮神经及臀上神经。

［功能］舒经活络，强健腰腿

［主治］经络病——腰痛，下肢痿痹，瘫痪，疝气，少腹痛

［配穴］配环跳、委中治腿风湿痛

配腰夹脊穴 $L_{1\sim5}$、环跳、风市、阳陵泉、条口、悬钟治下肢瘫痪、坐骨神经痛、腓总神经麻痹

配委中、环跳治腰腿痛

［刺灸法］直刺 1~1.5 寸。

［穴性］足少阳经与阳跷脉交会穴。

30. GB30 环跳 Huántiào

［释名］跳跃时屈膝屈髋成环曲，此穴主治下肢痿痹、瘫痪，使其恢复跳跃功能而命名。

［定位］在股外侧部，侧卧屈股，当股骨大转子最凸点与骶管裂孔连线的外 1/3 与中 1/3 交点处。

［解剖］在臀大肌、梨状肌下缘；内侧为臀下动、静脉；布有臀下皮神经、臀下神经，深部正当坐骨神经。

［功能］疏通经络，强腰益肾

［主治］经络病——腰胯疼痛，痿痹痉挛，半身不遂，截瘫，膝踝肿痛不能转侧

［配穴］配风市治风痹

配太白、足三里、阳陵泉、丰隆、飞扬治下肢静脉炎

配风市、膝阳关、阳陵泉、丘墟治胆经型坐骨神经痛

　　　　配居髎、风市、中渎治股外侧皮神经炎

　　　　配风市、阳陵泉治坐骨神经痛

　　　　配足三里、悬钟治偏瘫

　　［刺灸法］直刺 2～3 寸。下肢疾患可在环跳上 1 寸处针刺，略向下方刺入，使针感循经达下肢。外生殖器及小腹疾患，宜向病所刺入，针感达病所。

　　［穴性］足少阳，足太阳经交会穴。

31. GB31 风市 Fēngshì

　　［释名］市有集结之意，该穴主治下肢风痹不仁、偏风半身不遂等证，言其为风气集结之处，又为祛风之要穴，故名。

　　［定位］在大腿外侧部的中线上，当腘横纹上 7 寸。或简便取穴法：直立垂手时，中指尖处。

　　［解剖］在阔筋膜下，股外侧肌中；有旋股外侧动、静脉肌支；布有股外侧皮神经，股神经肌支。

　　［功能］祛风散寒，壮骨强筋

　　［主治］局部病证——髋骨痛、膝股痛、股部痛

　　　　　　下肢病证——半身不遂，下肢痿痹，麻木

　　　　　　皮肤病——遍身瘙痒，脚气

　　［配穴］配风池、大杼、大椎、命门、关元、腰阳关、十七椎治类风湿

　　　　　　配环跳、足三里治中风偏瘫

　　　　　　配曲池、百虫窝治荨麻疹

　　［刺灸法］直刺 1～2 寸。

32. GB32 中渎 Zhōngdú

　　［释名］狭窄的水道为渎，穴在股外侧中筋间凹陷如沟渎。

　　［定位］在大腿外侧，当风市下 2 寸，或腘横纹上 5 寸，股外肌与股二头肌之间。

　　［解剖］在阔筋膜下，股外侧肌中；有旋股外侧动、静脉肌支；布有股外侧皮神经，股神经肌支。

　　［功能］舒通经络，散风祛湿

　　［主治］下肢疾患——下肢痿痹、麻木，半身不遂

　　［配穴］配环跳、风市、膝阳关、阳陵泉、足三里治下肢痿痹

　　　　　　配髀关、阳陵泉治下肢瘫痪

［刺灸法］直刺 1 ~ 2 寸。

33. GB33 膝阳关 Xīyángguān

［释名］位于膝关节外侧，故名。

［定位］在膝外侧，阳陵泉上 3 寸，当股骨外上髁上方的凹陷处。

［解剖］在髂胫束后方，股二头肌腱前方；有膝上外侧动、静脉；布有股外侧皮神经末支。

［功能］疏风散寒，舒筋活血

［主治］下肢疾患——膝膑肿痛，腘筋挛急，小腿麻木

［配穴］配环跳、承筋治胫痹不仁

配血海、膝关、犊鼻、丰隆、曲池、合谷治膝关节炎

［刺灸法］直刺 1 ~ 1.5 寸。

34. GB34 阳陵泉 Yánglíngquán

［释名］外侧为阳，陵指高处，泉指凹陷。穴在下肢外侧腓骨小头前凹陷处而得名。

［定位］在小腿外侧，当腓骨小头前下方凹陷处。

［解剖］在腓骨长、短肌中；有膝下外侧动、静脉；当腓总神经分为腓浅神经及腓深神经处。

［功能］疏肝清胆，泄热利湿，舒筋活络

［主治］胆腑病——口苦黄疸，胁肋痛，呕吐吞酸

筋病——痿证，舞蹈病，痉病

通路病——半身不遂，下肢痹痛，麻木，膝肿痛

［配穴］配期门、间使——清利肝胆

配合谷、太冲——息风解痉

配阴陵泉、灸关元——温化寒食

配曲池治半身不遂

配日月、期门、胆俞、至阳治黄疸、胆囊炎、胆结石

配足三里、上廉治胸胁痛

配胆俞、日月治胆囊炎

配环跳、昆仑治腰腿痛

［刺灸法］直刺 1 ~ 1.5 寸。

［穴性］足少阳经所入为"合"（土）穴；下合穴，八会穴——筋会。

35. GB35 阳交 Yángjiāo

［释名］此穴为足少阳胆与阳维之交会穴，故名。

［定位］在小腿外侧，当外踝尖上7寸，腓骨后缘。

［解剖］在腓骨长肌附着部；布有腓肠外侧皮神经。

［功能］温胆宁神，通经活血

［主治］经络病——胸胁胀满疼痛，面肿，瘛疭，膝股痛，下肢痿痹

         神志病——惊狂，癫痫

［配穴］配支沟、相应节段夹脊穴治带状疱疹之神经痛

         配阳辅、绝骨、行间、昆仑、丘墟治两足麻木

         配环跳、秩边、风市、伏兔、昆仑治腰腿痛、腰扭伤、坐骨神

         经痛、中风半身不遂之下肢瘫痪、小儿麻痹证

         配悬钟治腓神经麻痹

［刺灸法］直刺1~1.5寸。

［穴性］阳维脉郄穴。

36. GB36 外丘 Wàiqiū

［释名］陵起为丘，穴当小腿外侧，肌肉隆起处，故名。

［定位］在小腿外侧，当外踝尖上7寸，腓骨前缘，平阳交。

［解剖］在腓骨长肌和趾总伸肌之间，深层为腓骨短肌；有胫前动、静脉肌支；布有腓浅神经。

［功能］疏肝利胆，清热解毒

［主治］经络病——颈项强痛，胸胁满痛，下肢痿痹

         神志病——癫狂

［配穴］配腰奇、间使、丰隆、百会治癫痫

         配环跳、伏兔、阳陵泉、阳交治下肢痿、痹、瘫

         配足三里、条口、阳陵泉治腓总神经麻痹

         配大椎、天柱治颈椎病

         配内关、大包治肋间神经痛

［刺灸法］直刺1~1.5寸。

［穴性］足少阳经郄穴。

37. GB37 光明 Guāngmíng

［释名］因该穴主治目疾而得名。

　　［定位］在小腿外侧，当外踝尖上5寸，腓骨前缘。

　　［解剖］在趾长伸肌和腓骨短肌之间；有胫前动、静脉分支；布有腓浅神经。

　　［功能］清肝明目，祛风通络

　　［主治］目疾——目痛，夜盲，近视花眼

　　　　　　经络病——下肢痿痹，乳房胀痛，膝痛

　　［配穴］配肝俞、肾俞、风池、目窗、睛明、行间治青光眼和早期白内障

　　　　　　配穴睛明、球后治目疾

　　［刺灸法］直刺1~1.5寸。

　　［穴性］足少阳经络穴。

38. GB38 阳辅 Yángfǔ

　　［释名］外为阳，古称腓骨为外辅骨。穴在腓骨前缘，故名。

　　［定位］在小腿外侧，当外踝尖上4寸，腓骨前缘稍前方。

　　［解剖］在趾长伸肌和腓骨短肌之间；有胫前动、静脉分支；布有腓浅神经。

　　［功能］疏肝调气，通经活络

　　［主治］痛证——偏头疼，目外眦痛，腋下肿痛，咽喉肿痛，胸胁胀痛

　　　　　　经络病——下肢痿痹，脚气

　　［配穴］配陵后、飞扬、金门治下肢痿痹

　　　　　　配阳陵泉、外关治风湿性关节炎

　　　　　　配扶突、合谷治喉痹

　　［刺灸法］直刺1~1.5寸。

　　［穴性］足少阳经所行为"经"（火）穴。

39. GB39 悬钟（绝骨）Xuánzhōng

　　［释名］穴当足踝上3寸，昔时常有小儿此处悬戴响铃似钟而得名。

　　［定位］在小腿外侧，当外踝尖上3寸，腓骨前缘。

　　［解剖］在腓骨短肌与趾长伸肌分歧处；有胫前动、静脉分支；布有腓浅神经。

　　［功能］祛风利湿，通经活络

　　［主治］经络病——咽喉肿痛，颈项强痛，胸胁胀痛，半身不遂，下肢

　　　　　　　　　痿痹

髓病——痿证，软骨病，落枕

局部病——足内翻，足外翻

[配穴] 配太溪、肾俞——补肾益精填髓

配内庭治心腹胀满

配昆仑、合谷、肩髃、曲池、足三里治中风半身不遂

配后溪、列缺治项强落枕

[刺灸法] 直刺 1 ~ 1.5 寸。

[穴性] 八会穴之一，髓会绝骨。

40. GB40 丘墟 Qiūxū

[释名] 高处称丘，大丘称墟，此指外踝而言。穴在其前下，因名。

[定位] 在外踝的前下方，当趾长伸肌腱的外侧凹陷处。

[解剖] 在趾短伸肌起点；有外踝前动、静脉分支；布有足背中间皮神经分支及腓浅神经分支。

[功能] 通经活络，通利关节

[主治] 经络病——颈项痛，胸胁痛，下肢痿痹，疝气

肝胆火旺——中风，头痛，高血压，瘰疬

五官病——耳鸣耳聋，目赤肿痛，目翳，鼻渊，疟腮

局部病——足内翻，足下垂，局部麻木、疼痛

[配穴] 配太冲、百会——平肝息风

配阳陵泉、胆俞——清利胆腑

配昆仑、绝骨治踝跟足痛

配中渎治胁痛

配大敦、阴市、照海治卒疝

配日月、期门、肝俞、胆俞、阳陵泉、腕骨治黄疸、胆道疾患

配行间、昆仑、太冲治足不能行

[刺灸法] 直刺 0.5 ~ 0.8 寸。

[穴性] 足少阳经所过为原。

[穴位比较]

胆俞 ⎫
　　 ⎬ 治疗胆腑病 ⎫
阳陵泉 ⎭　　　　　　⎬ 均是治胆要穴
丘墟　 治疗胆经病 ⎭

41. GB41 足临泣 Zúlínqì

［释名］与头临泣相对应而名。

［定位］在足背外侧，当足第4趾本节（第4趾关节）的后方，小趾伸肌腱的外侧凹陷处。

［解剖］有足背静脉网，第4趾背侧动、静脉；布有足背中间皮神经。

［功能］疏肝息风，清火化痰

［主治］经络病——目赤肿痛，目眩，中风偏瘫，乳痈

　　　　痛证——头痛，胁肋疼痛，痹痛不仁，足跗肿痛

　　　　月经病——月经不调

［配穴］配三阴交治痹证

　　　　配三阴交、中极治月事不利

　　　　配穴三阴交、中极治月经不调

　　　　配阳谷、腕骨、申脉治眩晕

［刺灸法］直刺0.5~0.8寸。

［穴性］足少阳经所注为"输"（木）穴。八脉交会穴之一，通于带脉。

42. GB42 地五会 Dìwǔhuì

［释名］此穴能治足病五指不能着地，以使五指着地，站立不稳，故名。

［定位］在足背外侧，当足第4趾本节（第4趾关节）的后方，第4、5趾骨之间，小趾伸肌腱的内侧缘。

［解剖］有足背静脉网，第4趾背侧动、静脉；布有足背中间皮神经。

［功能］清肝泻胆，明目聪耳

［主治］经络病——头痛，目赤痛，耳鸣耳聋，胸满胁痛，乳痈，足跗肿痛

［配穴］配耳门、足三里治耳鸣、腰痛

　　　　配悬钟、太冲治足背肿痛

［刺灸法］直刺或斜刺0.5~0.8寸。

43. GB43 侠溪 Xiáxī

［释名］侠通挟，溪指沟陷，穴处第4、5指缝间的沟陷中，故名。

［定位］在足背外侧，当第4、5趾间缝纹端。

［解剖］有趾背侧动、静脉；布有足背中间皮神经之趾背侧神经。

［功能］清热息风，消肿止痛

［主治］头面五官病证——头痛眩晕，耳聋耳鸣，目赤肿痛，颊肿
　　　　痛证——胁肋疼痛，膝股痛，足跗肿痛

［配穴］配太阳、太冲、阳白、风池、头临泣治眩晕、偏头痛、耳鸣耳聋
　　　　配阳关治膝关节肿痛

［刺灸法］直刺0.3~0.5寸。

［穴性］足少阳经所溜为"荥"（水）穴。

44. GB44 足窍阴 Zúqiàoyīn

［释名］与头窍阴相对应而言。

［定位］在第4趾末节外侧，距趾甲角0.1寸。

［解剖］有趾背侧动、静脉和趾跖动脉形成的动脉网；布有趾背侧神经。

［功能］疏肝息风，清热明目

［主治］头面五官病——偏头痛，目眩，目赤肿痛，耳聋耳鸣，喉痹
　　　　经络病——胸胁痛，足跗肿痛

［配穴］配太冲、太溪、内关、太阳、风池、百会治神经性头痛、高血
　　　　压病、神经性耳聋
　　　　配阳陵泉、期门、支沟、太冲治胆道疾患
　　　　配水沟、太冲、中冲、百会、风池急救中风昏迷
　　　　配曲池、足三里治高血压

［刺灸法］浅刺或点刺出血。

［穴性］本经终止穴，足少阳经所出为"井"（金）穴。

（四）本经小结

1. 主治重点
头面部病——风池、听会、上关、光明
侠溪：耳鸣耳聋；足窍阴：头痛。
神志病——天冲、本神、外丘、完骨均治疗癫疾。
妇科病——带脉、阳陵泉。
胆腑病——日月、京门、阳陵泉。

2. 刺灸注意事项

风池穴不宜针刺过深，以免刺及椎动脉及延髓；肩井及胸侧部穴不宜深刺，以免刺伤脏器。

足少阳胆经穴歌

少阳足经瞳子髎，四十四穴行迢迢，

听会上关颌厌集，悬颅悬厘曲鬓翘，

率谷天冲浮白次，窍阴完骨本神邈，

阳白临泣目窗辟，正营承灵脑空摇，

风池肩井渊液部，辄筋日月京门标，

带脉五枢维道续，居髎环跳风市招，

中渎阳关阳陵穴，阳交外丘光明宵，

阳辅悬钟丘墟外，足临泣地五侠溪，

第四指端窍阴毕。

十二、足厥阴肝经

（一）经脉循行

1. 原文

肝足厥阴之脉，起于大指丛毛[1]之际，上循足跗上廉，去内踝一寸，上踝八寸，交出太阴之后，上腘内廉，循股阴[2]，入毛中，环阴器，抵小腹，夹胃，属肝，络胆，上贯膈，布胁肋，循喉咙之后，上入颃颡[3]，连目系[4]，上出额，与督脉会于巅[5]。

其支者，从目系下颊里，环唇内。其支者，复从肝别贯膈，上注肺。

注释：

[1] 丛毛：足大趾毛发生长的地方。

[2] 股阴：大腿内侧。

[3] 颃颡：咽喉的后部。

[4] 目系：眼后与脑联系的地方。

[5] 巅：最高的地方，头顶。

2. 译文

起始于大趾毫毛部（大敦），向上沿着足背上边（行间，太冲），离内踝一寸处（中封），上向小腿内侧（会三阴交，经蠡沟，中都，膝关），于内踝上八寸处交出足太阴脾经之后，上腘内侧（曲泉），沿着大腿内侧（阴包，足五里，阴连），进入阴毛中，环绕阴部，至小腹（急脉，会冲门，府舍，曲骨，中极，关元），挟胃旁边，属于肝，散络于胆（章门，期门），向上通过膈肌，分布于胁肋部，沿气管之后，向上进入颃颡（喉头及鼻咽部），连接目系，上行出于额部，与督脉交会于头顶。

头部一支：从目系下向颊里，环绕唇内。

腹部一支：从肝分出，通过膈肌，向上流注于肺（接手太阴肺经）。

3. 联系的脏腑组织器官　肝、胆、胃、督脉、前阴、喉咙、目。

（二）主治病候

主治泌尿生殖系统病证、神经系统病证、肝胆病证、眼病及本经脉所经过部位之病证。腰痛、胸满、呃逆、遗尿、小便不利、疝气、少腹肿、妇科病、前阴病。

（三）本经腧穴

起于大敦，止于期门，共 14 穴，其中 12 穴分布与下肢内侧，其余 2 穴配列于腹部及胸部。

1. LR1 大敦 Dàdūn

［释名］穴当足大趾端，其处敦厚，故名大敦。

［定位］在足大指末节外侧，距趾甲角 0.1 寸。

［解剖］有足趾背动、静脉；布有腓神经的趾背神经。

［功能］调理经血，苏厥醒神

［主治］妇科病——月经不调，崩漏阴挺。

　　　　前阴病——阴缩阴痛，阴痒疝气，尿血，癃闭遗尿，淋疾

　　　　经络病——少腹痛，腰痛

　　　　神志病——癫狂痫

［配穴］配内关、水沟治癫、狂、痫和中风昏仆

　　　　配膻中、天突、间使治梅核气

　　　　配照海治寒疝（百症赋）

［刺灸法］斜刺 0.1～0.2 寸，或用三陵针点刺出血。

［穴性］本经起始穴，足厥阴经所出为"井"（木）穴。

2. LR2 行间 Xíngjiān

［释名］行即经过，因穴位于大、次趾之间而得名。

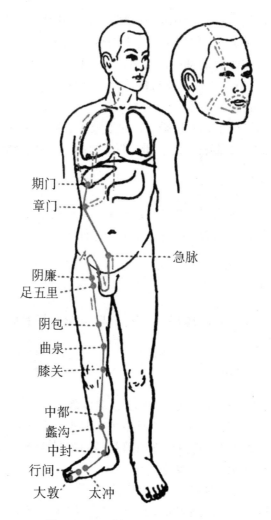

图 3-12 足厥阴肝经（丑时 1~3）

[定位] 在足背侧，当第 1、2 趾间，趾蹼缘的后方赤白肉际处。

[解剖] 有足背静脉网；第 1 趾背侧动、静脉；腓神经的跖背侧神经分为趾背神经的分歧处。

[功能] 泻肝熄火，凉血清热

[主治] 经络病——疝气，胸胁满痛，膝肿，下肢内侧痛，足跗肿痛

目疾——目赤肿痛，青盲，目眩斜视

妇科病——月经不调，痛经闭经，白带，阴中痛

泌尿系统病——遗尿淋证

　　　　　肝火——中风，头痛眩晕，牙痛，胁痛，耳鸣耳聋，瘾疹，失眠

　　　　　血证——咳血吐血、衄血

　　　　　神志病——癫狂

　[配穴]　配丘墟、阴陵泉——清利湿热

　　　　　配风池、复溜——息风滋阴

　　　　　配尺泽、三阴交——凉血止血

　　　　　配睛明治青光眼、降眼压

　　　　　配太冲、合谷、风池、百会治肝火上炎、头痛、眩晕、衄血

　　　　　配中脘、肝俞、胃俞治肝气犯胃之胃痛

　　　　　配中府、孔最治肝火犯肺干咳或咯血

　　　　　配睛明治雀目肝气(《百症赋》)

　　　　　配涌泉治消渴(《百症赋》)

　　　　　配复溜治阴虚肝热

　[刺灸法]　直刺 0.5 ~ 0.8 寸。

　[穴性]　足厥阴经所溜为"荥"（火）穴。

3. LR3 太冲 Tàichōng

　[释名]　本穴为足厥阴经之原穴，输穴，肝主藏血，冲指要冲，太冲指此处血气充盛而言。

　[定位]　在足背侧，当第1、2跖骨结合部之前凹陷处。

　[解剖]　在拇长伸肌腱外缘；有足背静脉网，第1跖背侧动脉；布有腓深神经的跖背侧神经，深层为胫神经足底内侧神经。

　[功能]　清泄肝火，化湿行气，活血养血

　[主治]　神志病——小儿惊风，癫狂病

　　　　　月经病——月经不调，痛经闭经

　　　　　泌尿系统病——遗尿癃闭

　　　　　肝胆病——黄疸胁痛，腹胀呕逆

　　　　　经络病——下肢痿躄，膝股内侧痛，足跗肿痛，咽痛嗌干

　　　　　肝火、肝风证——中风，头痛眩晕，抽搐

　　　　　五官病——目赤肿痛，视物模糊，耳鸣耳聋

　　　　　血证——尿血，衄血，吐血

　　　　　通路病——疝气，胁痛，奔豚气

　[配穴]　配光明——原络配穴法

配肝俞——俞原配穴法

配合谷——四关穴，具有开窍醒神作用

配间使——疏肝解郁

配大敦治七疝

泻太冲，补太溪、复溜治肝阳上亢之眩晕

配合谷为开四关又治四肢抽搐

配肝俞、膈俞、太溪、血海治贫血羸瘦

配间使、鸠尾、心俞、肝俞治癫狂痫

配合谷治口歪

配百会治头痛、眩晕

配伏兔治下肢痿躄

配中封、足三里治步行艰难（胜玉歌）

［刺灸法］直刺 0.5～0.8 寸。

［穴性］足厥阴经所注为"输"（土）穴，本经原穴。

［穴位比较］

共性：太冲、行间均可平肝降逆通络。

太冲养血平肝，穴性平和，以调经为主；行间清热降逆为主。

①间使——主治胸膈、胁、上腹、肩背、腰及上肢疾病，有行气散滞之功效。

太冲——主治胁肋、小腹、少腹、阴器、目、面、巅顶及下肢疾病，有疏肝理气之功效。两穴均有理气功效。

②行间——偏于治疗肝气郁结、肝火上炎之肝实证，多用泻法。

太冲——既治肝实证又治寒滞肝脉及肝血虚证。较行间治病广。

两穴均有治肝的作用。

4. LR4 中封 Zhōngfēng

［释名］穴处踝关节皮肉封藏，两筋之裹菀其中，故名。

［定位］在足背侧，当足内踝前，商丘与解溪连线之间，胫骨前肌腱的内侧凹陷处。

［解剖］在胫骨前肌腱的内侧；有足背静脉网；布有足背侧皮神经的分支及隐神经。

［功能］平肝清热，除湿驱邪

［主治］泌尿、生殖系统病——疝气，阴茎痛，遗精，淋证，小便不利

　　　　　　经络病——胸腹胀满，少腹痛，腰痛，足冷，内踝肿痛

　[配穴] 配胆俞、阳陵泉、太冲、内庭泄热舒肝治黄疸、疟疾

　　　　　配足三里、阴廉治阴缩入腹、阴茎痛、遗精、淋证、小便不利

　　　　　配蠡沟治阴痒痛、阴道痉挛、外阴白斑

[刺灸法] 直刺 0.5~0.8 寸。

[穴性] 足厥阴经所行为"经"（金）穴。

5. LR5 蠡沟 Lìgōu

[释名] 穴处踝关节皮肉封藏，两筋之裹菀其中，故名。

[定位] 在小腿内侧，当足内踝尖上5寸，胫骨内侧面的中央。

[解剖] 在胫骨内侧面下 1/3 处；其内后侧有大隐静脉；布有隐神经的前支。

[功能] 疏肝理气，清热利湿

[主治] 妇科病——阴痒阴痛，阴挺，赤白带下，月经不调

　　　　泌尿系统病——小便不利，疝气，睾丸疼痛

　　　　经络病——小腹痛，腰背拘急不可俯仰，胫部酸痛

[配穴] 配百虫窝、阴陵泉、三阴交治滴虫性阴道炎

　　　　配中都、地机、中极、三阴交治月经不调、带下症、睾丸炎

　　　　配大敦、气冲治睾肿、卒疝、赤白带下

[刺灸法] 平刺 0.5~2 寸。

[穴性] 本经络穴。

6. LR6 中都 Zhōngdū

[释名] 穴当大腿前内侧中间沟中，故名。

[定位] 在小腿内侧，当足内踝尖上7寸，胫骨内侧面的中央。

[解剖] 在胫骨内侧面中央；其内后侧有大隐静脉；布有隐神经的中支。

[功能] 疏肝理气，活血止痛

[主治] 经络病——胁痛，腹胀泄泻，疝气

　　　　妇科病——崩漏，恶露不尽

[配穴] 配血海、三阴交治月经过多和崩漏、产后恶露不绝

　　　　配合谷、次髎、三阴交治痛经

　　　　配脾俞、阴陵泉治带下

配足三里、梁丘治肝木乘土之腹胀泄泻

配太冲治疝气

配三阴交、阴陵泉、膝阳关、膝关、伏兔、箕门治下肢痿痹瘫痛

刺灸法：平刺0.5～0.8寸。

［刺灸法］斜刺0.3～0.8寸。

［穴性］本经郄穴。

7. LR7 膝关 Xīguān

［释名］因穴当膝关节，主治膝关节之病，故名。

［定位］在小腿内侧，当胫骨内髁的后下方，阴陵泉后1寸，腓肠肌内侧头的上部。

［解剖］在胫骨内侧后下方，腓肠肌内侧头的上部；深部有胫后动脉；布有腓肠内侧皮神经，深层为胫神经。

［功能］散风除湿，通利关节

［主治］经络病——膝膑肿痛，寒湿走注，历节风痛，下肢痿痹

［配穴］配足三里、血海、阴市、阳陵泉、髀关、伏兔、丰隆治中风下肢不遂、小儿麻痹等

配委中、足三里治两膝红肿疼痛

［刺灸法］直刺1～1.5寸。

8. LR8 曲泉 Qūquán

［释名］屈膝时呈现凹陷，故名。

［定位］在膝内侧，屈膝，当膝关节内侧端，股骨内侧髁的后缘，半腱肌、半膜肌止端的前缘凹陷处。

［解剖］在胫骨内髁后缘，半膜肌、半腱肌止点前上方；有大隐静脉、膝最上动脉；布有隐神经、闭孔神经，深向腘窝可及胫神经。

［功能］舒筋活络，调理气血，清利湿热

［主治］肝风证——头痛目眩，癫狂

妇科病——月经不调，痛经白带，阴挺阴痒，产后腹痛

男性病——遗精，阳痿，疝气，小便不利

经络病——膝膑肿痛，下肢痿躄

［配穴］配丘墟、阳陵泉治胆道疾患

配复溜、肾俞、肝俞治肝肾阴虚之眩晕、翳障眼病

配支沟、阳陵泉治心腹疼痛、乳房胀痛、疝痛

配归来、三阴交治肝郁气滞之痛经、月经不调

配三阴交、照海治疝气腹痛。（席弘赋）

［刺灸法］直刺 1～1.5。

［穴性］足厥阴经所入为"合"（水）穴。

9. LR9 阴包 Yīnbāo

［释名］穴在股内侧称阴，包指包藏，穴在足太阴脾经和足少阴肾经两阴经之间，故名。

［定位］在大腿内侧，当股骨上髁上 4 寸，股内肌与缝匠肌之间。

［解剖］在股内肌与缝匠肌之间，内收长肌中点，深层为内收短肌；有股动、静脉，旋股内侧动脉浅支；布有股前皮神经，闭孔神经浅、深支。

［功能］调经养血，通利下焦

［主治］通路病——月经不调，遗尿，小便不利，腰骶痛引小腹

［配穴］配交信治月经不调

配关元、肾俞治气虚不固之遗尿

配箕门、足五里、血海治膝股内侧疼痛、痿证

［刺灸法］直刺 0.8～1 寸。

10. LR10 足五里 Zúwǔlǐ

［释名］穴当箕门上 5 寸，与手五里相对而言。

［定位］在大腿内侧，当气冲直下 3 寸，大腿根部，耻骨结节的下方，长收肌的外缘。

［解剖］有内收长肌、内收短肌；有股内侧动脉浅支；布有闭孔神经浅支和深支。

［功能］清热除湿，通利下焦

［主治］通路病——少腹胀痛，小便不通，阴挺，睾丸肿痛，嗜卧，四肢倦怠

［配穴］配三阳络、天井、历兑、三间治嗜卧欲动摇

［刺灸法］直刺 0.5～0.8 寸。

11. LR11 阴廉 Yīnlián

［释名］内侧为阴，边缘为廉，穴居股内侧近边缘处，故名。

［定位］在大腿内侧，当气冲直下 2 寸，大腿根部，耻骨结节的下方，长收肌的外缘。

［解剖］有内收长肌和内收短肌；有旋股内侧动、静脉的分支；布有股神经的内侧皮支，深层为闭孔神经的浅支和深支。

［功能］调经养血，通利下焦

［主治］妇科病——月经不调，赤白带下

经络病——少腹疼痛，股内侧痛，下肢挛急

［配穴］配曲骨、次髎、三阴交治湿热下注之月经不调、白带多、阴门瘙痒

配肾俞、大赫、命门、太溪治妇人不孕、男子不育症

配委中、次髎、膀胱俞治膀胱结石

［刺灸法］直刺 0.8～1 寸。

12. LR12 急脉 Jímài

［释名］冲动为急，穴居阴旁动脉处，故名。

［定位］在耻骨结节的外侧，当气冲外下腹股沟股动脉搏动处，前正中线旁开 2.5 寸。

［解剖］有阴部外动、静脉分支及腹壁下动、静脉的耻骨支，外方有股静脉；布有髂腹股沟神经，深层为闭孔神经的分支。

［功能］疏肝理气，调畅下焦

［主治］局部病——疝气，阴挺，阴茎痛，少腹痛，股内侧痛

［配穴］配大敦治疝气、阴挺、阴茎痛、阳痿

配阴包、箕门、曲泉、足五里治下肢痿痹、小儿麻痹

［刺灸法］直刺 0.5～1 寸。

13. LR13 章门 Zhāngmén

［释名］章意为彰明，穴属肝经，主春，主生，主明，且为脏气之会，分列左右两胁，称之为门，故名。

［定位］在侧腹部，当第 11 肋游离端的下方。

［解剖］有腹内、外斜肌及腹横肌；有肋间动脉末支；布有第 10、11 肋间神经；右侧当肝脏下缘，左侧当脾脏下缘。

［功能］疏肝理气，调和脾胃

［主治］肝胆病——胁肋痛，黄疸，腹中痞块，胆结石

　　　　　　脾胃病——腹痛腹胀，肠鸣泄泻，胃痛，呕吐呃逆，小儿疳积

　　　　　　局部病——膨胀积聚，腰脊痛

　　［配穴］配脾俞、足三里——健脾益胃

　　　　　　配太冲、公孙——疏肝和胃

　　　　　　配丘墟、行间——疏肝利胆

　　　　　　配足三里治荨麻疹、组胺过敏症

　　　　　　配天枢、脾俞、中脘、足三里治肝脾不和之证

　　　　　　配肾俞、肝俞、水道、京门、阴陵泉、三阴交、阳谷、气海治

　　　　　　肝硬化腹水、肾炎

　　　　　　配足三里治腹泻

　　［刺灸法］斜刺 0.5 ~ 0.8 寸；防止针刺过深，注意肝脾肿大者以免伤
及脏器。

　　［穴性］足太阴经之募穴；八会穴之脏会。

　　［穴位比较］

　　脾俞——补多泻少，泻之易于伤脾，补之健脾益气，多用于治疗脾虚
　　　　　　证。

　　章门——泻多补少，补之易致涩滞，泻之疏肝理气，多用于治疗肝胆、
　　　　　　脾胃、胁肋痞块等疾患。

14. LR14 期门 Qīmén

　　［释名］期指一周，考人体会十二经脉气血始于云门，终于期门，周而
复始，故名期门。

　　［定位］在胸部，当乳头直下，第 6 肋间隙，前正中线旁开 4 寸。

　　［解剖］有腹直肌、肋间肌；有肋间动、静脉；布有第 6、7 肋间神经。

　　［功能］疏肝理气，健脾和胃

　　［主治］气滞证——胸胁胀满疼痛，胃痛，饥不欲食，呕吐呃逆，吞酸
　　　　　　　　　　腹胀

　　　　　　局部病——胸胁满闷，乳痛乳癖，乳汁缺乏

　　［配穴］配肝俞——俞募配穴

　　　　　　配太冲——原募配穴

　　　　　　配阳陵泉、间使——疏肝理气利胆

　　　　　　配大敦治疝气

　　　　　　配肝俞、公孙、中脘、太冲、内关治肝气郁结之证

配期门、通里治外感汗不出

配支沟、阳陵泉治胁痛

[刺灸法] 斜刺 0.5～0.8 寸，不可深刺。留针时因体位移动、呼吸幅度加大、咳嗽，针体会徐徐自行进入，所以要用短针或斜刺。

[穴性] 足厥阴经之募穴。本经终止穴。

[穴位比较]

①肝俞——多治疗肝气郁结、气滞血瘀、肝血不足所致之肝胃、胁肋、眼目病证。补泻均可。

　期门——多限于治疗肝气郁结、气滞血瘀所致之肝胆、胁肋、乳房病证。

多用泻法。

②太冲——肝之原穴，治疗肝气郁结、肝火、寒滞肝脉、肝血不足之病证，能发挥辨证和循经取穴双重作用。

　期门——功用同上1，肝之募穴。能收到辨证和循经取穴双重效果。

③期门、章门均治肝胆肠胃疾病。章门治肠道疾病之泻泄、腹胀。

　期门——治肝胆气滞之胁肋痛。

（四）本经小结

1. 主治小结

肝胆病——大敦、太冲、行间、章门、期门。

心脏病——大敦、行间、太冲。

脾胃病——章门、期门。

肾脏病——曲泉。

妇科病——大敦、太冲、蠡沟、曲泉。

前阴病——大敦、中封、蠡沟、曲泉

头面部病——行间、太冲

2. 刺灸注意事项

下肢胫骨内侧面只能浅刺或平刺。

期门、章门不宜深刺，避免伤及内脏。

足厥阴肝经穴歌

一十三穴足厥阴，大敦行间太冲侵，

中封蠡沟中都近，膝关曲泉阴包临，

五里阴廉急脉穴，章门常对期门深。

第二节　奇经八脉

一、督脉

（一）经脉循行

1. 原文

督脉者，起于下极之输[1]，并于脊里[2]，上至风府，入脑。上巅，循额，至鼻柱。

注释

[1] 下极之输：指前后阴之间的会阴穴。

[2] 脊里：脊柱之里面。

2. 译文

起于小腹内，下行出于会阴部，向后行于脊柱的内部，上达项后风府，进入脑内，上行巅顶，沿前额下行鼻柱。

3. 联络的脏腑器官　脑，脊髓，脊柱，肾，鼻，眼，唇

（二）主治病候

神志病，脏腑病，生殖系统疾病，热性病证和本经所过部位之病证，如脊柱强痛、角弓反张等。

（三）本经腧穴

起于长强，止于龈交，共28个穴，分布于头、面、项、背、腰、骶部之后正中线上（骨度分寸法：21椎，肩胛骨下缘连线为第7胸椎，髂前上棘连线为第4腰椎）。

1. DU1 长强 Chángqiáng

［释名］为督脉之络，夹脊，上顶，散头上，其分布"长"而作用"强"，故名。

［定位］尾骨端下，当尾骨端与肛门连线的中点处。

［解剖］穴内有神经血管：浅层有肛神经皮支分布；深层有肛神经肌支和肛动脉分布。

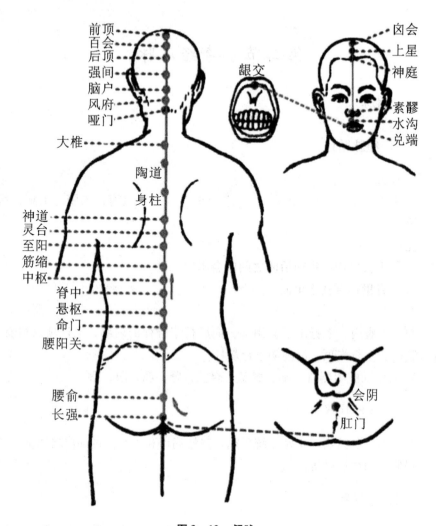

前顶
百会
后顶
强间
脑户
风府
哑门
大椎
陶道
身柱
神道
灵台
至阳
筋缩
中枢
脊中
悬枢
命门
腰阳关
腰俞
长强

龈交

囟会
上星
神庭
素髎
水沟
兑端

会阴
肛门

图 3 – 13　督脉

［功能］清利湿热，安神通络

［主治］肛门疾患——痔疾，脱肛，便血

　　　　肠腑疾患——泄泻，痢疾，便秘

　　　　膀胱疾患——癃闭，淋证，阴部湿痒

　　　　经络病——腰脊、尾骶部疼痛

　　　　神志病——癫、狂、痫

　　　　痉病——脊柱强痛，角弓反张

［配穴］配承山治肛门疾患

配二白、阴陵泉、上巨虚、三阴交治痔疮

配精宫、二白、百会（灸）治脱肛、痔疮

配小海、少海治癫痫抽搐

［刺灸法］紧靠尾骨前面平刺 2.5～3 寸，不宜直刺，以免伤及直肠。

［穴性］本经起始穴，本经穴。

2. DU2 腰俞 Yāoshū

［释名］《素问·缪刺论》："腰尻之解……是腰俞。"腰尻指骶骨，解指骶管裂孔处，穴位均可称"俞"，因名。

［定位］骶部，当后正中线上，适对骶管裂孔。

［解剖］在骶后韧带、腰背筋膜中；有骶中动、静脉后支，棘间静脉丛；布有尾神经分支。

［功能］温肾强腰，散寒祛湿

［主治］肛门疾患——痔疾，脱肛，便血

　　　　肠腑疾患——腹泻，便秘

　　　　膀胱疾患——淋浊

　　　　月经病——月经不调

　　　　经络病——腰脊强痛，下肢痿痹

　　　　神志病——癫痫

［配穴］配膀胱俞（灸）、长强、气冲、上髎、下髎、居髎治腰脊冷痛

　　　　配太冲治脊强反折、抽搐。

［刺灸法］向上斜刺 0.5～1 寸；可灸。

3. DU3 腰阳关 Yāoyángguān

［释名］穴当腰部，内应丹田，为元阴元阳交关之处。穴属督脉，为阳脉之海，关于一身之阳，故名。

［定位］腰部，当后正中线上，第 4 腰椎棘突下凹陷中。

［解剖］在腰背筋膜、棘上韧带及棘间韧带中；有腰动脉后支，棘间皮下静脉丛；布有腰神经后支的内侧支。

［功能］温肾强腰，祛湿散寒

［主治］生殖系疾患——阳痿，遗精，不孕

　　　　月经病——月经不调，赤白带下

　　　　经络病——腰骶疼痛，下肢痿痹

　　[配穴] 配肾俞、次髎、委中治腰脊冷痛、四肢厥冷、小便频数

　　　　　配腰夹脊、秩边、承山、飞扬治坐骨神经痛、腰腿痛

　　　　　配膀胱俞、三阴交治遗尿、尿频

　　　　　配大肠俞治腰腹病变

　　[刺灸法] 向上斜刺 0.5~1 寸，多用灸法，可采用温灸、温针灸。

4. DU4 命门 Mìngmén

　　[释名] 肾气为一身之本，穴当两肾俞之间，为生命的重要门户，故名。

　　[定位] 腰部，后正中线上，第 2 腰椎棘突下凹陷中。

　　[解剖] 在腰背筋膜、棘上韧带及棘间韧带中；有腰动脉后支及棘间皮下静脉丛；布有腰神经后支内侧支。

　　[功能] 培元固本，温阳补肾

　　[主治] 生殖系疾患——阳痿，早泄，遗精，经带病，不孕，胎屡坠

　　　　　水湿代谢病——水肿，赤白带，五更泄

　　　　　膀胱疾患——遗尿，尿频

　　　　　经络病——腰痛，下肢痿痹，脊强反折，手足逆冷

　　　　　神志病——癫痫，惊恐

　　　　　虚损——泄泻，五劳七伤，头晕耳鸣

　　[配穴] 配肾俞、太溪治生殖系疾患、膀胱疾患以及水肿、头昏耳鸣等症

　　　　　配百会、筋缩、腰阳关治破伤风抽搐

　　　　　配命门（灸）、隔盐灸神阙治中风脱证

　　　　　配关元、肾俞、神阙治五更泄

　　　　　配肾俞、三阴交治肾虚腰痛

　　　　　配大肠俞、膀胱俞、阿是穴（灸）治寒湿痹腰痛

　　　　　泻命门、阿是穴、委中、腰夹脊穴治腰扭伤疼痛

　　　　　配十七椎、三阴交治痛经（寒湿凝滞型）（艾灸）

　　[刺灸法] 直刺 0.5~1 寸；可灸。

5. DU5 悬枢 Xuánshū

　　[释名]"悬"指悬系，"枢"指枢机。此穴两旁为三焦俞，三焦为气机运化之枢纽，故名。

　　[定位] 腰部，后正中线上，第 1 腰椎棘突下凹陷中。

［解剖］在腰背筋膜、棘上韧带及棘间韧带中；有腰动脉后支及棘间皮下静脉丛；布有腰神经后支内侧支。

［功能］温补肾阳，健脾和胃

［主治］经络病——腰脊强痛

　　　　胃肠疾患——腹胀，腹痛，完谷不化，泄泻，痢疾

［配穴］配委中、肾俞治腰脊强痛

　　　　配足三里、太白治完谷不化、泄泻。

［刺灸法］直刺0.5~1寸；可灸。

6. DU6 脊中 Jǐzhōng

［释名］胸椎、腰椎、骶椎共为22椎，此穴居中，故名。

［定位］背部，当后正中线上，第11胸椎棘突下凹陷中。

［解剖］在腰背筋膜、棘上韧带及棘间韧带中；有第11肋间动脉后支，棘间皮下静脉丛；布有第11胸神经后支内侧支。

［功能］温补健脾，通经活络

［主治］经络病——腰脊强痛

　　　　脾胃疾患——黄疸，腹泻，痢疾，小儿疳积

　　　　肛门疾患——痔疾，脱肛，便血

　　　　神志病——癫痫

［配穴］配足三里、中脘治腹胀胃痛

　　　　配上巨虚、下巨虚治腹泻痢疾

　　　　配鸠尾、大椎、丰隆治癫痫

　　　　配肾俞、太溪治腰膝痛

　　　　配至阳、阳陵泉、胆俞治黄疸。

［刺灸法］斜刺0.5~1寸。

7. DU7 中枢 Zhōngshū

［释名］"中"指中间、中部，"枢"是枢机，转动之意。穴当脊柱中部，为躯体转动之枢纽，故名。

［定位］背部，当后正中线上，第10胸椎棘突下凹陷中。

［解剖］在腰背筋膜、棘上韧带及棘间韧带中；有第10肋间动脉后支，棘间皮下静脉丛；布有第10胸神经后支之内侧支。

［功能］温补健脾，通经活络

［主治］脾胃病——黄疸，呕吐，腹满，胃痛，食欲不振

　　　　经络病——腰背痛

［配穴］配命门、腰眼、阳陵泉、后溪治腰脊痛

［刺灸法］斜刺 0.5～1 寸；可灸。

8. DU8 筋缩 Jīnsuò

［释名］穴两侧为肝俞，肝主筋，该穴主治痉挛、抽搐等筋脉挛缩之病，故名。

［定位］背部，当后正中线上，第 9 胸椎棘突下凹陷中。

［解剖］在腰背筋膜、棘上韧带及棘间韧带中；有第 9 肋间动脉后支，棘间皮下静脉丛；布有第 9 胸神经后支内侧支。

［功能］通经活络，缓急止痛

［主治］神志病——癫狂，惊痫，抽搐

　　　　经络病——脊强，背痛，四肢不收，筋挛拘急

　　　　胆腑病——胃痛，黄疸

［配穴］配角孙、瘈脉治小儿惊痫、瘛疭、角弓反张

　　　　配通里治癫痫

　　　　配水道治脊强

［刺灸法］斜刺 0.5～1 寸；可灸。

9. DU9 至阳 Zhìyáng

［释名］上脊部为"阳中之阳"，穴属督脉，在第 7 椎下，"七"为阳数，故为至阳。

［定位］背部，当后正中线上，第 7 胸椎棘突下凹陷中。

［解剖］在腰背筋膜、棘上韧带及棘间韧带中；有第 7 肋间动脉后支，棘间皮下静脉丛；布有第 7 胸神经后支内侧支。

［功能］宽胸利膈，健脾调中

［主治］消化疾患——胃痛、胃下垂、腹痛、黄疸，肝胆区胀痛

　　　　肺系病——痰、咳、喘，咽喉病，身热

　　　　局部病——胸胁胀痛，脊强

［配穴］配曲池、阳陵泉、脾俞治黄疸

　　　　配天枢、大肠俞治腹胀、肠鸣、泄泻

　　　　配内关、神门治心悸、心痛

配膈俞治背部酸胀疼痛

［刺灸法］向上斜刺 0.5~1 寸。

10. DU10 灵台 Língtái

［释名］灵指心灵，台指高处。穴在上背部近心脏处，故名。

［定位］背部，当后正中线上，第 6 胸椎棘突下凹陷中。

［解剖］在腰背筋膜、棘上韧带及棘间韧带中；有第 6 肋间动脉后支、棘间皮下静脉丛；布有第 6 胸神经后支内侧支。

［功能］宣肺平喘，通经活络

［主治］经络病——咳嗽，气喘，身热

        局部病——项强，脊痛，疔疮

［配穴］配合谷（泻法）、委中（放血）治疔疮

        配阳陵泉、支沟治胸胁痛

        配身柱、至阳治背痛

        配胆俞、阳陵泉、太冲治黄疸

［刺灸法］斜刺 0.5~1 寸；可灸。

11. DU11 神道 Shéndào

［释名］"神"指心神，是穴两侧为心俞，作用与心相关，故名。

［定位］在背部，当后正中线上，第 5 胸椎棘突下凹陷中。

［解剖］在腰背筋膜、棘上韧带及棘间韧带中；有第 5 肋间动脉后支，棘间皮下静脉丛；布有第 5 胸神经后支内侧支。

［功能］清热通络，镇惊宁神

［主治］心系病——心痛，惊悸，怔忡，失眠健忘，中风不语

        神志病——癫痫

        肺系病——咳嗽，气喘

        经络病——腰脊强，肩背痛

［配穴］配关元治身热头痛

        配神门治健忘惊悸

        配百会、三阴交治失眠健忘、小儿惊风、痫证

        配心俞、厥阴俞、内关、通里、曲泽治胸痹

［刺灸法］斜刺 0.5~1 寸；可灸。

12. DU12 身柱 Shēnzhù

[释名] 支撑为"柱",意指其重要,穴当第3胸椎下,在两肺俞之间,意指脊椎为一身之柱,又指肺主人一身之气,其作用重要,故名。

[定位] 背部,当后正中线上,第3胸椎棘突下凹陷中。

[解剖] 在腰背筋膜、棘上韧带及棘间韧带中;有第3肋间动脉后支,棘间皮下静脉丛;布有第3胸神经后支内侧支。

[功能] 宣肺宁神,祛风活络

[主治] 肺系病——身热头痛,咳嗽、气喘

　　　　神志病——惊厥,癫狂、痫证

　　　　局部病——脊背酸胀、疼痛,疔疮发背

[配穴] 配水沟、内关、丰隆、心俞治癫狂痫

　　　　配风池、合谷、大椎治肺热咳嗽

　　　　配灵台、合谷、委中治疗毒

　　　　配天突、膻中、肺俞止咳平喘

　　　　身柱配膏肓——穴位注射抗生素疗肺病

[刺灸法] 向上斜刺0.5~1寸。

13. DU13 陶道 Táodào

[释名] "陶"指陶灶(窑),意指阳气通行犹如陶灶的通道,因名。

[定位] 在背部,当后正中线上,第1胸椎棘突下凹陷中。

[解剖] 在腰背筋膜、棘上韧带及棘间韧带中;有第1肋间动脉后支,棘间皮下静脉丛;布有第1胸神经后支内侧支。

[功能] 清热解表,疏风通络

[主治] 外感病——头痛项强,恶寒发热,咳嗽,气喘

　　　　经络病——胸痛,脊背酸痛,角弓反张

　　　　神志病——癫狂

[配穴] 配丰隆、水沟、神门、心俞治癫狂痫

　　　　配合谷、曲池、风池治外感病

　　　　配肾俞、腰阳关、委中治胸背痛

[刺灸法] 斜刺0.5~1寸;可灸。

14. DU14 大椎 Dàzhuī

[释名] 第7颈椎棘突隆起最高,穴在其下,故名大椎。

［定位］在后正中线上，第 7 颈椎棘突下凹陷中。

［解剖］在腰背筋膜、棘上韧带及棘间韧带中；有颈横动脉分支，棘间皮下静脉丛；布有第 8 颈神经后支内侧支。

［功能］疏风解表，清热通阳

［主治］外感病——感冒，发热，头痛，咳嗽，喘逆

　　　　热病——疟疾，骨蒸潮热

　　　　伤暑——中暑，霍乱，呕吐

　　　　虚损病——五劳七伤乏力

　　　　皮肤病——痤疮，风疹

　　　　督脉病——背柱强直，颈项不利，脊背疼痛

　　　　神志病——小儿惊风，癫狂，痫证，癔病

［配穴］配曲池、合谷、膈俞、三阴交治痤疮、皮肤病

　　　　配后溪治督脉病，颈椎病，脊柱强直，角弓反张

　　　　配风门、肺俞祛风解表宣肺治咳喘

　　　　配肺俞治虚损盗汗、劳热

　　　　配四花穴治百日咳（双膈俞、双胆俞）

　　　　配百会、太冲——通督醒神

　　　　配曲池预防"流脑"

　　　　配合谷治白细胞减少

　　　　配足三里、命门提高机体免疫力

　　　　配大椎、定喘、孔最治哮喘

　　　　配曲池、合谷泻热；配腰奇、间使治癫痫

　　　　配肺俞、风门治外感病，肺俞还可益气固表

［刺灸法］向下斜刺，针感逐渐循督脉至腰骶部，向左或右刺，针感至同侧肩背部。治痤疮可放血拔罐，退热可用三棱针放血，治儿科发热尤佳。

15. DU15 哑门 Yǎmén

［释名］本穴主治暗哑不能言，因而得名。

［定位］在项部，当后发际正中直上 0.5 寸。

［解剖］在项韧带和项肌中，深部为弓间韧带和脊髓；有枕动、静脉分支及棘间静脉丛；布有第 3 颈神经和枕大神经支。

［功能］疏风通络，开窍醒神

［主治］暗哑病证——聋哑，舌瘖，急性喉炎、咽炎、局部喉头水肿

脑血管病——中风舌缓不语，重舌

神志病——癫狂，痫证，癔病

儿科疾患——五迟五软

经络病——颈项强急疼痛、角弓反张。

[配穴] 配人中、廉泉治舌强不语、暴喑、咽喉炎

配廉泉治舌体病变或咽喉病所致的言语不利

配中渚、听宫治聋哑

配风府治项强

配听会、外关（或中渚）、丘墟治高热或疟疾所致耳聋

配百会、人中、丰隆、后溪治癫狂、癫痫

配风池、风府治中风失语、不省人事

配劳宫、三阴交、涌泉等九穴为回阳九针，可以开窍醒神治昏厥

配脑户、百会、风池、太溪、昆仑、肾俞治大脑发育不全

[刺灸法] 正坐位，头微前倾，项部放松，直刺或向下斜刺 0.5～1 寸，不可向上斜刺或深刺，否则刺入枕骨大孔，伤及延髓。本穴不灸。

[穴位比较] 两穴都是治疗失语的常用穴。

哑门：开宣音窍，益脑增音，偏于治疗脑病之失语。

廉泉：宣通舌络，补益舌本，偏于治疗舌病之失语。

16. DU16 风府 Fēngfǔ

[释名]"风"指风邪，"府"指聚会之处。意指穴处为风邪侵袭的部位，主治一切风证，故名。

[定位] 项部，当后发际正中直上 1 寸，枕外隆凸直下，两侧斜方肌之间凹陷处。

[解剖] 在项韧带和项肌中，深部为环枕后膜和小脑延髓池；有枕动、静脉分支及棘间静脉丛；布有第 3 颈神经和枕大神经支。

[功能] 清热散风，通关开窍

[主治] 神志病——癫狂，痫证，癔病，悲恐惊悸

五官疾患——咽喉肿痛，目痛，鼻衄。

脑病——中风不语，半身不遂，眩晕，脑瘫，痴呆

风病——偏于内风，治肝风内动之病

局部病——颈项强痛

[配穴] 配腰俞治足不仁

配昆仑治癫狂、多言

配二间、迎香治衄衊

配金津、玉液、廉泉治舌强难言

贺普仁教授治小儿脑瘫方：风府、哑门、通里、照海、百会、四神聪、譩譆

［刺灸法］伏案正坐位，使头微前倾，项肌放松，向下颌方向缓慢刺入0.5～1寸。针尖不可向上斜刺或深刺，否则刺入枕骨大孔，伤及延髓。

17. DU17 脑户 Nǎohù

［释名］脑之门户指枕骨大孔部，是穴位于枕骨大孔之上方，故名。

［定位］在头部，后发际正中直上2.5寸，风府上1.5寸，枕外隆凸的上缘凹陷处。

［解剖］在左右枕骨肌之间；有左右枕动、静脉分支，深层常有导血管；布有枕大神经分支。

［功能］清解头目，通利孔窍

［主治］局部病——头重，头痛，面赤，面痛，目黄，眩晕，项强

神志病——癫狂痫证

［配穴］配通天、脑空治头重痛

配人中、太冲、丰隆治癫狂痫

［刺灸法］平刺0.5～0.8寸；可灸。

18. DU18 强间 Qiángjiān

［释名］"强"指强急，"间"指间隙或处所，是穴主治头项强痛，故名。

［定位］头部，当后发际正中直上4寸（脑户上1.5寸）。

［解剖］在浅筋膜、帽状腱膜中；有左右枕动、静脉吻合网；布有枕大神经分支。

［功能］清解头目，安神定志

［主治］局部病——头痛，目眩，颈项强痛

神志病——癫狂痫证，心烦，失眠

［配穴］配后溪、至阴治后头痛、目眩

配丰隆治头痛难忍。

［刺灸法］平刺0.5～0.8寸；可灸。

19. DU19 后顶 Hòudǐng

[释名] 穴在头"顶"部，以百会为中，在其"后"方，故名。

[定位] 在头部，当后发际正中直上5.5寸（脑户上3寸）。

[解剖] 在浅筋膜、帽状腱膜中；有左右枕动、静脉网；布有枕大神经分支。

[功能] 清解头目，安神定志

[主治] 局部病——头痛，目眩，颈项强痛

　　　　神志病——癫狂痫证，烦心，失眠

[配穴] 配百会、合谷治头顶剧痛

　　　　配外丘治颈项痛、恶风寒

　　　　配玉枕、颔厌治风眩

　　　　配率谷、太阳治偏头痛

　　　　配风池治脱发

[刺灸法] 平刺0.5~0.8寸；可灸。

20. DU20 百会 Bǎihuì

[释名] 百形容多，会指聚会。意指百脉聚会，头为诸阳之会，穴居巅顶正中，为三阳五会之所，故名。

[定位] 在头部，当前发际正中直上5寸，或两耳尖连线中点处。

[解剖] 在帽状腱膜中；有左右颞浅动、静脉及左右枕动、静脉吻合网；布有枕大神经及额神经分支。

[功能] 苏厥开窍，升阳举陷

[主治] 风邪病证——头痛、眩晕、中风

　　　　下陷病证——脏器下垂：胃下垂、阴挺、脱肛

　　　　神志病——癫痫，癔证，狂证，厥证，惊悸，健忘

　　　　五官疾患——耳鸣，鼻塞

[配穴] 灸百会升阳举陷

　　　　配合谷、太冲加十宣放血治窍闭神昏

　　　　配太冲、丘墟平肝息风、潜阳清脑

　　　　配人中、合谷、间使、气海、关元治尸厥、卒中、气脱

　　　　配人中、大椎解痉醒神

　　　　配关元回阳固脱

配天窗治中风失音不能言语

配长强、大肠俞治小儿脱肛

配脑空、天枢治头风

配养老、风池、足临泣治梅尼埃综合征。

针百会透曲鬓、天柱治脑血管痉挛、偏头痛

配水沟、足三里治低血压

配水沟、京骨治癫痫大发作

配肾俞（回旋灸）主治炎症

百会放血：治高血压病

　　[刺灸法] 平刺0.5～0.8寸，习惯上从前向后刺，升阳举陷多用灸法，因《黄帝内经》中提出"气主温煦"，故温煦可以补气升提。婴儿囟门未闭不能应用。平肝息风，清（泻）热开窍时不用灸法。治高血压时可放血。

　　[穴位比较]

风府——偏于治疗外风、脑风 ⎫
百会——偏于治疗内风（肝风）⎭ 均是治疗风病的穴位

21. DU21 前顶 Qiándǐng

　　[释名] 穴居"顶"部，百会之前，故名。

　　[定位] 头部，当前发际正中直上3.5寸（百会前0.5寸）。

　　[解剖] 在帽状腱膜中；有左右颞浅动、静脉吻合网；布有额神经分支和枕大神经分支会合处。

　　[功能] 清解头目，散风宁神

　　[主治] 神志病——癫痫，头晕，目眩，头顶痛，小儿惊风

五官病——鼻渊，目赤肿痛

　　[配穴] 配前顶、后顶、颔厌治风眩、偏头痛

配人中治面肿虚浮

配百会治目暴赤肿

配五处治头风目眩、目上吊

　　[刺灸法] 平刺0.3～0.5寸；可灸。

22. DU22 囟会 Xìnghuì

　　[释名] 穴当囟门所在，故名。

　　[定位] 在头部，当前发际正中直上2寸（百会前3寸）。

［解剖］在帽状腱膜中；有左右颞浅动、静脉吻合网；布有额神经分支。

［功能］清解头目，宁神通窍

［主治］经络病——头痛，目眩，面赤暴肿

　　　　鼻疾——鼻渊，鼻衄，鼻痔，鼻痛

　　　　神志病——癫疾，嗜睡，小儿惊风

［配穴］配玉枕治头风

　　　　配百会治多睡

　　　　配头维、太阳、合谷治头痛目眩

　　　　配上星、合谷、列缺、迎香治鼻渊、鼻衄

　　　　配前顶、天柱、本神治小儿惊痫

　　　　配人中、十宣治中风昏迷、癫痫

　　　　配血海、支沟治血虚头晕

［刺灸法］平刺 0.3~0.5 寸，小儿禁刺；可灸。

23. DU23 上星 Shàngxīng

［释名］穴处头上，犹如星辰，故名。

［定位］在头部，当前发际正中直上 1 寸。

［解剖］在左右额肌交界处；有额动、静脉分支，颞浅动、静脉分支；有额神经分支。

［功能］清热散风，通利鼻窍

［主治］局部病——头痛，眩晕，面赤肿

　　　　目疾——目赤肿痛，迎风流泪

　　　　鼻疾——鼻渊，鼻衄，鼻痔，鼻痛

　　　　神志病——癫狂，痫证，小儿惊风

［配穴］配合谷、太冲治头目痛

　　　　配丘墟、陷谷治疟疾

　　　　配大椎治鼻中息肉、面赤肿、口鼻出血不止

　　　　配水沟治癫狂

　　　　配印堂、素髎、百会、迎香、合谷、曲池、列缺、支沟治酒渣鼻。

［刺灸法］平刺 0.5~0.8 寸；可灸。

24. DU24 神庭 Shéntíng

［释名］脑为元神之府，血当前发际正中，犹如门庭，故名。

［定位］在头部，当前发际正中直上 0.5 寸。

［解剖］在左右额肌之交界处；有额动、静脉分支；布有额神经分支。

［功能］清热散风，通窍安神

［主治］神志病——癫痫、癔证、狂证，惊悸，不寐

　　　　局部病——头痛，眩晕，面肌痉挛，多发于眼睑、口角

　　　　目疾——目赤肿痛，泪出，目翳，雀目

　　　　鼻疾——鼻塞，鼻渊，鼻衄

　　　　心神病——抑郁症、焦虑症

［配穴］配行间治目泪出

　　　　配囟会治中风不语

　　　　配兑端、承浆治癫痫呕沫

　　　　配水沟治寒热头痛、喘咳、目不可视

　　　　配太冲、太溪、阴郄、风池治肝阳上亢型头痛、眩晕、失眠等
　　　　　　病证

　　　　配合谷、印堂、迎香治过敏性鼻炎，病程长者加用足三里、神门

　　　　配三阴交治失眠、小儿多动症

［刺灸法］平刺 0.3 ~ 0.5 寸；可灸。

25. DU25 素髎 Sùliáo

［释名］白色称"素"，肺应白色，且开窍于鼻，"素"又有原始之意，古代将鼻看作一身之始，"髎"泛指孔穴，穴当鼻尖，故名。

［定位］在面部，当鼻尖的正中央。

［解剖］在鼻尖软骨中；有面动、静脉鼻背支；布有筛前神经鼻外支（眼神经分支）。

［功能］清热通窍，醒神苏厥

［主治］窍闭——脑血管病急性期，一氧化碳中毒，癫痫发作神志不清
　　　　　　者，小儿惊风惊厥，昏迷，新生儿窒息

　　　　鼻疾——鼻塞，鼻衄，鼻渊，鼻中肉

［配穴］配百会、足三里治低血压休克

　　　　配迎香、合谷治鼻渊

　　　　配十宣、合谷、太冲治神志不清的闭证

［刺灸法］向上斜刺 0.3 ~ 0.5 寸，或点刺出血。

26. DU26 水沟 Shuǐgōu（人中）

[释名] 是穴位于人中沟中，状如"水沟"，故名。

[定位] 面部，当人中沟的上 1/3 与中 1/3 交点处。

[解剖] 在口轮匝肌中；有上唇动、静脉；布有眶下神经支及面神经颊支。

[功能] 清热开窍，回阳救逆

[主治] 神志病——昏迷，晕厥，急慢惊风，中暑，闭证，癫痫，厥证，癔证，牙关紧闭

面部疾患——面瘫，面痛，风水面肿，鼻病，鼻塞，鼻衄，齿痛

经络病——脊膂强痛，挫闪腰疼，痉病，腰腿下肢病

[配穴] 配百会、十宣、涌泉治昏迷急救

配上星、风府治鼻流清涕

配委中（泻法）治急性腰扭伤

配三阴交、血海治月经不调、崩漏

配神阙治中暑、癫痫发作

配颊车、地仓治面痛

配委中、尺泽治中暑

配内关治癫狂

癔病发作配合谷透劳宫

[刺灸法] 向上斜刺 0.3～0.5 寸，强刺激，雀啄以流泪及眼球湿润为度，也可用指甲掐按。

27. DU27 兑端 Duìduān

[释名] "兑"通锐，古有"兑为口"之说，穴在口唇尖端，故名。

[定位] 在面部，当上唇的尖端，人中沟下端的皮肤与唇的移行部。

[解剖] 在口轮匝肌中；有上唇动、静脉；布有面神经颊支及眶下神经分支。

[功能] 清热镇惊，苏厥止痛

[主治] 神志病——昏迷，晕厥，癫狂，癔病

局部病——口疮臭秽，齿痛，口噤，鼻塞

[配穴] 配本神治癫痫

配目窗、正营、耳门治唇吻强、止齿龋痛

[刺灸法] 斜刺 0.2～0.3 寸；不灸。

28. DU28 龈交 Yínjiāo

[释名] 在上齿龈与上唇相交处，故名。

[定位] 在上唇内，唇系带与上齿龈的相接处。

[解剖] 有上唇系带；有上唇动、静脉；布有上颌内槽神经分支。

[功能] 清热泻火，宣肺通窍

[主治] 局部病——齿龈肿痛，口臭，齿衄，面赤颊肿，唇吻强急，两
　　　　　　　腮生疮

　　　　鼻疾——鼻渊，面部疮癣

　　　　神志病——癫狂，项强

[配穴] 配风府治颈项急不得顾

　　　　配承浆治口臭难近

　　　　配上关、大迎、翳风治口噤不开

[刺灸法] 向上斜刺 0.2 ~ 0.3 寸，或点刺出血。

[穴性] 本经终止穴。

（四）本经小结

1. 主治重点

头面部——哑门至百会诸穴治风邪为患疾病

百会至神庭诸穴治神志疾患

人中、素髎抢救多用

骶椎至腰 2——下腹部及下肢疾患。

腰 2 至胸 7——上腹部及相应内脏疾患

胸 7 至胸 1——心肺内脏疾患

2. 刺灸注意事项

长强紧靠尾骨前面平刺 2.5 ~ 3 寸，不宜直刺，以免伤及直肠。

风府、哑门不宜深刺，更不可向上方深刺，以免伤及延髓。胸椎部诸穴
针刺不宜超过 1 寸。人中、素髎向上斜刺。

督脉经穴歌

　　　　督脉中行二十七，长强腰俞阳关密，

　　　　命门悬枢接脊中，中枢筋缩至阳逸，

　　　　灵台神道身柱长，陶道大椎与肩平，

　　　　哑门风府脑户深，强间后顶百会率，

前顶囟会上星圆，神庭素髎水沟窟，

兑端开口唇中央，龈交唇内任督毕。

二、任脉

（一）经脉循行

1. 原文

起于中极之下[1]，以上毛际，循腹里，上关元，至咽喉，上颐[2]，循面，入目。

注释

[1] 中极之下：胞宫之所。

[2] 颐：面颊，腮。

2. 译文

从小腹内发出，下出会阴，向上行于前正中线，到达咽喉部，再向上环绕口唇，经过面颊，进入目眶下。

3. 联络的脏腑器官 生殖器，脐，咽喉，口唇，目等。

（二）主治病候

相应内脏器官疾病，神志病，少数腧穴有强壮作用。本经所过部位的病证，如疝气、带下、腹中结块等。

（三）本经腧穴

起于会阴，止于承浆，共 24 个穴，分布于面、颈、胸、腹的前正中线上。（骨度分寸法：脐至横骨上缘为 5 寸，脐至歧骨为 8 寸）

1. RN1 会阴 Huìyīn

[释名] 穴居两阴间，又为任、督、冲三脉之聚结处，故名。

[定位] 在会阴部，男性当阴囊根部与肛门连线的中点，女性当大阴唇后联合与肛门连线的中点。

[解剖] 在球海绵体中央，有会阴浅、深横肌；有会阴动、静脉分支；布有会阴神经分支。

[功能] 调经强肾，清利湿热

[主治] 前阴病——小便难，遗尿，阴痛，阴痒，阴部湿疹，遗精

妇科病——月经不调，阴挺

神志病——癫狂，惊痫

肛肠病——脱肛，疝气，痔疾

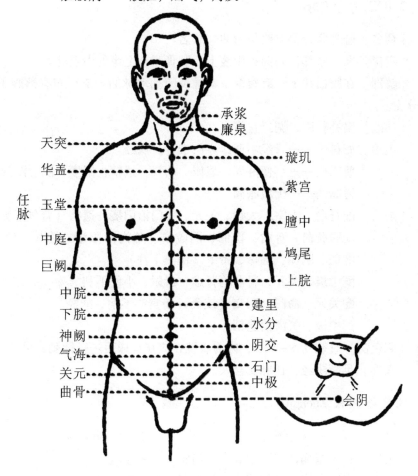

图 3 – 14 任脉

［配穴］ 配神门治癫、狂、痫

配十宣急救昏迷

配蠡沟治阴痒、阴痛（湿热下注型）

配中极治遗尿、淋证

配关元治遗精

配归来、百会治阴挺（中气下陷型）

配承山治痔疮、脱肛

［刺灸法］直刺 0.5~1 寸，可灸。孕妇慎用。

［穴性］本经起始穴。任脉与督脉，冲脉交会穴。

2. RN2 曲骨 Qūgǔ

［释名］耻骨联合上方略呈弯曲，故名。

［定位］在下腹部，当前正中线上，耻骨联合上缘的中点处。

［解剖］在腹白线上；有腹壁下动脉及闭孔动脉的分支；布有髂腹下神经分支。

［功能］温补肾阳，调经止带

［主治］妇科病——月经不调，赤白带下，痛经

　　　　前阴病——小便淋沥，遗尿，疝气，遗精，阳痿，阴囊湿疹

　　　　胃肠病——少腹胀满

［配穴］配肾俞、志室、大赫、关元、命门治阳痿、遗精（肾气虚型）

　　　　配膀胱俞、肾俞、次髎、阴陵泉、蠡沟治阳痿、遗精、癃闭、淋证、阴痒、湿疹、带下（湿热下注）

　　　　配中极、关元、肾俞治肾虚、遗尿、小便不利

　　　　配关元、命门、阴交（或灸）治宫寒不孕、痛经

　　　　配中极、气海治遗精

［刺灸法］直刺 0.5~1 寸，内为膀胱，应在排尿后进行针刺；可灸。

［穴性］足厥阴经，任脉交会穴。

3. RN3 中极 Zhōngjí

［释名］穴当一身上下之"中"，"极"者，以示经近极端。

［定位］在下腹部，前正中线上，当脐中下 4 寸。

［解剖］在腹白线上，深部为乙状结肠；有腹壁浅动、静脉分支，腹壁下动、静脉分支；布有髂腹下神经的前皮支。

［功能］化气行水，约束膀胱

［主治］前阴病——小便不利，遗尿，癃闭，淋证

　　　　妇科病——月经不调，痛经，崩漏，带下，阴痛，阴痒，阴挺，产后恶露不止，胞衣不下

　　　　生殖系统疾患——阳痿，早泄，遗精，白浊

　　　　局部病证——疝气偏坠，积聚腹痛

［配穴］配膀胱穴（俞募配穴）补则约束膀胱，泻则通调水道

中极透曲骨，配三阴交、地机治产后、术后尿潴留

中极透曲骨，配气海、膻中、足三里治尿潴留（老年人气虚）

配蠡沟、漏谷、承扶、至阴治小便不利、失禁

配阴谷、气海、肾俞治遗溺不止

配大敦、关元、三阴交治疝气偏坠

配水分、三焦俞、三阴交、气海、委阳治水肿

配阴陵泉治利水祛湿

配肾俞、气海、三阴交治月经不调

［刺灸法］直刺 0.5～1 寸，可灸。孕妇慎用。孕妇禁用，防止损胎流产。

胃肠疾病——向上斜刺感传向上

尿道疾病——向下斜刺感传向下

膀胱、小腹疾病——直刺

［穴性］足太阳经之募穴；足三阴经，任脉交会穴。

4. RN4 关元 Guānyuán

［释名］"关"即关键，重要；穴居丹田，"元气"所藏之处，故名关元。

［定位］在下腹部，前正中线上，当脐中下 3 寸。

［解剖］在腹白线上，深部为小肠；有腹壁浅动、静脉分支，腹壁下动、静脉分支；布有第 12 肋间神经前皮支的内侧支。

［功能］温补肾阳，回阳固脱

［主治］生殖系统病证——遗精，白浊，阳痿，早泄，不孕，不育

妇科病——月经不调，经闭，痛经，赤白带下，阴挺，崩漏，阴门瘙痒，恶露不止，胞衣不下

前阴病——小便不利，尿血，尿频，尿急，尿闭

肛肠病——痢疾，脱肛，疝气，便血

胃肠病——少腹疼痛，霍乱吐泄，痢疾，脱肛，疝气

神志病——中风脱证，虚劳冷惫，羸瘦无力，眩晕

经络病——腰痛、下肢病（痿、痹证）

虚寒病证——泄泻、呃逆、水肿。

［配穴］配太溪、肾俞——温补肾阳

配神阙、气海——温阳救逆

配气海、肾俞（重灸）、神阙（隔盐灸）急救中风脱证

配三阴交、血海、中极、阴交治月经不调

配中极、大赫、肾俞、次髎、命门、三阴交治男子生殖系统疾患

配太溪、肾俞治泄痢不止、五更泄

配三阴交治遗尿

配足三里、脾俞、公孙、大肠俞治虚劳、里急、腹痛

配中极、阴交、石门、四满、期门治奔豚

［穴位比较］

中极——增气化、开水道 ⎫
　　　　　　　　　　　　 ⎬——→通利小便
关元——补元阳、助气化 ⎭

［刺灸法］直刺 1～2 寸，可灸。孕妇慎用。

［穴性］手太阳经之募穴；足三阴经，任脉交会穴。

5. RN5 石门 Shímén

［释名］不通为"石"，古说误针此穴可令人终生绝子，犹如"石门"不开，闭门不受，因名。

［定位］在下腹部，前正中线上，当脐中下 2 寸。

［解剖］在腹白线上，深部为小肠；有腹壁浅动、静脉分支，腹壁下动、静脉分支；布有第 11 肋间神经前皮支的内侧支。

［功能］温肾壮阳，调经止带

［主治］妇科病——经闭，带下，崩漏，产后恶露不尽

　　　　生殖系统疾患——遗精，阳痿

　　　　水湿病——小便不利，遗尿，水肿

　　　　胃肠病——腹胀，泄利，绕脐疼痛，奔豚疝气

［配穴］配阴陵泉、关元、阴交治四肢水肿、小便不利

　　　　配肾俞、三阴交治遗尿

　　　　配关元、天枢、气海、足三里治腹胀泄泻、绕脐痛

　　　　配大敦、归来治疝气

　　　　配三阴交、带脉穴治崩漏、带下

［刺灸法］直刺 1～2 寸，可灸。孕妇禁用。

　　　　古代医籍记载：误针可令终身绝子，犹如"石门"不开。

［穴性］手少阳经之募穴。

6. RN6 气海 Qìhǎi

"百病皆生于气"，为气病要穴。

　　[释名] 气海与关元、石门都有关"脐下、肾间动气"，即元气。是处为先天元气之海，主一身气疾，故名。

　　[定位] 在下腹部，前正中线上，当脐中下1.5寸。

　　[解剖] 在腹白线上，深部为小肠；有腹壁浅动脉、静脉分支，腹壁下动、静脉分支；布有第11肋间神经前皮支的内侧支。

　　[功能] 培补元气，调理气机

　　[主治] 元气不足之病证——脏器下垂，形体羸瘦，四肢乏力，咳喘，
　　　　　　　　　　　　　癃淋

　　　　　　妇科病——月经不调，痛经，经闭，崩漏，带下，阴挺，产后
　　　　　　　　　　　恶露不止，胞衣不下

　　　　　　生殖系统疾患——遗精，阳痿

　　　　　　胃肠病——绕脐疼痛，水肿，鼓胀，脘腹胀满，水谷不化，大
　　　　　　　　　　　便不通，泻痢不禁

　　[配穴] 配关元、神阙——回阳救逆

　　　　　　配关元、百会——升阳补气

　　　　　　配中脘、膻中——疏利三焦气机

　　　　　　配灸关元、膏肓、足三里治喘息短气（元气虚惫）

　　　　　　配关元、命门（重灸）、神阙（隔盐灸）急救中风脱证

　　　　　　配足三里、合谷、百会治胃下垂、子宫下垂、脱肛

　　　　　　配三阴交治白浊、遗精

　　　　　　配关元治产后恶露不止

　　　　　　配足三里、脾俞、胃俞、天枢、上巨虚治胃腹胀痛、呃逆、呕
　　　　　　吐、水谷不化、大便不通、泄痢不止

　　　　　　配丹田、委中治虚证

　　　　　　配石门治崩漏

　　[穴位比较]

　　　　　　中极——水气要穴，具有调摄水道之功，多用于通调水道。

　　　　　　关元——阳气要穴，具有振奋元阳、温补元阳之功，多用于真
　　　　　　　　　　阳不足之证。

　　　　　　气海——元气要穴，具有培补元气之功，多用于元气不足。

　　[刺灸法] 直刺1~2寸，可灸。孕妇慎用。

　　[穴性] 肓之原穴。

7. RN7 阴交 Yīnjiāo

[释名] 因本穴为任脉、冲脉两阴脉之交会处，故名阴交。

[定位] 在下腹部，前正中线上，当脐中下 1 寸。

[解剖] 在腹白线上，深部为小肠；有腹壁浅动脉、静脉分支，腹壁下动、静脉分支；布有第 10 肋间神经前皮支的内侧支。

[功能] 调理经血，温补下元

[主治] 妇科病——血崩，带下，产后恶露不止

　　　　前阴病——阴痒，小便不利

　　　　经络病——绕脐冷痛，腹满水肿，泄泻，疝气，奔豚

[配穴] 配阴陵泉、带脉穴治赤白带下

　　　　配子宫穴、三阴交治月经不调、崩漏

　　　　配大肠俞、曲池治脐周作痛

　　　　配天枢、气海治腹胀肠鸣、泄泻

　　　　配三阴交、阳池治血晕

　　　　配石门、委阳治小便不利

[刺灸法] 直刺 1~2 寸，可灸。孕妇慎用。

[穴性] 任脉与冲脉交会穴。

8. RN8 神阙 Shénquè

为回阳救逆之要穴。

[释名] 阙原指门楼、牌楼、宫门，神阙即神气通行之门户。此为胎儿赖此处从母体获得营养以发育之意。

[定位] 在腹中部，脐中央。

[解剖] 在脐窝正中，深部为小肠；有腹壁下动、静脉；布有第 10 肋间神经前皮支的内侧支。

[功能] 温散寒邪，回阳救逆

[主治] 神志病——中风虚脱，四肢厥冷，尸厥，风痫，形惫体乏

　　　　妇科病——女子不孕

　　　　前阴病——小便不利，五淋

　　　　胃肠病——绕脐腹痛，水肿鼓胀，呃逆，呕吐，脱肛，泄泻，
　　　　　　　　　便秘

[配穴] 配中脘——温胃散寒

配关元、太溪——温补脾肾

配太白、天枢——温脾涩肠止泻

配三阴交治五淋

配公孙、水分、天枢、足三里治泄痢、便秘、绕脐腹痛（脾肾不和）

配长强、气海、关元治脱肛、小便不禁、肾虚不孕症

神阙（隔盐灸）配关元、气海（重灸）治中风脱证

配公孙治腹胀

配水分、三间治肠鸣腹泻

［穴位比较］

神阙：偏于温补脾胃之阳，温中焦，益下焦——偏于温中

关元：偏于温补肾阳，温下焦，益中焦——偏于温下元

［刺灸法］禁针，多用灸法。隔盐、隔姜灸 10～15 分钟。

艾灸的温热感：有助于判断机体盛衰和虚实寒热的转化。

阳亢者热感迅速，阳衰者热感迟缓。

9. RN9 水分 Shuǐfēn

［释名］小肠能泌别清浊，穴当其处，善于利水，故名。

［定位］在上腹部，前正中线上，当脐中上 1 寸。

［解剖］在腹白线上，深部为小肠；有腹壁下动脉、静脉分支，腹壁下动、静脉分支；布有第 8、9 肋间神经前皮支的内侧支。

［功能］补益脾胃，分利水湿

［主治］胃肠病——腹痛，腹胀，肠鸣，泄泻，反胃，水肿

神志病——小儿陷囟

通路病——腰脊强急

［配穴］配天枢、三阴交、地机、足三里治腹水、水肿

配内关治反胃呕吐

配中封、曲泉治脐痛

配脾俞、三阴交治浮肿

［刺灸法］直刺 1～2 寸，可灸。

10. RN10 下脘 Xiàwǎn

［释名］脘同管，原指胃的内腔，下脘指穴居胃的下部而言。

［定位］在上腹部，前正中线上，当脐中上2寸。

［解剖］在腹白线上，深部为横结肠；有腹壁上、下动、静脉交界处的分支；布有第8肋间神经前皮支的内侧支。

［功能］健脾和胃，消食化滞

［主治］胃肠病——腹胀腹痛，呕吐呃逆，食谷不化，肠鸣，泄泻，痞块

［配穴］配天枢、气海、关元、足三里（针灸并用）治急性菌痢

配足三里治反胃

配陷谷治肠鸣

［刺灸法］直刺1～2寸，可灸。

［穴性］足太阴、任脉之会。

11. RN11 建里 Jiànlǐ

［释名］建有调理之意，里指里面，穴有调理脾胃作用，故名。

［定位］在上腹部，前正中线上，当脐中上3寸。

［解剖］在腹白线上，深部为横结肠；有腹壁上、下动、静脉交界处的分支；布有第8肋间神经前皮支的内侧支。

［功能］健脾化湿，和中消积

［主治］胃肠病——胃脘疼痛，腹胀，呕吐，食欲不振，腹中切痛，水肿

［配穴］配内关治胸中苦闷

配水分治肚腹浮肿。

［刺灸法］直刺1～2寸，可灸。

12. RN12 中脘 Zhōngwǎn

［释名］脘同管，原指胃的内腔，因穴居胃的中部，故名中脘。

［定位］在上腹部，前正中线上，当脐中上4寸。

［解剖］在腹白线上，深部为胃幽门部；有腹壁上动、静脉；布有第7、8肋间神经前皮支的内侧支。

［功能］补中益气，健脾和胃

［主治］胃肠病证及其他腑病——胃脘痛，腹胀，呕吐，呃逆，反胃，吞酸，纳呆，食不化，疳积，膨胀，黄疸，肠鸣，泄利，便秘，便血

神志病——头痛，失眠，惊悸，怔忡，脏躁，癫狂痫证，尸厥，惊风

心胸病——胁下坚痛，虚劳吐血，哮喘

［配穴］配足三里（合募配穴）是治疗胃肠疾病的常用穴；用补法益气健中，改善胃腑功能，用泻法通降胃气消导积滞。

脾胃同病——配脾俞、胃俞、太白

肠胃同病——配天枢、足三里

肝胃同病——配太冲、期门

胆胃同病——配日月、期门

食道病——配天突

配百会、足三里、神门治失眠、脏躁

配膻中、天突、丰隆治哮喘

配梁丘、下巨虚治急性胃肠炎

配足三里、建里治急慢性胃炎

配气海、足三里、内关、百会治胃下垂

配肝俞、太冲、三阴交、公孙治疗胃十二指肠球部溃疡

配上脘、梁门（电针20分钟）治胆道蛔虫症

配阳池、胞门、子户（针灸并用）治腰痛、痛经、月经不调

［三脘比较］

上脘：拟而降之，治胃兼宽胸利膈

中脘：和而消之，治胃兼调理中气

下脘：散而祛之，治胃兼通调脏腑

中脘穴多用泻法，"实则阳明，虚则太阴"，胃以实证多见，故常用通降和胃之法。

挟肠病——通肠祛浊；挟肝病——疏泄条达；挟胆病——清利通畅；挟食道病——降逆理气；挟膈病——理气宽膈。

［刺灸法］直刺1～1.5寸，可灸。

［穴性］足阳明经之募穴，八会穴之腑会，手太阳、少阳、足阳明、任脉之会。

13. RN13 上脘 Shàngwǎn

［释名］脘同管，原指胃的内腔，因穴居胃的上部，故名上脘。

［定位］在上腹部，前正中线上，当脐中上5寸。

［解剖］在腹白线上，深部为肝下缘及胃幽门部；有腹壁上动、静脉分支；布有第7肋间神经前皮支的内侧支。

　　［功能］健胃理气，降逆止呕

　　［主治］胃肠病——胃脘疼痛，腹胀，呕吐呃逆，纳呆，食不化，黄
　　　　　　　　疸，泄痢

　　　　　　心胸病——虚劳吐血，哮喘，咳嗽痰多

　　　　　　神志病——癫痫

　　［配穴］配丰隆治纳呆

　　　　　　配天枢、中脘治嗳气吞酸、腹胀、肠鸣、泄泻

　　　　　　配中脘治九种心痛

　　　　　　配神门治发狂奔走

　　［刺灸法］直刺 1～1.5 寸，可灸。

　　［穴性］任脉、足阳明、手太阳之会。

14. RN14 巨阙 Jùquè

　　［释名］巨阙，愿意为大牌楼，穴属心募，主治神不守舍，正如《针灸
对问》云："巨阙，心主宫城也。"故名。

　　［定位］在上腹部，前正中线上，当脐中上 6 寸。

　　［解剖］在腹白线上，深部为肝脏；有腹壁上动、静脉分支；布有第 7
肋间神经前皮支的内侧支。

　　［功能］宽胸化痰，宁心安神，和胃降逆

　　［主治］心胸病——心胸痛，心烦，惊悸，胸满气短，咳逆上气

　　　　　　胃肠病——腹胀暴痛，呕吐，呃逆，噎膈，吞酸，黄疸，泄利

　　　　　　神志病——尸厥，癫狂，痫证，健忘

　　［配穴］配内关、心俞治心胸病。

　　　　　　配足三里、膻中、内关、三阴交、心俞治疗急性心肌梗死

　　　　　　配内关治心绞痛

　　　　　　配内关、人中治癫狂痫证

　　　　　　配后溪、申脉治癫痫

　　　　　　配神门治失眠健忘

　　　　　　配章门、合谷、中脘、内关、足三里治呃逆

　　　　　　配关冲、支沟、公孙、解溪治霍乱

　　［刺灸法］直刺 0.5～1 寸，不可深刺，以免损伤肝脏肺脏；可灸。

　　［穴性］手少阴经之募穴。

15. RN15 鸠尾 Jiūwěi

［释名］胸骨剑突似斑鸠之尾，穴在其下方，故名。

［定位］在上腹部，前正中线上，当胸剑联合部下1寸。

［解剖］在腹白线上，腹直肌起始部，深部为肝脏；有腹壁上动、静脉分支；布有第6肋间神经前皮支的内侧支。

［功能］宽胸化痰，清热息风

［主治］心胸病——心胸痛，心悸，心烦，咳喘逆气

　　　　神志病——癫痫，惊狂，脏躁

　　　　胃肠病——呕吐，呃逆，反胃，胃痛

［配穴］配百会治脱肛配神门、内关治癫狂

　　　　配后溪、太冲治痫证

　　　　配梁门、足三里治胃痛

　　　　配三关、足三里治呕吐

［刺灸法］斜向下刺0.5~1寸，可灸。

［穴性］任脉的络穴；膏之原穴。

16. RN16 中庭 Zhōngtíng

［释名］宫前场地为庭，心为君主之官，昔有庭殿之称，穴在膻中之下，故名中庭。

［定位］在胸部，当前正中线上，平第5肋间，即胸剑结合部。

［解剖］有胸廓（乳房）内动、静脉的前穿支；布有第5肋间神经前皮支的内侧支。

［功能］宽胸降逆，调畅气机

［主治］心胸病——胸腹胀满，噎膈，呕吐，心痛

　　　　通路病——梅核气

［配穴］配俞府、意舍治呕吐

　　　　配中府治噎膈

［刺灸法］平刺0.3~0.5寸；可灸。

17. RN17 膻中 Dànzhōng

［释名］膻同壇。胸同壇，穴居其中，故名。

［定位］在胸部，当前正中线上，平第4肋间，两乳头连线的中点。

[解剖] 在胸骨体上；有胸廓（乳房）内动、静脉的前穿支；布有第 4 肋间神经前皮支的内侧支。

[功能] 宽胸利膈，理气通络

[主治] 心肺疾病——咳、喘、哮，咯唾脓血，胸痹心痛，心悸，心烦

　　　　通路病——产妇少乳，乳癖，噎膈，鼓胀

[配穴] 配太冲、期门——疏肝解郁，宽胸利膈

　　　　配肺俞——宣肺利气

　　　　配内关——宽胸通脉

　　　　配乳根、合谷、三阴交、少泽、灸膻中治产后缺乳

　　　　配曲池、合谷（泻法）治急性乳腺炎

　　　　配内关、三阴交、巨阙、心平、足三里治冠心病急性心肌梗死

　　　　配厥阴俞、内关治心悸、心烦、心痛

　　　　配天井治心痛

　　　　配中脘、气海治呕吐反胃

　　　　配天突治哮喘

　　　　配肺俞、丰隆、内关治咳嗽痰喘

[穴位比较]

　　　　膻中：疏利上焦气机，开胸气，降气通络 ⎫

　　　　中脘：疏利中焦气机，调中气，行气和中 ⎬ 均有调气作用

　　　　气海：疏利下焦气机，补元气，益气散滞 ⎭

[刺灸法] 平刺 0.3～0.5 寸，可灸。胸咽部病向上斜刺；胸腹及气逆之病，向下方斜刺，针感至剑突；胸胁及乳房病向左侧或右侧刺入，针感至病所。

[穴性] 手厥阴经之募穴，八会穴之气会。

18. RN18 玉堂 Yùtáng

[释名] 高厅大屋为堂，心为君主，肺为华盖，其处尊贵，穴居其中，且主肺疾，故得名。

[定位] 在胸部，当前正中线上，平第 3 肋间。

[解剖] 在胸骨体中点；有胸廓（乳房）内动、静脉的前穿支；布有第 3 肋间神经前皮支的内侧支。

[功能] 宽胸止咳，清利肺气

[主治] 心胸病——膺胸疼痛，咳嗽，气短，喘息

　　　　通路病——喉痹咽肿，呕吐寒痰，两乳肿痛
［配穴］玉堂透膻中、内关、胸夹脊（T$_{1\sim5}$）治疗胸痹
　　　　配幽门治心烦呕吐
［刺灸法］平刺 0.3~0.5 寸；可灸。

19. RN19 紫宫 Zǐgōng

［释名］紫宫即紫禁宫，昔时天帝之座。穴处内应于心，心为君主之官，意指心神所居，故名。

［定位］在胸部，当前正中线上，平第 2 肋间。

［解剖］在胸骨体上；有胸廓（乳房）内动、静脉的前穿支；布有第 2 肋间神经前皮支的内侧支。

［功能］宽胸止咳，清肺利咽

［主治］心胸病——咳嗽，气喘，胸胁支满，胸痛
　　　　通路病——喉痹，吐血，呕吐，饮食不下

［配穴］配玉堂、太溪治呃逆上气、心烦
　　　　配涌泉、中庭治胸胁支满

［刺灸法］平刺 0.3~0.5 寸；可灸。

20. RN20 华盖 Huágài

［释名］肺为五脏之华盖，该穴主治肺疾，故名。

［定位］在胸部，当前正中线上，平第 1 肋间。

［解剖］在胸骨角上；有胸廓（乳房）内动、静脉的前穿支；布有第 1 肋间神经前皮支的内侧支。

［功能］清肺止咳，宽胸利膈

［主治］心胸病——咳嗽，气喘，胸痛，胁肋痛
　　　　通路病——喉痹，咽肿

［配穴］配气户治胁肋疼痛

［刺灸法］平刺 0.3~0.5 寸，可灸。

21. RN21 璇玑 Xuánjī

［释名］璇玑即天之斗魁星，所居正中，万星环绕。肺如五脏之天，穴居其正中，能宣运肺气，故名。

［定位］在胸部，当前正中线上，胸骨柄中点处。

[解剖] 在胸骨柄上；有胸廓（乳房）内动、静脉的前穿支；布有锁骨上神经前支。

[功能] 宽胸理气，宣肺止咳

[主治] 心胸病——咳嗽，气喘，胸满痛

　　　　通路病——喉痹咽肿，胃中有积

[配穴] 配鸠尾治喉痹咽肿

　　　　配气海、膻中、期门、至阳治哮喘

　　　　配足三里治胃停宿食

[刺灸法] 平刺 0.3 ~ 0.5 寸；可灸。

22. RN22 天突 Tiāntū

[释名] 天指上；突指突出，又指烟囱。此穴能通利肺气，故名。

[定位] 在颈部，当前正中线上胸骨上窝中央。

[解剖] 在左右胸锁乳突肌之间，深层左右为胸骨舌骨肌和胸骨甲状肌；皮下有颈静脉弓、甲状腺下动脉分支；深部为气管，再向下，在胸骨柄后方为无名静脉及主动脉弓；布有锁骨上神经前支。

[功能] 宣肺止咳，清利咽喉

[主治] 舌咽病——咯唾脓血，咽喉肿痛，舌下急，暴喑

　　　　气逆证——瘿气，噎膈，呃逆，梅核气

　　　　心胸病——咳嗽，哮喘，胸中气逆

[配穴] 配肺俞、风门——温肺散寒，降痰利气

　　　　配丰隆理气化痰治梅核气

　　　　配内关、中脘治膈肌痉挛

　　　　配廉泉、涌泉治暴喑

　　　　配少商、天容治咽喉肿痛

　　　　配气舍、合谷治地方性甲状腺肿大

　　　　配定喘穴、鱼际治哮喘、咳嗽

　　　　配膻中、列缺治外感咳嗽

　　　　配膻中治喘咳

　　　　配内关、中脘治呃逆

[刺灸法] 先直刺 0.2 ~ 0.3 寸，然后沿胸骨柄后缘、气管前缘缓慢向下刺入 0.5 ~ 1 寸；不要深刺，以免压迫气管影响呼吸，肺气肿病人尤慎，以免刺及肺尖。可灸。

［穴性］任脉与阴维脉交会穴。

［注意］本穴针刺不能过深，也不宜向左右刺，以防刺伤锁骨下动脉及肺尖。如刺中气管壁，针下有硬而轻度弹性的感觉，病人出现喉痒欲咳等现象；若刺破气管壁，可引起剧烈的咳嗽及血痰等现象。如刺中无名静脉或主动脉弓时，针下可有柔软而有弹力的阻力或病人有疼痛感觉，应即退针。

23. RN23 廉泉 Liánquán

［释名］廉指棱角，此处指喉头、舌骨，穴当其上之凹陷，故曰廉泉。

［定位］在颈部，当前正中线上，喉结上方，舌骨上缘凹陷处。

［解剖］在甲状软骨和舌骨之间，深部为会厌，下方为喉门，有甲状舌骨肌、舌肌；有颈前浅静脉，甲状腺上动、静脉；布有颈皮神经，深层有舌下神经分支。

［功能］通调舌络，清利咽喉

［主治］舌咽病——吞咽困难，舌下肿痛，舌根急缩，舌纵涎出，舌强失语，舌干口燥，口舌生疮，暴喑，喉痹，聋哑

　　　　通路病——消渴，食不下

［配穴］配金津、玉液——散舌部壅热

　　　　配天突、丰隆——驱痰益音

　　　　配尺泽、少商——清利咽喉

　　　　配金津、玉液、天突、少商治舌强不语、舌下肿痛、舌缓流涎、暴喑

　　　　配然谷、阴谷治舌下肿

　　　　配金津、玉液治舌肿不能言

［穴位比较］

　　　　天突：治气管、肺疾患，通利气道，化痰宣肺

　　　　廉泉：治咽喉、舌疾患，清利咽喉，通调舌络

［刺灸法］向舌根斜刺——治吞咽困难、舌强

　　　　直刺——治失音、咽喉疾患，0.5～0.8寸，不留针。

　　　　向左、右斜刺，针感至两侧——治喉痹、腮腺炎

［穴性］任脉与阴维脉交会穴。

24. RN24 承浆 Chéngjiāng

［释名］承即承接，浆指口涎。穴当下唇下正中之凹陷，可承接口涎，

故名。

[定位] 在面部，当颏唇沟的正中凹陷处。

[解剖] 在口轮匝肌和颏肌之间；有下唇动、静脉分支；布有面神经及颏神经分支。

[功能] 祛风通络，消肿镇痛

[主治] 舌咽病——口眼歪斜，唇紧，面肿，齿痛齿衄，龈肿，流涎，
　　　　　　　　口舌生疮，暴喑不言

　　　　通路病——消渴嗜饮，小便不禁

　　　　神志病——癫痫

[配穴] 配委中治衄血不止

　　　　配风府治头项强痛、牙痛

[刺灸法] 斜刺 0.3～0.5 寸，可灸。

[穴性] 本经终止穴。任脉与足阳明经交会穴。

（四）本经小结

1. 主治重点

（1）按脏腑疾患

妇科、前阴病及肠病——会阴，曲骨，中极，关元，石门，气海，阴交

胃肠病及神志病——神阙，水分，下脘，建里，中脘，上脘，巨阙，鸠尾

心胸肺病及食管疾患——中庭，膻中，玉堂，紫宫，华盖，璇玑

舌咽病——天突，廉泉

口齿疾患——承浆

（2）按腧穴

中极——膀胱病

关元——妇科病及虚证

石门——三焦

气海——气虚

神阙——回阳救逆

腹部诸穴——胃肠疾患

胸部各穴——咳、缺乳、气喘

颈面部穴——咽痛、失语、失音

2. 刺灸注意事项

胸部穴浅刺、横刺；巨阙穴不可深刺，以免损伤肝脏。腹部穴不宜多提

插；脐下诸穴孕妇禁用；针脐下诸穴时应嘱病人先排尿。

任脉经穴歌

任脉循行起会阴，曲骨中极关元锐，

石门气海阴交仍，神阙水分下脘配。

建里中上脘相连，巨阙鸠尾蔽骨下，

中庭膻中慕玉堂，紫宫华盖璇玑夜，

天突结喉是廉泉，唇下宛宛承浆舍。

常用奇穴

1. 四神聪 Sìshéncōng

[定位] 在头顶部，当百会前后左右各1寸，共4穴。

[主治] 中风、头痛、眩晕、失眠、癫痫、狂乱、目疾

[刺灸法] 平刺0.5~0.8寸。

2. 印堂 Yìntáng

[定位] 在额部，两眉头连线的中点。

[主治] 眉棱骨疼、头痛、眩晕、鼻渊、鼻衄、小儿惊风

[刺灸法] 平刺0.3~0.5寸。

3. 鱼腰 Yúyāo

[定位] 眉毛的中心。

[主治] 眼睑下垂、瞤动

[刺灸法] 平刺0.3~0.5寸。

4. 太阳 Tàiyáng

[定位] 在颞部，当眉梢与目外眦之间，向后约1横指的凹陷处。

[主治] 头痛、目疾、面瘫

[刺灸法] 直刺或斜刺0.3~0.5寸，或点刺出血。

5. 球后 Qiúhòu

[定位] 框下缘外1/4与内3/4交界处。

［主治］目疾

［刺灸法］轻压眼球向上，向眶缘直刺 0.5~1 寸。

6. 金津、玉液 Jīnjīn Yùyè

［定位］舌系带两侧静脉上，左为金津，右为玉液。

［主治］口疮、失语、舌肌萎缩

［刺灸法］点刺出血。

7. 夹承浆 Jiáchéngjiāng

［定位］承浆旁开一寸。

［主治］齿痛、口眼歪斜

［刺灸法］斜刺或平刺 0.5~1 寸。

8. 牵正 Qiānzhèng

［定位］耳垂前 0.5~1 寸。

［主治］口眼歪斜、口舌生疮

［刺灸法］斜刺或平刺 0.5~1 寸。

9. 安眠 Ānmián

［定位］翳风与风池连线之中点。

［主治］失眠、眩晕

［刺灸法］直刺 0.8~1.2 寸。

10. 提托 Títuō

［定位］关元旁开四寸。

［主治］阴挺、疝气

［刺灸法］直刺 0.8~1.2 寸。

11. 子宫 Zǐgōng

［定位］中极旁开 3 寸。

［主治］阴挺、不孕

［刺灸法］直刺 0.8~1.2 寸。

12. 定喘 Dìngchuǎn

［定位］大椎旁开0.5寸。

［主治］气喘、咳喘

［刺灸法］直刺0.5~0.8寸。

13. 华佗夹脊 Huàtuójiájǐ

［定位］在背腰部，当第1胸椎至第5腰椎棘突下两侧，后正中线旁开0.5寸，一侧17穴，左右共34穴。

［主治］一切慢性病证，神经虚弱，体虚症。T_1~T_3上胸部穴位治疗心肺、上肢疾患；T_1~T_8穴位治疗胸部疾患；T_8~T_{12}穴位治疗治疗胃肠疾患；L_1~L_5穴位治疗治疗腰腹及下肢疾患。

［刺灸法］斜刺0.5~1寸。

14. 腰眼 Yāoyǎn

［定位］第4腰椎棘突下旁开3~4寸凹陷中。

［主治］腰痛、带下、月经不调

［刺灸法］直刺1~1.5寸。

15. 四缝 Sìfèng

［定位］在第2~5指掌侧，近端指关节横纹中点，一手4穴，左右共8穴。

［主治］小儿疳积

［刺灸法］点刺出血或挤出黄白色黏液。

16. 十宣 Shíxuān

［定位］在手十指尖端，距指甲游离缘0.1寸，左右共10穴。

［主治］昏迷、晕厥、高热、中暑、癫痫、癔病、小儿惊厥、咽喉肿痛

［刺灸法］点刺出血。

17. 中魁 Zhōngkuí

［定位］手背中指近端指节的中点。

［主治］呕吐、食欲不振、呃逆

［刺灸法］艾炷灸 5 ~ 7 壮，斜刺 0.2 ~ 0.3 寸。

18. 八邪 Bāxié

［定位］手背各指端中的赤白肉际。
［主治］烦热、手背肿痛、麻木
［刺灸法］斜刺 0.5 ~ 0.8 寸。

19. 百虫窝 Bǎichóngwō

［定位］血海穴上 1 寸。
［主治］风湿痒疹
［刺灸法］直刺 1.5 ~ 2 寸。

20. 鹤顶 Hèdǐng

［定位］髌骨上缘正中凹陷中。
［主治］膝痛、瘫痪
［刺灸法］直刺 1 ~ 1.5 寸。

21. 膝眼 Xīyǎn

［定位］屈膝，在髌韧带两侧凹陷处。在内侧的称内膝眼，在外侧的称外膝眼。
［主治］膝腿痛、腿脚重
［刺灸法］向膝中斜刺 0.5 ~ 1 寸，或透刺。

22. 胆囊 Dǎnnáng

［定位］在小腿外侧上部，当腓骨小头前下方凹陷处（阳陵泉）直下 2 寸。
［主治］急慢性胆囊炎、胆石症、胆道蛔虫症等胆腑病证；下肢麻痹。
［刺灸法］直刺 1 ~ 2 寸。

23. 阑尾穴 Lánwěi

［定位］足三里下 2 寸处。
［主治］肠痈、消化不良
［刺灸法］直刺 1.5 ~ 2 寸。

24. 八风 Bāfēng

［定位］足背各趾缝端凹陷中。
［主治］脚气、趾痛、足趾麻木、肿胀
［刺灸法］斜刺0.5～0.8寸或点刺出血。

25. **里内庭** Lǐnèitíng

［定位］足底第2、3趾间与内庭相对处。
［主治］小儿惊风、急性胃痛、足趾疼痛
［刺灸法］直刺0.3～0.5寸。

中篇　刺灸学

第四章　刺灸学总论

运用针灸治疗疾病是通过刺激腧穴和一定部位，激发经络之气，来疏通经络、调理脏腑、行气活血、扶正祛邪，达到防治疾病、保健强身的作用，而刺激腧穴正是通过针法和灸法来实施的。

第一节　概　　念

一、刺灸学的概念

刺灸学是研究各种刺法和灸法的操作方法、临床运用及作用原理的一门学科。

二、刺灸法的概念

刺法和灸法是两种不同的治病方法，是针灸临床必须掌握的基本技能，针刺和艾灸均属外治法。《素问·汤液醪醴论》"镵石针艾治其外"就是这个意思。

刺法又称针法，指采用不同针具，运用相应手法，刺激人体一定部位或腧穴，以疏通经络、调和气血，从而防治疾病的方法。

灸法古称艾焫，是采用艾绒或其他药物，放在体表上的腧穴或某一部位上进行烧灼熏烤，以温热刺激机体，达到防治疾病的一种方法。

针法：针具 $\xrightarrow{手法}$ 腧穴 $\xrightarrow{调节功能}$ 防治疾病

灸法：艾（药物）$\xrightarrow{烧、灼、熏、烤}$ 腧穴或某一部位 $\xrightarrow{温热刺激}$ 防治疾病

针法和灸法往往结合应用，故常合称为针灸。

针灸 } 法　经络腧穴 $\xrightarrow{通经络、行气血、调阴阳}$ 防治疾病

具体应用时，应根据疾病的性质，病程的长短，病人的体质灵活应用。

虚证——毫针浅刺，用补法；

病邪深而寒者——长针深刺，加灸；

热病——三棱针点刺，以泻邪热；

实证——毫针深刺，用泻法。

应用原则：实则泻之，虚则补之，不虚不实，以经取之。

三、刺灸学的研究内容

刺法主要研究针刺手法、针刺部位、刺激时间、刺激量和不同针具的作用特点及其适应证。

灸法主要研究灸治材料、灸治方法、灸治部位和不同灸具的作用特点及其适应证。

四、刺法与灸法的关系

两者同属中医外治法，常相互配合相互补充。正如《灵枢·官能》所说"针所不为，灸之所宜"。其作用原理和目的都是作用于腧穴激发经气，达到防病治病的目的。

第二节　刺灸法的起源与发展

一、针法的起源和发展

（一）砭刺与针法的起源

针法起源最早可以追溯到石器时代，据推测应该与原始人的治病经验有关。"砭石"是一种经过磨砺而成的锥形或楔形的小石器——这是最原始的针。原始人用这种石针来叩击皮肤、揉按肌肉，或浅刺放血，经过漫长的摸索和经验积累，逐步发展成为针灸治疗的工具。

（二）九针的应用和发展

殷商时期中国进入了青铜器时代，随着青铜器的广泛应用，为针具的改进提供了物质条件，于是出现了青铜针具。春秋时期铁器出现，随着冶铁术的发展和冶炼技术提高，从战国迄于秦汉，砭石才逐渐为九针所取代。在《灵枢·九针十二原》中详细介绍了九针的形状、大小、治疗范围和操作方法。

表 4 - 1　九针应用分类表

名称	形状	用途
镵针	头大，末端一分尖锐	浅刺皮肤，泻阳分邪气，泻热
圆针	针身圆柱形，针头卵圆	按摩肌肉
鍉针	针头如黍粟状，圆而微尖	按压经脉外部，补正祛邪
锋针	针头锋利，呈三棱锥形	主痈痹痼疾，泻热出血
铍针	形如剑	切开排脓，治痈肿已成脓
圆利针	针头微大，针身反小，圆而且利	用于深刺，主痹症、痹气暴发者
毫针	针身细如毫（豪）毛	通调经络，治寒热痛痹
长针	针身细长而锋利	深刺，用肌肉肥厚处，治深邪远痹
大针	针身粗圆	针刺放水，治关节积液

（三）刺法的发展

1.《黄帝内经》对刺法的发展

（1）指出补泻是针刺治病的基本原则。

（2）根据病情选择针具。

（3）提出了运用九针的"九刺"、"十二刺"、"五刺"法。

（4）认为"守神"是针刺获取疗效的关键。

（5）在补泻手法方面提到了徐疾补泻、呼吸补泻、捻转补泻、迎随补泻和开阖补泻等方法。这些论述为后世的针刺手法奠定了基础。

2.《难经》对刺法的发展

（1）左右两手之配合。

（2）对针刺补泻法又有所发挥。

（3）提出刺法要合于四时。

表4-2　历代医家对刺法的发展

朝代	医家及著作	对刺法发展的主要内容
金元	何若愚	子午流注纳甲法
	窦汉卿(《针经指南》)	十四字手法等
	陈会(《神应经》)	催气手法
明	徐凤(《针灸大全》)	复式补泻手法
	高武(《针灸聚英》)	子午流注纳子法
	杨继洲(《针灸大成》)	十二针法，下手八法，大补大泻，平补平泻

二、灸法的起源和发展

(一) 灸法的起源

灸法起源于原始社会，火的应用为灸法的创造提供了条件。由于温热刺激皮肤使人感到舒服，或许由于偶然被火灼伤而解除了某种病痛，于是萌发了烧灼可以治病的念头，并从实践逐步积累经验。最初用于灸焫的材料是树枝或柴草，后来在实践中逐渐认识到"艾"在灸焫方面的独特功效。

(二) 灸法的发展

最初灸法多采用直接灸，艾炷较大，壮数较多，现代则采用小炷少壮灸，并衍化出各种各样丰富多彩的灸疗方法。

第五章 刺灸学各论

第一节 毫针刺法

一、毫针的构成、规格和修藏

（一）构成

毫针分为五部分
针柄——手持处为针柄，是持针着力的部位。
针尖——针的尖端锋锐的部分。
针身——针柄与针尖之间的部分。
针根——针身与针柄连接的地方。
针尾——针柄的末端称为针尾，是温针装置艾绒的部位。

（二）规格

长短的规格：
0.5 寸（15mm）、1 寸（25mm）、2 寸（40mm）
2.5 寸（50mm）、3 寸（75mm）、3.5 寸（90mm）、4 寸（100mm）
粗细的规格：以直径大小分别
26#（0.45mm）、28#（0.38mm）、30#（0.32mm）、32#（0.28mm）

（三）修藏

用过的针，一般经过修检后，置在消毒纱布上，然后用高压消毒即可。没有条件的泡在 75% 酒精中也可。

二、针刺练习

针刺练习主要是指指力和手法的练习。毫针细而软，如果没有一定的指力，很难随意进针，更谈不上对各种手法的运用。为了顺利进针、减少疼痛，必须打下一个扎实的基本功。

（一）指力练习

1. 纸垫练针法
主要是锻炼指力和捻转的基本手法。
2. 棉团练针法
主要是做提插、捻转手法的练习。

（二）针刺基本手法的练习

1. 速刺练习
使针体垂直快速刺入，然后取出，如此反复。
2. 捻转练习
将针体刺入在原处不动，向前、向后来回捻转，捻转角度来去要一致，速度要均匀，灵活自如。
3. 提插的练习
将针刺入后在原处做上提下插的动作，要求提插的幅度深浅适宜，保持针体垂直，上下一致。
4. 捣针的练习
将针刺入后，以中指垂直固定于针旁，用拇、食二指进行连续的提插，要求用力均匀、深度一致。
5. 综合的练习
在上述手法达到熟练的基础上，进行综合练习，将上述手法综合运用。

（三）自身试针

为体验不同的手法所产生的不同作用，最好在自己身上进行练习，以便心中有数，提高针刺手法的操作水平。

三、针刺的准备

（一）选择针具

根据性别、年龄、胖瘦、体质、虚实及所选的穴位的部位来选择适宜的针具。

男性、青壮年、胖者，实证
四肢部、肌肉丰满部 } 长针、粗针

女性、老者、儿童、瘦者，虚证
躯干部、头面部 } 短针、细针

（二）选择体位

初诊病人一般采用卧位，针刺时患者的体位与患者的一般情况、所要针刺的穴位有关，原则是患者既感到舒适，医生又能够正确取穴施术。

卧位 {
仰卧位：取头面、胸腹、四肢前面的部分腧穴。
侧卧位：取侧头、胁肋、侧腰、臀部、四肢侧面的部分腧穴。
俯卧位：取头项、背脊、腰尻、下肢背侧、上肢部分腧穴。
}

坐位 {
仰靠坐位：取前头、颜面、颈前、胸、四肢的部分腧穴。
俯伏坐位：取头顶、后头、项背、上肢的部分腧穴。
侧伏坐位：取头部的一侧、面颊及耳前后、上肢的部分腧穴。
}

（三）消毒

1. 针具消毒：高压蒸汽灭菌法（首选）
药物浸泡消毒法（75％酒精、持针的镊子用2％来苏液），传染病者用过的针具要单独消毒
2. 医生消毒：肥皂洗手或酒精棉球涂擦
3. 施诊部位消毒：75％酒精棉球擦拭

四、毫针刺法

（一）常用进针法

刺手：持针之手为刺手。刺手作用是掌握针具，施行手法操作。
押手：将按压穴位局部的手称为押手。押手的作用是固定穴位位置，使针身有所依附，保持针体垂直，准确刺入腧穴，减少疼痛。

1. 单手进针法
用刺手拇、食指进针，中指端紧靠穴位，指腹抵住针身下段，当拇、食指向下用力时中指随之屈曲，将针刺入。多用于短针。

2. 双手进针法
双手配合，协同进针。

（1）指切进针法：

押手拇指端切按穴位旁，刺手持针沿押手指甲缘刺入穴位，适宜短针。（曲池）

（2）夹持进针法：

押手捏住针身下端，露出针尖，刺手夹持针柄，将针尖对准穴位，双手配合，刺入穴位，适宜长针。（环跳）

（3）舒张进针法：

押手将皮肤向两侧撑开，使之绷紧，刺手持针从押手拇、食指中间刺入，适宜于皮肤松弛部位。（腹部）（关元）

（4）提捏进针法：

押手将皮肤捏起，刺手持针从捏起部的上端刺入。适宜于皮肉浅薄的部位。（印堂）

3. 管针进针法：

用玻璃管或特制的进针器代替押手，针管比针短 2～3 分，进针时从管中拍入或弹入穴位内，进针后将套管抽出。

（二）针刺的角度和深度

1. 针刺的角度：是指进针时针身与皮肤表面所形成的夹角。

直刺：90°角，垂直刺入。适宜于大部分腧穴，尤其是肌肉丰满的穴位，如四肢、腰臀、腹部的穴位。

斜刺：45°角，斜刺是针身与皮肤表面呈 45°左右倾斜刺入，适用于肌肉浅薄或内有重要脏器的穴位。如胸、背部穴位；或为避开血管、骨骼、瘢痕部位而采用此法；或为施行行气手法而采用此法。

平刺：15°角，适用于头面部及皮薄肉少处的腧穴，有时在施行透穴刺法时也适用。

2. 针刺的深度：是指刺入腧穴内的深浅度。一般以既有针感又不伤及脏器为原则。

根据以下情况灵活掌握：

$$
体质\begin{cases}形体消瘦——浅刺\\ 形胖体强——深刺\end{cases}
$$

$$
病情\begin{cases}表证、新病、阳证——浅刺\\ 里证、久病、阴证——深刺\end{cases}
$$

$$
季节\begin{cases}春（生）夏（长）——浅刺\\秋（收）冬（藏）——深刺\end{cases}
$$

$$
年龄\begin{cases}婴儿、老者——浅而疾之\\青壮年——深而留之\end{cases}
$$

$$
腧穴部位\begin{cases}头面、胸背部——浅刺\\四肢、臀腹部——深刺\end{cases}
$$

五、行针与得气

行针：进针后施以一定的手法，称为行针。

（一）基本手法——针刺的基本动作

1. 提插法：针尖进入一定深度后，施行上下、进退的行针动作，将针从浅层插下深层，由深层提到浅层，如此反复。一般提插幅度大，频率快，刺激量就大，反之就小。

2. 捻转法：针刺到一定深度后，将针向前、向后来回旋转捻动，反复多次。一般捻转幅度大，频率快，刺激量就大，反之就小。

注意：捻转时不能单向转动，否则针身易缠绕肌纤维，使病人局部疼痛，并造成出针困难。

（二）辅助手法——为加强针感和促使针按后得气的一些方法

1. 循法：是用手指顺着经脉的循行，在腧穴的上下部轻柔地按循。本法主要是激发经气运行，加速针刺得气。

2. 刮法：用拇指抵住针尾，以食指或中指指甲轻刮针柄。作用为加强针感。

3. 弹法：用手指轻弹针尾，使针体微微震动。加强针感。

4. 摇法：轻摇针体，可以行气。直刺而摇，加强针感，斜刺、平刺而摇可促使针感向一定方向传导。本法适用于浅表的腧穴。

5. 飞法：将针先作较大幅度的捻转，然后松手，拇、食指张开。一捻一放，反复数次，如飞鸟展翅之状，在于催气。本法适用于肌肉丰厚处的腧穴。

6. 捣法（震颤法）：持针作小幅度的快速提插捻转动作，使针身轻微震颤，以增强针感。本法适用于肌肉丰厚处。

行针手法的使用，使腧穴产生感应，借以疏通经络，调和气血，从而达到治病的目的。

（三）得气

1. 什么叫得气?

在针刺过程中，施行一定的手法，使针刺部位所产生的经气感应，就称为得气，又称"针感"。

得气的标志 { 患者：有酸、麻、重、胀的感觉，有时还会出现热、凉、痒、痛、抽搐、蚁行等感应，或有传导感觉
医者：持针之手有针下沉重、紧涩的感觉

正如《标幽赋》所说："轻滑慢而未来，沉紧涩而已至……气之至也，如鱼吞钩饵之浮沉；气未至也，如闲处幽堂之深邃。"

以下哪项不是得气的感觉或反应?
A. 针刺部位有酸胀、麻重感
B. 针刺部位出现热、凉、痒、痛、抽搐、蚁行等感觉
C. 患者出现循经性肌肤瞤动、震颤
D. *医者刺手体会到针下空松、虚滑*
E. 医者刺手体会到针体颤动

2. 影响得气的因素

（1）体质 { 凡阳气充盛，体质较好，比较敏感，反应快者，得气亦快。
凡阴盛阳衰，体质较差，比较迟钝，反应慢者，得气亦慢。

（2）操作：取穴准确，针刺角度、深度、方向掌握不好，得气就慢。

（3）病情：危重病人，脏腑经络之气虚衰至极者不得气。病人经气不足，气行缓慢，久待不至。《针灸大成》"以得气为度，如此终而不至者，不可治也"。当考虑改用他法。

3. 得气的临床意义

针刺之所以能治病是因其具有调气的作用。《灵枢·终始》"凡刺之道，气调而止"。《针灸大成》"用针之法，候气为先"。临床经验证明，得气与否及气至的速迟，不仅关系到针刺的疗效，而且可以借此推断正气的盛衰、疾病的预后及转归。《灵枢·九针十二原》说："为刺之要，气至而有效。"《金针赋》指出："气速效速，气迟效迟。"一般而言，得气迅速，疗效较好；得气缓慢，疗效较差；不得气者，难于取效。针刺得气指人体的正气，经气而言，我们可以从得气的情况中，来推测人体正气的盛衰。杨继洲

"针若得气来速，则病易愈，而效亦速也；若气来迟，则病则愈而有不治之忧"。"气速"是人体正气充沛的表现，正气盛收效快，病易愈；"气迟"是正气衰微的征象，收效慢，病自然难愈。若取气不至，则标志人体正气将竭，很危险。

《灵枢·九针十二原》"刺之要，气至而有效"。说明了得气与疗效有直接关系。得气的临床意义可归纳为四点：

只有得气才有效；

得气快，见效快，预后好；

得气慢，见效慢，预后差；

不得气，效果差，甚至无效。

4. 得什么样的气为好

一般来说，要结合患者体质、病情、体态、腧穴位置来考虑。

体虚、老年、幼年——浅刺、轻刺，针感宜轻。

体强、青壮年——深刺、重刺，针感宜重

此外，还要依据患者对针刺的耐受程度。

有些病须使患者产生感传现象，即"气至病所"。如：坐骨神经痛、下肢瘫等，环跳针感至足；上肢疼痛、麻木不遂，曲池针感至手等。《针灸大成》"有病远道者，必先使气直到病所"，这样可以提高疗效。

例：有一例面肌痉挛患者，取下关、颧髎、地仓等穴，针后抽动好转，但维持时间短。以后加用合谷，使针感从手上传至面，抽动立止，并连续三日未发。

5. 怎么取气

取气是施行一定的手法使针下产生感应的方法。取气是得气的手段，得气是取气（行针）的目的。前面已经讲过，影响得气有诸多因素。如果属于针刺操作的问题则应重新调整针刺的部位、角度、深度，运用适当的手法。如果属于患者的体质、病情等因素，可采用一些方法促使得气，简单介绍几种：

其一、催气法——使经气到来的一种方法，可运用循法、弹法、刮法等辅助手法。

其二、行气法——在得气的基础上，使针感向一定部位传导，即"气至病所"，施行这种手法要注意徐进徐出，具体操作要结合病所、腧穴的位置及经脉循行。

如：腧穴在病之下方，针尖须斜向上，并用押手紧压腧穴的下方；

腧穴在病之上方，针尖须斜向下，并用押手紧压腧穴的上方。

《金针赋》对此有描述："按之在前，使气在后，按之在后，使气在前。"

其三、守气法——是加强和延长"得气"感应的一种方法。意思是说在行针中，要全神贯注，严肃认真，保持针刺效应。

如：《素问·保命全形论》"经气已至，慎守勿失。深浅在志，远近若一。如临深渊，手如握虎，神无营于众物"。

此外，还可用艾灸助气——在针刺部位的上下左右用艾灸之，以助阳气使之气至。

培元益气——对正虚病人可取关元、气海、足三里加强培补，以助经气。

六、针刺补泻

补法：泛指鼓舞正气，使低下功能恢复旺盛的方法。

泻法：泛指消除病邪，使亢进功能恢复正常的方法。

补泻效果的产生取决于三方面的因素：

功能状态：虚——补，实——泻，热——清，闭——启

腧穴特性：有些穴位多适宜于补虚，如：关元、足三里。

有些穴位多适宜于泻实，如：十宣、井穴。

针刺补泻的手法：

（一）单式补泻法

指较单纯的运用针刺方法，以快、慢、轻、重及方向的不同而收到补泻的目的。

1. 捻转补泻　得气后，捻转角度小，用力轻，频率慢，操作时间短为补，反之为泻。

对捻转补泻中补法的叙述，下列哪项是错误的？

A. 捻转角度小

B. *用力重*

C. 频率慢

D. 操作时间短

E. 拇指向前，食指向右（左转用力为主）

2. 提插补泻　得气后，先浅后深，重插轻提，幅度小，频率慢，操作时间短为补，反之为泻。

对提插补泻中补法的叙述，下列哪项是错误的？

A. *先深后浅*

B. 重插轻提

C. 提插幅度小，频率慢

D. 操作时间短

E. 以下插用力为主

3. 疾徐补泻　徐徐刺入，少捻转，疾速出针为补，反之为泻。

4. 迎随补泻　进针时针尖随经脉循行的方向刺入为补，反之为泻。

5. 呼吸补泻　病人呼气时进针，吸气时出针为补，反之为泻。

6. 开阖补泻　出针时揉按针孔为补，出针时摇大针孔不立即揉按为泻法。

7. 平补平泻　得气后均匀地提插、捻转后即可出针。

（二）复式补泻法

指将操作形式、作用相同的手法结合在一起达到补泻的目的的方法。

1. 烧山火（热补法）

将针刺入腧穴深度的上 1/3（天部），得气后行捻转补法，再针刺入腧穴深度的中 1/3（人部），得气后行捻转补法，然后再针刺入腧穴深度的下 1/3（地部），得气后行捻转补法，即慢慢地将针提到上 1/3（天部）。如此反复 3 次，即将针紧按至地部留针。——此法治疗冷痹顽麻、虚寒疾病。

2. 透天凉（凉泻法）

将针刺入腧穴深度的下 1/3（地部），得气后行捻转泻法，再将针提至腧穴深度的中 1/3（人部），得气后行捻转泻法，然后再将针提至腧穴深度的上 1/3（天部），得气后行捻转泻法，将针缓慢按至下 1/3（地部）。如此反复 3 次，将针紧提至上 1/3（天部）即可留针。——治疗热痹、急性痈肿等热性病。

3. 阳中隐阴（先补后泻）法　阳为补，阴为泻

分浅、深两层。先在浅层行补法——紧按慢提九数，再进入深层行泻法——紧提慢按六数。适用于先寒后热，虚中挟实之证。

4. 阴中隐阳（先泻后补）法

先在深层行泻法，紧提慢按六数，再退至浅层行补法，紧按慢提九数。

适用于先热后寒、实中有虚之证。

5. 龙虎交战法

向左转九次——→为龙，向右转六次——→为虎，交替运用为交战。进针后先以拇指向前用力捻转九数，再次拇指向后捻转六数，如此反复。

七、留针与出针

（一）留针

将针刺入腧穴行针施术后，使针留置于穴内，称留针。

留针的目的：加强针刺作用和便于继续施术。

留针的时间：一般病证可留针 10 ~ 20 分钟；慢性病适当延长时间，其间可作间歇运针。急腹症、急性疼痛可留针数小时之久。对针感差者，留针还可起到候气的作用。

（二）出针

以押手拇、食指按住针孔周围皮肤，刺手将针轻微捻转提至皮下出针，用消毒干棉球按压针孔，以防出血。出针后应核对针数以防遗漏。

八、异常情况的处理与预防

针灸治疗是比较安全的，但有时会有一些难以避免的情况发生。同时，若不按照规范操作，或疏忽大意，或对人体解剖知识缺乏了解，也会有一些异常情况发生。

（一）晕针

针刺中发生晕厥的现象。

原因——紧张、疲劳、饥饿、体虚、医者手法过重等。

症状——面色苍白、头晕目眩、汗出肢冷，甚至神昏、二便失禁，血压下降，脉微细欲绝。

处理——立刻出针，令其平卧，饮温开水或糖水。重者针人中、关元、灸百会。

仍不省人事，呼吸细微，脉细弱者，应及时采用西医急救措施。

预防——初诊者一律卧位，做好解释工作，消除紧张情绪，饥饿、疲劳时不行针。

有先兆时及早采取措施。

有关晕针的处理方法，叙述不正确的是?

A. 立即停止针刺，将针全部起出

B. 使患者平卧，头部抬高

C. 宽衣解带，注意保暖

D. 予以饮温开水或糖水

E. *可刺人中、素髎、内关、足三里等穴*

（二）滞针

指在行针时或留针后医者感觉针下涩滞、捻转、提插、出针均感困难，病人感剧痛时，称为滞针。

原因——病人紧张、医者手法不当，向单方向捻转太过。

现象——针下涩滞、捻转不动、出针困难、病人剧痛。

处理——于滞针附近循按、叩弹或再刺一针以宣散气血。若因手法不当可向反向捻回。

预防——消除紧张情绪，行针时避免单向捻转。

（三）弯针

指在进针时或将针刺入腧穴后，针身在体内形成弯曲，称为弯针。

原因——医者用力过猛，病人留针时移动体位。

现象——针体弯曲，出针困难、患者有疼痛感。

处理——停止手法，将针慢慢起出。若因患者体位改变造成弯针可让病人慢慢恢复原来的体位后再将针起出。

预防——加强手法锻炼，嘱患者行针时不要随意变化体位。

（四）断针

指针体折断在体内，称为断针。

原因——针具质量差，行针时手法过重，患者变换体位，或弯针、滞针未及时处理。

现象——针具折断，断端部分或全部没入皮肤之下。

处理——嘱患者勿动，防断针向皮肤深部陷入。残端露于皮肤外时，用手指将针起出，若与皮肤相平，可用手指垂直挤压针孔两旁，使断针暴露起出。若完全深入皮下，应在 X 线下定位，手术取出。

预防——针前检查针具。针刺时应留部分针身在体外，以便断针时取针。嘱患者不要随意变换体位。

（五）血肿

指针刺部位出现的皮下出血而引起的肿痛称为血肿。

原因——针尖带钩，损伤皮肉，刺伤血管。

现象——针刺部位肿、痛、青紫。

处理——小面积者可自行消退，大面积或疼痛较剧者先冷敷止血，再热敷或轻揉局部，使瘀血消散。

预防——检查针具，避开血管，出针时揉按针孔。

（六）刺伤脏器

1. 创伤性气胸

原因——胸、背、锁骨部针刺过深，或行针时患者变换体位或咳嗽后引起针刺向深移动。

症状——胸闷、憋气、呼吸困难、心跳加速、汗出、血压低。

处理——及时抢救，必要时吸氧，胸腔穿刺，抽气减压。

预防——严格掌握进针深度，胸背部穴应斜刺、平刺。

2. 刺伤脑脊髓

原因——针刺不当，手法过重。

症状——头痛、恶心、呕吐，甚至神昏。

处理——轻者密切观察，令其休息，重者及时抢救。

预防——针刺时精力集中，避免过强刺激，注意针感效应。

3. 刺伤神经干

原因——针刺不当，手法过重。

症状——出现电击样放射感，反射性肌肉痉挛，感觉运动障碍。

处理——停止针刺，局部按摩。

预防——针刺神经干及神经根部的穴位时手法适中。

（七）后遗感

原因——手法过重。

现象——出针后一段时间仍有酸、麻、胀、疼等不适感。

处理——局部循按。

预防——手法适中，出针后上、下循按。

九、针刺注意事项

由于针刺的疗效受到人体的生理功能状态、生活环境多种因素的影响，针刺时应注意以下事项：

体质：过饥、过劳、五夺、五逆——禁针。

患者在过于饥饿、劳累、精神过度紧张时，不易立即进行针刺，对身体虚弱、气血亏虚的患者，针刺时手法不宜过强，并尽量让患者选用卧位。

妇女妊娠三个月以内者，不宜针刺小腹部的穴位；怀孕三个月以上者，其腹部、腰骶部也不宜进行针刺；三阴交、合谷、昆仑、至阴、下腹部、肩井等一些通经活血的腧穴，在怀孕期间应禁刺。这些穴位在经期除为了调经之外也应慎用。

常有自发性出血或损伤后出血不止者（如血友病、血小板严重减少等患者）慎用。皮肤有感染、溃疡、出血、瘢痕、肿瘤的部位，不宜针刺。

小儿囟门未闭时，头顶部腧穴慎用或禁用。针刺眼区和颈部的穴位（如风府、哑门等），以及脊柱部的腧穴，应严格注意进针的角度和深度，不宜大幅度提插、捻转、长时间留针，以免伤及组织器官。有重要脏器的部位严格掌握进针角度、深度。对胸胁腰背脏腑所居之处的腧穴，不宜直刺、深刺；肝脾肿大、心脏扩大、肺气肿的患者更应注意。胸背、胁腋、缺盆部的穴位，针刺过深有伤及肺脏导致气胸的可能。针刺小腹部的穴位，应让患者把尿排空。对尿潴留的患者，针刺小腹部腧穴应严格掌握适当的方向、角度和深度，以免刺破膀胱，出现意外事故。

有时患者在针刺进行时并无异常，隔几个小时后，才逐渐出现症状，应及早发现，及早治疗。医生进行针刺时精神必须高度集中，严格掌握进针的深度、角度，并应进行反复多次的练习培养手感。

有关妊娠妇女针刺时的注意事项，叙述不正确的是

A. 孕期不可以针刺三阴交、合谷

B. 怀孕 3 个月以内者，不宜针刺小腹部的腧穴

C. 怀孕 3 个月以上者，腹部腧穴不宜针刺

D. 怀孕 3 个月以上者，腰骶部腧穴不宜针刺

E. *可用昆仑、至阴保胎*

第二节 灸法（附：拔罐）

灸法是用艾绒或其他药物放置在体表的穴位上烧灼、温烤，借其温和热力以及药物的作用，通过经络的传导以达防病、治病的目的。

一、艾灸的作用

温散寒邪——治疗寒邪为患，偏于阳虚诸证，可以治疗寒湿痹痛和寒邪为患之胃脘痛、腹痛、泄泻、痢疾等病证。

温通经络，活血逐痹——治疗风寒湿邪之证。

回阳固脱——可以治疗阳气下陷之脏器下垂和阳气虚脱之寒证、厥证、脱证等。常用于治疗各种虚寒证、寒厥证、虚脱证和中气不足、阳气下陷而引起的遗尿、脱肛、阴挺、崩漏、带下等病证。

消瘀散结——治疗气血凝滞之疾病，如乳痈初起、瘰疬、瘿瘤等病证。

防病保健——强壮身体（关元、足三里）激发人体正气，增强机体抗病能力，防病保健。

下列哪项不是灸法的治疗作用

A. 温经散寒

B. 扶阳固脱

C. *开窍泻热*

D. 消瘀散结

E. 防病保健

二、灸用的材料

主要是艾叶制成的艾绒。

其优点是：

1. 便于搓捏成大小不同的艾炷，易于燃烧。

2. 热力温和，能穿透皮肤，直达深部。

3. 产于各地，价值低廉。

三、常用灸法

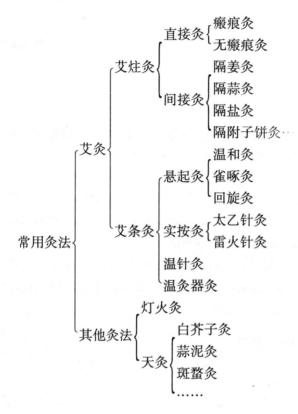

下列哪项不属于艾灸?

A. 瘢痕灸

B. 隔蒜灸

C. 蒜泥灸

D. 实按灸

E. 温针灸

属于直接灸的是

A. 瘢痕灸

B. 蒜泥灸

C. 隔姜灸

D. 实按灸

E. 温灸器灸

属于间接灸的是

A. 无瘢痕灸

B. *隔附子饼灸*

C. 蒜泥灸

D. 太乙神灸

E. 温灸器灸

属于艾条灸的是

A. 无瘢痕灸

B. 隔盐灸

C. 蒜泥灸

D. *温和灸*

E. 瘢痕灸

（一）艾炷灸

艾炷是指用艾绒捏成的圆锥形的炷。小的如麦粒大，中等的如枣核大，大的如蚕豆大，每燃一个艾炷称为一壮。

1. 直接灸

是将大小适宜的艾炷直接放在皮肤上施灸。若施灸时需将皮肤烧伤化脓，愈后留有瘢痕者，称瘢痕灸。——用于哮喘、肺痨等慢性病。

若不使皮肤烧伤化脓，不留瘢痕者，称无瘢痕灸。——用于虚寒性疾病。目前直接灸亦很少用。

2. 间接灸

用某种物品将艾炷与穴位的皮肤隔开而施灸的一种方法。

（1）隔姜灸：

用直径 1~2cm，厚约 0.2~0.3cm 的姜片，中间用针刺穿数个小孔，隔在艾炷与皮肤之间，一般灸 5~7 壮，以皮肤红润而不起疱为度，当患者感到灼热不可忍受时可将姜片抬起或移动位置，适用于因寒而致之呕吐、腹痛、腹泻，以及风寒痹痛。生姜——温中。

隔姜灸多用于治疗

A. 阳痿早泄

B. 中风脱证

C. 未溃疮疡

D. 肺痨瘰疬

E. *风寒痹痛*

（2）隔蒜灸：

用0.2～0.3cm 厚的鲜大蒜片，中间刺穿数个小孔，隔在艾炷与皮肤之间，灸法同隔姜灸，民间用于治疗虚劳、顽痹等，用于治疗瘰疬、肺痨、初起肿疡。常用于因寒而致的呕吐、腹痛以及风寒湿痹等，有温胃止呕、散寒止痛的作用。大蒜——消肿、解毒、杀虫。

隔蒜灸多用于治疗

A. 阳痿早泄

B. 呕吐腹痛

C. *未溃疮疡*

D. 腹痛泄泻

E. 疮疡久溃

（3）隔盐灸：

用纯净干燥的食盐填敷于脐部，上置艾炷施灸，有回阳救逆固脱之功，但需连续施灸，不拘壮数，临床上常用于治疗急性寒性腹痛、吐泻、痢疾、淋病、伤寒阴证、吐泻并作、中风脱证等。

属于艾炷灸的是

A. 温针灸

B. *隔盐灸*

C. 回旋灸

D. 温和灸

E. 蒜泥灸

（4）隔附子饼灸：

用中药附子片或附子药饼，中间刺穿数个小孔隔在皮肤与艾炷之间，有温肾补阳的作用，多用于治疗命门火衰而致阳虚的阳痿、早泄、遗精、疮疡久溃不收等病用于治疗各种阳虚病证。附子——温肾助阳。

（二）艾条灸

艾条灸是将其一端点燃对准穴位或患处施灸的方法，有悬灸和实按灸两种。悬灸又分温和灸、雀啄灸、回旋灸，实按灸又分太乙针灸和雷火针灸等。

1. 温和灸

将艾条的一端点燃，对准腧穴或患处，距离皮肤约2～3cm 处进行熏烤，使患者局部有温热感而无灼痛为宜，每穴灸 10 ~ 15 分钟，至皮肤红晕为度。

有关温和灸，叙述不正确的是

A. 属于艾条灸

B. 艾条点燃端应距腧穴处皮肤 2 ~ 3cm 左右进行熏烤

C. 一般每处灸 10 ~ 15 分钟

D. 应使患者局部有温热感而无灼痛感为宜

E. *多用于治疗急性病*

2. 雀啄灸

施灸时，艾卷点燃的一端与施灸部位保持一定的距离，像鸟雀啄食一样，一上一下施灸。

3. 回旋灸

艾卷与施灸部位保持一定距离，左右移动或反复旋转。

4. 太乙针灸和雷火针灸

是指在艾卷中加入药物，施灸时，先在施灸部位垫上布或数层纸，将药物艾卷的一端点燃，乘热按到施灸部位上，使热力透达深部，若艾火熄灭，再点再按。适用于风寒湿痹、痿证和虚寒证。

太乙神针通用方：艾绒 100g，硫磺 6g，麝香、乳香、没药、松香、桂枝、杜仲、枳壳、皂角、细辛、川芎、独活、穿山甲、雄黄、白芷、全蝎各 1g。研成细末，和匀，以桑皮纸一张，约 30cm 见方，先取艾绒 24g，均匀铺在纸上，再取药末 6g，均匀掺在艾绒里，卷紧如爆竹样，外用鸡蛋清涂抹，在糊上桑皮纸一张，两头留空 3cm，捻紧即成。

雷火神针的制法与太乙针相同，药物处方如下：沉香、木香、乳香、茵陈、羌活、干姜、穿山甲各 9g，麝香 1g，艾绒 100g。

（三）温针灸

温针灸是针刺与艾灸结合应用的一种方法，适用于既需要针刺留针而又适宜用艾灸的病证。操作方法是针刺得气并给予适当补泻手法而留针时，将纯净细软的艾绒捏在针柄上，或用一段长约 2cm 的艾条插在针柄上，点燃施灸。待艾绒或艾条燃尽后，除去灰烬，将针取出。每穴每次可施灸 3 ~ 5 壮，施灸完毕再将针取出。此法是一种针灸并用的方法，艾绒燃烧的热力可通过针身传入体内，从而发挥针和灸的作用。

（四）温灸器灸

先将艾绒放入温灸器内，然后点燃，将温灸器盖好，置于腧穴上进行熨烫，至皮肤红润为度。有调和气血、温中散寒作用。适宜于小儿、妇女、畏惧灸治者。

四、灸治注意事项

（一）施灸的顺序

先上后下，先阳后阴；壮数是先少后多，艾炷是先小后大。

（二）施灸的补泻方法

《灵枢·背腧》"以火补者，毋吹其火，须自灭也；以火泻者，疾吹其火，传其艾，须其火灭也"。

（三）施灸的禁忌

1. 实热证、阴虚发热者；空腹、过饱、极度劳累、过度紧张者不宜立即施灸。须待患者进食，休息后再施灸。对于体弱患者，灸治时艾炷不宜过大，刺激量不可过强，以防晕灸。一旦发生晕灸，应及时处理。
2. 孕妇的腰骶部、腹部。
3. 颜面、五官、大血管部位不宜直接灸，以免烫伤形成瘢痕。关节活动部位不宜使用化脓灸，以免化脓溃疡，不易愈合，甚至影响功能活动。

（四）灸后的处理

灸后局部出现小水疱时，可任其自然吸收。水疱较大时用消毒针刺破水疱放出水液，外涂龙胆紫以纱布包敷。

附：拔罐法

一、适应范围　风寒湿痛、消化不良、腰背痛、感冒、咳嗽、痛经等。
二、罐的种类

竹罐——经济、轻巧，不易摔碎，但易爆裂、漏气，吸附力不强。
陶罐——吸附力大，但易碎。
玻璃罐——质地透明，可观察所拔部位皮肤充血、瘀血程度，但易碎。

三、拔罐方法

只介绍火罐：用火在罐内燃烧，形成负压，使罐吸附在皮肤上。

1. 闪火法

常用的拔罐方法。

2. 投火法

适宜于侧面横拔。

闪罐——多用于皮肤麻木、疼痛或功能减退等疾患。

走罐——多用于脊背、腰臀、大腿等部位的酸痛、麻木、风湿痹痛等疾。

刺络拔罐——多用于治疗扭伤、带状疱疹。

留针拔罐——多起到针罐配合之作用。

四、注意事项

1. 体位须适当，需在肌肉丰满处拔罐，否则易脱落。

2. 根据不同部位选用大小合适的罐。应用投火法时火焰要旺，动作要快，避免火源掉下烫伤皮肤。

3. 应用针罐时，避免将针撞压入深处，造成损伤。胸背穴均宜慎用。

4. 用血罐时针刺出血的面积，要等于或略大于火罐口径，每次出血量以不超过 10ml 为宜。

5. 起罐时手法要轻，以一手抵住罐边皮肤，按压一下使气漏入。

6. 皮肤有过敏、溃疡、水肿等不宜拔罐，孕妇腰骶部、腹部慎用拔罐，高热、痉挛、抽搐等不用。

7. 留罐时间一般为 10~15 分钟。过长皮肤会起疱，小的不需处理，防止感染。大的用针刺破，流出水液，涂以龙胆紫，覆盖消毒敷料。

第三节　火　　针

火针（fire needle）用耐受高温并对人体无伤害的金属为材料，供烧红使用的针具。火针刺法（fire needle therapy）是将烧红火针针体，按一定刺法迅速刺入人体选定部位的针刺方法。

一、操作步骤与要求

（一）施术方法

用酒精灯烧红针尖及针体，根据针刺深度，决定针体烧红长度；针体烧红后，迅速准确地刺入针刺部位。

（二）常用刺法

1. 点刺法

在腧穴上施以单针点刺的方法。

2. 围刺法

围绕体表病灶周围施以多针刺激的方法，针刺点在病灶与正常组织交界处。

3. 刺络法

用火针刺入体表血液瘀滞的血络，放出适量血液的方法。

针体达到治疗深度后，即可出针。

（三）施术后处理

为减轻疼痛促进愈合，应妥善处置针孔：

1. 可用无菌棉球或棉签按压针孔；

2. 针孔如有出血或渗出物，可用无菌棉球擦拭按压；

3. 火针刺络出血后，可用敞口器皿承接，待出血停止后，再用无菌棉球擦拭按压。

二、火针的作用及适应证

祛寒除湿　通经止痛——治疗因寒湿引起的疼痛诸证。

补脾益气　通利筋脉——治疗以萎缩为主的痿证。

引热外达　清热解毒——治疗蛇丹、痄腮等症。

通经活络　散瘀消肿——治疗因外伤引起的局部肿痛。

壮阳补肾　升阳举陷——治疗阳虚脏器下垂和生殖系统疾病。

助阳化气　消癥散结——治疗外科、妇科各种瘿瘤。

生肌敛疮　去腐排脓——治疗慢性皮肤溃疡。

温通经络　祛风止痒——治疗以瘙痒为主的皮肤病。

运行气血　解痉止挛——促进气血运行，增加局部血供。

三、注意事项

针刺要避开动脉及神经干，勿损伤内脏和重要器官。孕妇、产妇及婴幼儿慎用；糖尿病患者、瘢痕体质或过敏体质者慎用；精神过于紧张、饥饿、疲劳的患者不宜用。对大失血、凝血机制障碍的患者和不明原因的肿块部位禁用火针。施术后，医者应向患者说明术后针刺部位的维护事项，包括：针孔局部若出现微红、灼热、轻度疼痛、瘙痒等症状属正常现象，可不作处理；但应注意针孔局部清洁，忌用手搔抓，不宜用油、膏类药物涂抹；针孔当天不宜着水。

第四节　三棱针法

三棱针古称"锋针"，是一种常用的放血工具，用来刺破人体的一定部位或穴位，放出少量血液，达到治疗疾病的目的，古人称之为"刺血络"或"刺络"，今有人称之为"放血疗法"。

一、操作步骤与要求

（一）点刺法

针刺前常规消毒后，对准已选择的部位刺入随即将针迅速退出，轻轻挤压针孔周围，放出少量血液或挤出少量液体，然后用消毒棉球按压针孔。本法多用于肢体末端的十宣、十二井穴和耳尖及头面部的攒竹、上星、太阳、印堂等穴。

（二）散刺法

在病变局部周围进行点刺的一种方法，根据病变部位大小的不同，在病变外缘环形点刺，以促使瘀血或水肿的排除，达到祛瘀生新、通经活络的目的。本法多用于局部瘀血、血肿或水肿、顽癣等。

（三）刺络法

针刺时押手拇指压在被针刺部位下端，刺手持三棱针对准针刺部位的血管刺入，使其流出少量血液，待出血停止后，再用消毒棉球按压针孔。本法多用于曲泽、委中等穴，治疗急性吐泻、中暑、发热等。

（四）挑刺法

挟起皮肤使之固定，将针身倾斜挑破皮肤，使之出少量血或少量黏液。本法常用于治疗肩周炎、胃痛、颈椎病、失眠、支气管哮喘、血管神经性头痛等。

二、三棱针的作用和适应证

三棱针刺络放血具有通经活络、开窍泻热、调和气血、消肿止痛等作用。

点刺法——用于昏厥、高热、中风闭证、急性咽喉肿痛（井穴）；

散刺法——用于丹毒、痈疮、顽癣、扭挫伤（局部）；

刺络法——用于中暑、发痧（委中、曲泽）、妇科病、皮科病；

挑刺法——用于痔疾、目赤红肿、疳疾。

三、注意事项

注意无菌操作，防止感染。操作时手法宜轻、宜稳、宜准、宜快，对体弱、贫血、低血压、妇女怀孕和产后等，均要慎重使用。凡有出血倾向和血管瘤的患者，不宜使用本法。三棱针刺激较强，治疗过程中须注意患者体位要舒适，谨防晕针。

下列哪项不是三棱针的常用操作方法

A. 点刺法

B. 散刺法

C. *透刺法*

D. 刺络法

E. 挑刺法

三棱针刺络法常用于治疗哪种病证

A. 颈椎病

B. 肩周炎

C. 局部顽癣

D. 局部血肿

E. *急性吐泻*

第五节 皮肤针法

皮肤针又称"梅花针"、"七星针"，是以多支短针组成的，用来叩刺人体一定部位或穴位的一种针具。皮肤针法是由古代的"半刺"、"扬刺"、"毛刺"等刺法发展而来。

一、操作步骤

（一）叩刺部位

1. 循经叩刺

是指循着经脉进行叩刺的一种方法，常用于项背腰骶部的督脉和足太阳膀胱经。

2. 穴位叩刺

是指在穴位上进行叩刺的一种方法，临床常用的是各种特定穴、华佗夹脊穴、阿是穴等。

3. 局部叩刺

是指在患部进行叩刺的一种方法，如扭伤后局部的瘀肿疼痛、顽癣等，可在局部进行围刺或散刺。

（二）刺激强度

1. 轻刺

用力稍小，皮肤仅现潮红、充血为度。适用于头面部、老弱妇女患者，以及病属虚证、久病者。

2. 重刺

用力较大，以皮肤有明显潮红，并有微出血为度。适用于压痛点、背部、臀部、年轻体壮患者，以及病属实证、新病者。

3. 中刺

以局部有较明显潮红，但不出血为度，适用于一般部位，以及一般患者。

（三）操作方法

1. 叩刺

针具和叩刺部位用乙醇消毒后，以右手拇指、中指、无名指握住针柄，食指伸直按住针柄中段，针头对准皮肤叩击，运用腕部的弹力，使针尖叩刺皮肤后，立即弹起，如此反复叩击。叩击时针尖与皮肤必须垂直，弹刺要准确，强度要均匀，可根据病情选择不同的刺激部位或刺激强度。

2. 滚刺

是指用特制的滚刺筒，经乙醇消毒后，手持筒柄，将针筒在皮肤上来回滚动，使刺激范围成为一狭长的面，或扩展成一片广泛的区域。

二、适应范围

痛证——头痛、腰痛、肋间神经痛、痛经等。

皮肤疾病——神经性皮炎、斑秃、顽癣、皮肤麻木等。

内科疾病——高血压、神经衰弱引起的不寐，慢性肠胃病、便秘等。

五官疾病——近视、视神经萎缩等。

三、注意事项

要经常检查针具，叩刺时动作要轻捷且正直无偏斜，以免造成患者疼痛。局部如有溃疡或损伤者不宜使用本法，急性传染性疾病和急腹症也不宜使用；叩刺局部和穴位时若手法重而出血者，应进行清洁和消毒，注意防止感染。

第六节　水针（穴位注射疗法）

水针又称"穴位注射"，是选用某些药物注射液注入人体有关穴位，以防治疾病的方法。有针刺与药物对穴位的双重刺激。

一、作用机制

经络的作用：联系人体上下内外；运行气血，营养全身；抗御病邪，反应病候。

穴位的作用：近治作用，远治作用，特殊作用，双向调整作用，药物对穴位的持久作用。

药物的效能作用：较其它作用给药具有用药量小，药物可经经络直达病所，药物吸收快，作用佳的优势。现代动物实验研究表明，穴位治疗尤其是部分穴位注射用药几乎与静脉途径给药见效速度、效果一致，是一种极好的给药途径。

二、疗法特点

以中医理论为指导，以中西药药理为基础，经穴位给药，发挥经络腧穴及药物的药效作用，更有利于调整机体的功能状态，从而达到治疗疾病的目的。适应病证广泛，凡临床各科疾病均可用本法治疗，疗效较佳。由于用药量较小，药物的毒副作用大为降低，因而安全性较强。药物在穴位滞留时间较长，使药疗时效及穴位刺激时间延长。补充了内服药物之不足，特别是对体质虚弱、老人及儿童不能服药者更为适宜。

三、操作方法

（一）针具

根据使用药物的剂量大小及针刺的深浅，选用不同规格的注射器和针头。

（二）常用药物

1. 中药制剂：如当归注射液、川芎注射液等。
2. 维生素类制剂：如维生素 B_1、B_{12}、B_6 注射液等。
3. 其他常用药物：如葡萄糖注射液、生理盐水、抗生素等。

（三）处方选穴

1. 根据针灸治疗时的处方原则辨证取穴。
2. 根据穴位注射的特点，常结合触诊法选取阳性反应点，其触诊部位一般为某些特定穴。
3. 选穴宜少而精，以 1～2 个腧穴为妥。
4. 宜选取肌肉较丰满的部位进行穴位注射。

（四）操作程序

选择合适的注射器和针头，局部皮肤常规消毒，刺入穴位后慢慢推进或上下提插，待针下有"得气"后，回抽一下，若回抽无血，即可将药推进。一般疾病用中等速度推入药液；慢性病、体弱者用轻刺激，注入速度宜缓；急性病、体强者用强刺激，快速将药液推入。如果注射药物较多时，可将注射针由深到浅，边退针边推药，或更换几个方向注射药液。

（五）注射剂量

葡萄糖注射液、生理盐水每次可注射 10～20ml；刺激性较大的药物和特异性药物一般用量较小；中药注射液的穴位注射常规剂量为 1～4ml。

四、适应范围

本法适应范围非常广泛，凡是针灸的适应证大部分均可用本法治疗。中医内科、外科、妇科、儿科、五官科、皮肤科、骨科、神经精神等各科疾病的治疗。

五、注意事项

年老体弱及初次接受治疗者，取卧位，注射部位不宜过多，药量也可酌情减少，以免晕针；凡能引起过敏的药物，必须先作皮试，如青霉素等；注意药物的性能、药理作用、剂量、禁忌及毒副作用；不能将药液注入关节腔、脊髓腔和血管内，避开神经干；颈项胸背部腧穴注射时不能过深，以防误伤重要脏器；孕妇的下腹部、腰骶部及合谷、三阴交等穴不宜作穴位注射。

第七节　皮内针

皮内针法是将特制的小型针具固定于腧穴部的皮内作较长时间留针的一种方法，又称"埋针法"。针刺部位多以不妨碍正常的活动处腧穴为主，一般多采用背俞穴、四肢穴和耳穴等。皮内针的针具有两种，一种呈颗粒型，针柄形似麦粒；一种呈撤钉型，或称图钉型，针柄呈环形。前一种针身与针柄成一直线，而后一种针身与针柄呈垂直状。

一、操作方法

皮内针、镊子和埋针部皮肤严密消毒后即可进行针刺。

（一）颗粒式皮内针

用镊子挟住针柄，对准腧穴，沿皮下横向刺入，针身可刺入0.5～0.8cm，针柄留于皮外，然后用胶布顺着针身进入的方向粘贴固定。

（二）撤钉式皮内针

用镊子挟住针圈，对准腧穴，直刺撤入，然后用胶布固定。也可将针圈贴在小块胶布上，手执胶布直压撤入所刺穴位。

皮内针可根据病情决定其留针时间的长短，一般为3～5日，最长可达

1 周。若天气炎热，留针时间不宜过长，以 1 ~ 2 日为好，以防感染。在留针期间，可每隔 4 小时用手按压埋针处 1 ~ 2 分钟，以加强刺激，提高疗效。

二、适应范围

皮内针法临床多用于某些需要久留针的疼痛性疾病，如神经性头痛、胆绞痛、腰痛、痹证、痛经等和久治不愈的慢性病证，如神经衰弱、高血压、哮喘等。

三、注意事项

关节附近不可埋针，因活动时会疼痛。胸腹部因呼吸时会活动，亦不宜埋针；埋针后，如患者感觉疼痛或妨碍肢体活动时，应将针取出，改选穴位重埋；埋针期间，针处不可着水，避免感染。热天出汗较多，埋针时间勿过长，以防感染。

第八节　耳　　针

定义：耳针是指通过耳部轮廓诊治疾病的一种方法。

特点：简便易学，适应证广，副作用少，疗效显著。

耳针治病可追溯到 2100 年前。《黄帝内经》中已有记载，历代医家均有发展，到明代已有耳穴图。1956 年法国医学博士诺吉尔 nogier · P 提出了42 个耳穴点和形如胚胎倒影的耳穴图，经翻译刊于《上海中医药》杂志1956 年 12 月号，使耳针获得长足发展。20 世纪 60 年代已出版了耳针专著，论文 400 余篇，70 年代形成了别具一格、自成体系的耳针学。80 年代后由于 WHO 的重视和世界针联的成立，耳针学开始在世界各地开花。

在研究推广应用耳针疗法中，由于人们对其作用认识各异，致使耳穴的名称、定位较为混乱，出现了一穴多个名称，同一名称部位不同的差异，为此，WHO 委托中国针灸学会总结归纳了几十年来的研究成果，于 1987 年制定公布了耳穴国际标准化方案，1993 年 5 月 1 日国家技术监督局发布了《中华人民共和国国家标准 · 耳穴名称与部位》，标志着耳针学已进入成熟阶段。

一、耳与脏腑经络的关系

（一）与脏腑的关系

中医学认为，人体虽分脏腑、经络、五官九窍、四肢百骸等，但都是有机整体的一部分，就耳来说，并非孤立的听觉器官，和脏腑有密切的关系。古籍中记载，耳与五脏均有生理功能的关系。

《厘正按摩要术》："而珠属肾，耳轮属脾，耳上轮属心，而皮肉属肺，耳背……属肝。"

（二）与经络的关系

十二经脉均直接或间接达于耳。

手太阳小肠经、少阳三焦经，足少阳胆经直接循行入耳中；足阳明胃经、太阳膀胱经分布于周围，手阳明大肠经通过络脉进入耳中，六条阴经通过经别与六条阳经相合而间接与耳相通，故《灵枢·口问》"耳者，宗脉之所聚"，《灵枢·邪气脏腑病形》"十二经脉，三百六十五络，其血气皆上于面而走要窍。其精阳气上走于目而睛，其别气走于耳而为听"。由此可见耳于经络的关系，在《黄帝内经》时期已奠定基础。

二、耳穴的作用

（一）反应病证，协助诊断——耳郭诊断学

《灵枢·师传》"视耳好恶，以知其性"，观看外形、颜色判断预后，《小儿按摩术》"两耳时红时热者，主外感风热。两耳尖发冷者，主发痘疹，……耳上起青筋者主肝风，耳聋发狂者，主阳虚病"。利用这一作用进行诊察：望：颜色（红深、灰暗色，白点），变形（点状凹陷，结节隆起），丘疹，脱屑。

压痛法：用毫针柄，探棒。耳穴探测仪。

耳穴压痕法：根据压痕点的颜色的红、白，凹陷恢复平坦的快慢判定。压痕颜色淡、恢复时间慢多考虑虚证，反应为实证。

（二）接受刺激、防治疾病

1. 相应耳穴的直接治疗作用

这是耳穴所具有的共同特点。例：胃病取胃，肩痛取肩，五官病取五

官，以此类推。

2. 相关穴的间接治疗作用

脏腑经络间有表里关系，五脏之间有生克关系，人体是有机整体，因此耳穴也就有了相关的间接治疗作用。

例：心脏病，可取小肠穴；"功血"可取脾穴，因为脾统血等。

三、耳穴的特性

（一）分布的独特规律性

耳穴分布的规律，像一个倒置的胎儿，头朝下，臀部朝上。分布规律为：与头面部相应的穴位在耳垂及邻近部位，上肢分布在耳舟，躯干与下肢分布在对耳轮及对耳轮上下角，内脏集中在耳甲艇、耳甲腔，消化系统在耳轮角周围环形排列。

（二）与脏腑肢体的相互对应性

人体脏腑、器官、四肢百骸在耳郭上几乎均有相应耳穴与之对应。例膝关节、膝穴，患病时出现阳性反应点，可治疗该部位病变。

（三）一穴多能和多穴一能性

一个耳穴往往可治疗多种病证，肺穴：治咳喘、胸闷、音哑、荨麻疹；一个病证往往为多个耳穴所治疗，如哮喘，可取肺穴、肾穴、肾上腺、神门、气管等穴也具有平喘作用。

（四）调衡性

患病是因阴阳、气血、经络失调所致，耳穴可调整阴阳气血经络，使其达到平衡。

四、耳穴的适应证和禁忌证

（一）适应证

1. 疼痛性疾病　外伤性疼痛（扭、挫、刺、落枕），手术后疼痛，神经性疼痛（头痛、三叉神经、坐骨神经、带状疱疹），癌肿疼痛。

2. 炎症性疾病　中耳炎、咽喉炎、胃炎、肠炎、神经炎。

3. 功能紊乱性疾病　妇科病、心律不齐、神衰。

4. 过敏性与变态反应性疾病　紫斑、鼻炎、哮喘、荨麻疹、结节性红斑。

5. 内分泌疾病　甲状腺肿、甲状腺功能亢进、糖尿病。

6. 慢性疾患　消化不良、肩周炎、腰腿痛。

（二）禁忌证

局部有湿疹、溃疡、冻疮者，严重心脏病者，孕妇等。

五、选穴配方

1. 按疾病相应部位选穴

例：心脏有病取心穴，眼睛有病取眼穴，膝关节病变取膝穴。

2. 按中医理论选穴：

例：耳鸣——肾穴，肾开窍于耳；失眠——心穴，心主神明；

皮肤病——肺穴，肺主皮毛；目疾——肝穴，肝开窍于目。

3. 按现代医学知识选穴

例：高血压——降压沟；心律失常——心穴；

月经病——子宫；输液反应——下屏尖。

4. 根据临床经验选穴

例：癫痫——神门；急性结膜炎——耳尖穴。

5. 常见病证选穴

高血压：降压沟、心、神门、肝、肾；

便秘：大肠、直肠下段；

糖尿病：胰、内分泌、三焦；

单纯性肥胖：口、食道、胃、十二指肠；

癌肿疼痛：心、耳尖、病变相应部、交感、神门；

戒烟：肺、内分泌、肝、皮质下；

神衰：神门、心、脑、皮质下、内分泌；

癔病：心、皮质下、神门、脑；

功血：子宫、内分泌、神门、卵巢、皮质下；

子宫脱垂：子宫、皮质下、肝、脾；

荨麻疹：肺、肾上腺、平喘、肝；

近视：眼、肝、肾；

牙痛：面颊、压痛点、齿。

第九节 穴位贴敷

【概述】

穴位贴敷又名贴敷疗法，简称为贴敷、敷灸、帖敷等。穴位贴敷法是指在一定的穴位上贴敷药物，通过药物和穴位的共同作用以治疗疾病的一种外治方法。

一、原理和特点

穴位贴敷法既有穴位刺激作用，又通过皮肤组织对药物有效成分的吸收，发挥明显的药理效应，因而具有双重治疗作用。经皮肤吸收的药物极少通过肝脏，也不经过消化道，一方面可避免肝脏及各种消化酶、消化液对药物成分的分解破坏，从而使药物保持更多的有效成分，更好地发挥治疗作用；另一方面也避免了因药物对胃肠的刺激而产生的一些不良反应。所以，此法可以弥补药物内治的不足。除极少有毒药物外，穴位贴敷法一般无危险性和毒副作用，是一种较安全、简便易行的疗法。对于衰老稚弱者、病药格拒、药入即吐者尤宜。

二、适应范围

本法适应范围相当广泛，不但可以治疗体表的病证，而且可以治疗内脏的病证；既可治疗某些慢性病，又可治疗一些急性病证。

治疗病证主要有：感冒、咳嗽、哮喘、自汗盗汗、胸痹、不寐、胃脘痛、泄泻、呕吐、便秘、食积、黄疸、胁痛、头痛、眩晕、口眼歪斜、消渴、遗精、阳痿、月经不调、痛经、子宫脱垂、乳痈、乳核、疮疡肿毒、喉痹、牙痛、口疮、疟疾、关节肿痛、跌打损伤、小儿夜啼、厌食、遗尿、流涎等。此外，还可用于防病保健（治未病）。

三、方药的选择

1. 选择有通经活络、走窜之品，现在常用的药物有冰片、麝香、丁香、花椒、白芥子、姜、葱、蒜、肉桂、细辛、白芷、皂角、穿山甲。

2. 多选气味俱厚之品，有时甚至选用力猛有毒的药物，如生南星、生半夏、川乌、草乌、巴豆、斑蝥、附子、大戟等。

3. 补法可用血肉有情之品，如羊肉、动物内脏、鳖甲。

4. 选择适当溶剂调和贴敷药物或熬膏，以达药力专、吸收快、收效速的目的。醋调贴敷药，而起解毒、化瘀、敛疮等作用，虽用药猛，可缓其性；酒调贴敷药，则起行气、通络、消肿、止痛等作用，虽用缓药，可激其性；水调贴敷药，专取药物性能；油调贴敷药，可润肤生肌。常用溶剂有水、白酒或黄酒、醋、姜汁、蜂蜜、蛋清、凡士林等。此外，还可针对病情应用药物的浸剂作溶剂。

四、穴位的选择

穴位贴敷疗法的穴位选择与针灸疗法是一致的，也是以脏腑经络学说为基础，通过辨证选取贴敷的穴位，并力求少而精。此外，还应结合以下选穴特点：

1. 选择离病变器官、组织最近、最直接的穴位贴敷药物。

2. 选用阿是穴贴敷药物。

3. 选用经验穴贴敷药物，如吴茱萸贴敷涌泉穴治疗小儿流涎；威灵仙贴敷身柱穴治疗百日咳等。

五、贴敷方法

根据所选穴位，采取适当体位，使药物能敷贴稳妥。贴药前，定准穴位，用温水将局部洗净，或用乙醇棉球擦净，然后敷药。也有使用助渗剂者，在敷药前，先在穴位上涂以助渗剂或助渗剂与药物调和后再用。对于所敷之药，无论是糊剂、膏剂或捣烂的鲜品，均应将其很好地固定，以免移动或脱落，可直接用胶布固定，也可先将纱布或油纸覆盖其上，再用胶布固定。目前有专供贴敷穴位的特制敷料，使用固定都非常方便。如需换药，可用消毒干棉球蘸温水或各种植物油，或石蜡油轻轻揩去粘在皮肤上的药物，擦干后再敷药。一般情况下，刺激性小的药物，每隔 1～3 天换药 1 次，不需溶剂调和的药物，还可适当延长至 5～7 天换药 1 次；刺激性大的药物，应视患者的反应和发疱程度确定贴敷时间，数分钟至数小时不等，如需再贴敷，应待局部皮肤基本正常后再敷药。

六、现代研究

（一）对呼吸系统功能的调节作用

呼吸系统是执行机体和外界进行气体交换的器官的总称。呼吸系统的机能主要是与外界进行气体交换，呼出二氧化碳，吸进新鲜氧气，完成气体吐故纳新。呼吸系统由传送气体的呼吸道和进行气体交换的肺两部分组成。呼吸道包括鼻腔、咽、喉、气管和各级支气管。临床上把喉以上的呼吸道称为上呼吸道，包括鼻腔、咽、喉。鼻是呼吸系统的门户；咽是呼吸系统和消化系统的共同通路；喉是呼吸道上部最狭窄的部分，不仅是呼吸通道，也是一个发音器官。上呼吸道感染，就是指鼻、咽、喉等部位的感染性炎症。喉以下的部位称为下呼吸道，如气管和支气管等。穴位敷贴法常用于呼吸系统疾病治疗，取得了较好的疗效。

（二）治疗哮喘的作用机制

1. 减轻气道炎症

哮喘是一种慢性气道炎症性疾病，以嗜酸性粒细胞（EOS）浸润为主、多种炎症细胞介导的慢性变态反应性炎症疾病。多种炎性细胞参与气道慢性炎症，是形成气道高反应性的主要原因。以矮茶风、甘遂、细辛、白芥子、百部等药物制成的药饼敷贴于慢性支气管炎大鼠"肺俞"、"脾俞"、"肾俞"和"膏肓俞"等穴位，结果显示穴位敷贴能阻止支气管黏膜上皮的鳞状化生、乳头增生、黏膜增生，能减轻杯状细胞的增生，能阻止气管的鳞状化生等，从而减少黏液（痰液）的分泌，控制咳、痰、喘症状，达到预防和治疗慢性支气管炎的作用。说明穴位敷贴疗法可以通过改善气管和支气管炎性病理形态学的变化，以减轻哮喘症状。

2. 改善肺功能

相关人体及动物实验证实，中药穴位贴敷疗法对支气管哮喘的肺功能有改善作用，且以夏至时治疗疗效较佳。

3. 延长哮喘发作的潜伏期

动物实验证实穴位贴敷组哮喘发作的潜伏期较致敏组明显延长。

4. 对免疫机制的影响

多种实验研究显示，穴位贴敷治疗慢性支气管炎，可以增强机体的红细胞免疫功能，提高机体清除免疫复合物的能力，减少炎症反应。

5. 对细胞因子的影响

穴位贴敷的平喘机制可能与减少细胞因子的合成、释放，进而影响 EOS 的聚集活化及释放系列毒性蛋白有关。

6. 对受体的影响

动物实验表明穴位贴敷疗法对哮喘患者体内 M 受体、β 受体有明显影响，证明上调 β 受体含量，下调 M 受体含量是中药穴位贴敷治疗哮喘的重要机制之一。

（三）常见病的穴位敷贴治疗

1. 鼻炎

主要通过两个方面发挥作用，其一是减轻鼻黏膜炎性反应，其二是纠正免疫球蛋白紊乱。

（1）贴法：将已制好的药物直接贴压于穴位，然后外覆胶布粘贴；或先将药物置于胶布粘面正中，再对准腧穴进行粘贴。巴布剂、硬膏剂可直接将巴布剂或硬膏中心对准穴位贴牢即可。适用于膏药、巴布剂、丸剂、饼剂、磁片的腧穴贴敷。

（2）敷法：将已制备好的药物，直接敷在穴位上，外覆塑料薄膜，并以纱布、医用胶布固定即可。适用于散剂、糊剂、泥剂、浸膏剂的腧穴贴敷。

一般情况下老年、儿童、病轻、体质偏虚者贴敷时间宜短，出现皮肤过敏如瘙痒、疼痛者应即刻取下。刺激性小的药物每次贴敷 4～8 小时，可每隔 1～3 天贴治 1 次，刺激性大的药物，如蒜泥、白芥子等，应视患者的反应和发疱程度确定贴敷时间，约数分钟至数小时不等（多在 1～3 小时）；如需再贴敷，应待局部皮肤基本恢复正常后再敷药，或改用其他有效腧穴交替贴敷。冬病夏治腧穴贴敷从每年入伏到末伏，一般每 7～10 天贴 1 次，每次贴 3～6 小时，连续 3 年为一疗程。

2. 发作日久的虚寒型咳嗽、喘证、哮病、肺胀等肺系疾病

采用冬病夏治消喘膏治疗：消喘膏药物组方选温经散寒、辛香走窜、开窍活络之品：炒白芥子 21g，醋元胡 21g，细辛 12g，甘遂 12g，药物烘干或焙干后共研细末，取老姜汁的原汁（药物刺激量略高）或用清水稀释 2～3 倍（药物刺激量较小）作为黏附剂，糅合药粉，制成 18 份球形膏药丸备用，药物可以临时配制，也可以密闭包装冷冻储存。

贴敷时机：每年夏季，农历三伏天期间使用。每两次之间间隔 7～10 天，三或四次为一个疗程（与当年伏天次数一致）；每年贴 1～2 个疗程，连续 3 年为一个治疗周期。如有效，本疗法也可长年使用。

（1）贴敷方法：取穴：肺俞、心俞、膈俞 3 对背俞穴；穴位加减：喘息严重者加定喘，冬季反复感冒者加大椎，咳嗽痰多者加脾俞，咳嗽遗尿者加肾俞，喉中痰鸣难以咯出者加天突。每个穴位贴敷一个药丸，直接贴压于

局部，按压成饼状，并用脱敏胶布固定，表层可再覆以橡皮膏，以防药物外渗污染衣物。或先将药物置于胶布粘面正中，再对准腧穴进行粘贴。每次贴3~6小时，局部刺痛反应明显提前取下。

（2）皮肤反应：药物贴敷于穴位后，多数患者局部会出现麻木、温热、烧灼感、疼痛、微痒、针刺、疼痛等感觉，也有部分患者无明显感觉，这些均属于药物吸收的正常反应，患者多能忍受。如果上述感觉特别剧烈、达到难以忍受的程度，请患者及时取下药物，用清水冲洗局部。用药后局部皮肤出现潮红、轻微红肿、轻度出水疱属于该疗法的正常皮肤反应。出现适度的皮肤反应疗效会更好。本疗法绝大多数患者反应轻微，但有1%左右的起疱率，个别患者敷药处皮肤会遗留色素沉着。

（3）特别提示：具有虚寒型特点的鼻鼽（变应性鼻炎）也适用冬病夏治消喘膏治疗。贴敷药物期间，患者应尽量避免贪凉，避免食用生冷、寒凉、过咸等有可能减弱药效的食物。

3. 感冒

相当于西医的上呼吸道感染、流行性感冒等。治法：解表疏风。

（1）薄荷泥涂擦法：取鲜薄荷叶数片，用手揉成泥状，擦太阳穴、迎香穴、合谷穴，当时可使头痛、鼻塞缓解，体温下降，每日2~4次，1~3天为1疗程。

（2）蒜泥贴敷法：当感冒伴有明显咽痛时，可用本法贴合谷穴，方法为将大蒜（最好是紫皮独头蒜）10g，去皮洗净，捣烂如泥状。每次取3~5g贴穴位上，一般贴1~3小时，以皮肤发痒发红但不起疱为度，每日贴敷一次，3~5天为1疗程。

（3）冬病夏治消喘膏：适用于身体虚弱，遇冷或冬季加重的反复感冒患者。

特别提示：贴蒜泥法还可以用于以下病证：贴患侧合谷穴治疗乳蛾（急性扁桃体炎），贴双侧鱼际穴治疗喉痹、喑哑（急性咽喉炎），贴双侧涌泉穴治疗鼻衄不止（鼻黏膜出血）、鼻鼽（变应性鼻炎发作期）和腹泻（急慢性肠炎）等。

4. 口疮

取吴茱萸12g，烘干或焙干后研细末，陈醋调糊适量贴敷两侧涌泉穴，胶布固定，每日换一次；也可睡前贴敷晨起后取下，7日为一疗程。此外，本法对咽喉作痛亦有效。也可以用吴茱萸9g，胆南星3g，共研细末，醋调适量贴敷涌泉治疗小儿口角流涎。

下篇 针灸治疗学

第六章 治疗总论

针灸医学的理论核心是经络学说，经络学说包括经络系统和腧穴系统。

经络系统

生理情况：抵抗外邪，保卫机体，运行气血，营养全身。

病理情况：体表有病通过经络影响于相应的内脏；内脏有病又可以借助经络反应于相应的体表，因此人体发生疾病，可根据经络的这种特性进行辨证诊察，进行针灸治疗。

经络成为病邪的传递途径，使病邪由浅入深。《素问·皮部论》"邪客于皮则腠理开，开则邪入客于络脉，络脉满则注入经脉，经脉满则入舍与脏腑也"。

例：外邪袭表，初见发热恶寒、身痛等症状，由于肺外舍于皮毛，外邪循经入里，内舍于肺，故可引发咳、喘等症状。又因肺与大肠相表里，经脉互为络属，所以又可见到腹痛、腹泻，可见经络是外邪入里的途径。另一方面，通过经络的通路，内脏病变又可以反映于外部某些特定的部位。例：肝病，胁痛，少腹痛，因为肝经属肝，布两胁，抵少腹。又如：胃火上炎，牙龈肿痛（胃经入上齿中）；肾病腰痛（肾经贯脊至腰等）。

腧穴系统

腧穴是脏腑经络之气输注于体表的部位，又是内在疾病反映于体表的部位，也是针灸施术的部位。腧穴常常可以作为诊察疾病的部位，一些病证经常在有关穴位上有阳性反应。

例：肺、支气管病证——中府、肺俞

肝胆病证——日月、期门

肾病——京门、志室

针灸的治疗作用是多方面的，归根结底是调整作用。所谓调整作用是机体在针灸刺激下，使特定的病理变化总是向着有利于机体的方向发生转化，这种作用对于机体的正常机理活动一般无影响，但对于亢进或者低下、兴奋或者抑制等病理性的功能改变却均可使之趋向正常。

例：　　　　通便　←——　天枢　——→止泻

　　　　　心动过速　←——　内关　——→心动过缓

　（泻）感冒无汗←——合谷配复溜——→阴虚盗汗（补）

　（补阴泻阳）失眠←——照海配申脉——→嗜睡（补阳泻阴）

针灸的作用也可以说成是针灸的效应，这一效应主要是受机体状态（体质的强弱、病情的轻重、病程的长短）、穴位的选择、刺激的质量这三大因素的影响。

第一节　八纲脏腑经络证治

辨证论治，必须以脏腑、经络理论为指导，对针灸学来讲，掌握脏腑、经络辨证机理，对针灸治病更有重要意义。

一、八纲辨证

阴阳：辨证之总纲
阴证：里证、寒证、虚证。虚寒证、血病、脏病也属阴。
阳证：表证、热证、实证。气病、腑病也属阳。
还应注意阴虚、阳虚、亡阴、亡阳证的辨别。
表里：辨明疾病位置
表证：疾病反映在体表的证候。
里证：疾病反映在脏腑的证候。
寒热：辨别疾病性质
寒证：感受寒邪或机体功能衰退所表现的征象。
热证：感受热邪或机体功能亢进所表现的征象。
还应注意寒热转化、寒热错杂、真寒假热的辨别。
虚实：辨别邪正盛衰

虚证：正气不足的证候。

实证：邪气亢盛的证候。

注意虚实真假。

张景岳曰："大实有羸状误补益疾，至虚有盛候反泻含冤。"

二、脏腑经络辨证

肺与大肠

肺：

外感风寒：手太阴、手阳明、足太阳为主，用泻法，可加灸。

邪热蕴肺：手太阴、手阳明为主，用泻法，或放血，禁灸。

痰浊阻肺：手太阴、足太阴、足阳明为主，补泻兼施，可加灸。

肺阴不足：手太阴、背俞穴为主，平补平泻。

肺气不足：手太阴、足太阴、背俞穴为主，针灸并用。

大肠：

寒证：本腑募穴、下合穴、足阳明，针灸并施。

热证：本腑募穴、下合穴、手足阳明，泻法，不灸。

虚证：足阳明、任脉、督脉、背俞穴，补法，重灸。

实证：手足阳明，泻法，不灸。

脾与胃

脾：

虚证：足太阴、足阳明，本脏俞、募，补法，重灸。

实证：足太阴、足阳明，泻法。

寒证：足太阴、足阳明、督脉，补法，重灸。

热证：足太阴、足阳明，泻法。

胃：

虚证：足阳明，俞、募，补法，施灸。

实证：足阳明，俞、募，泻法。

寒证：足阳明，俞、募，手厥阴，补泻兼施，针灸并用。

热证：足阳明、手阳明，泻法。

心与小肠

心：

心阳不足：手少阴、任脉，俞、募，针灸并用，补法。

心阴亏损：手少阴、足少阴、手厥阴、背俞，补法。

心火上炎：手少阴、手太阳、手厥阴、手阳明，泻法。

痰火蒙心：手少阴、手厥阴、手足阳明、督脉，泻法，放血。

小肠：

寒证：俞、募、下合穴，足阳明，针灸并用。

热证：手少阴、手太阳，泻法。

肾与膀胱

肾：

肾阳不足：任脉、督脉、背俞，补法，重灸。

肾不纳气：任脉、督脉、背俞、足少阴，补法，重灸。

阳虚水泛：足太阴、足少阴、背俞，补法，重灸。

肾虚亏虚：背俞、足少阴、手太阴、足厥阴，补法。

膀胱：

虚寒：俞、募、背俞、任脉，补法，加灸。

实热：俞、募、足三阴、任脉，泻法。

肝与胆

肝：

肝气郁结：足厥阴、足少阳、足太阴、足阳明，平补平泻。

肝火亢盛：足厥阴，泻法。

肝风内动：足厥阴、督脉、井穴，泻法，放血。

肝阴亏虚：足厥阴、足少阴，补法，不灸。

胆：

胆火亢盛：足少阳、足厥阴，泻法。

胆气虚怯：腑背俞、手少阴，补法，针灸并用。

心包与三焦

心包：

心之外围，心之屏障，生理上与心一致，病理上二者也是一致的。

三焦：

虚证：俞募，下合穴，任脉，补法，针灸并用。

实证：俞募，下合穴，泻法，不灸。

第二节 针灸治疗原则

一、补虚与泻实

补虚：扶助正气；泻实：祛除邪气。

盛则泻之，虚则补之，这是针灸补虚泻实的基本原则，若违反了这个原则，就会犯虚虚实实之戒，造成不良后果。《素问·离合真邪论》"用实为虚，以邪为真（正气），用针无义（毫无道理），反为气贼（反被邪气所害、损伤），夺（损伤）人正气，以从为逆（把顺证变为逆证），荣卫散乱，真气已失，邪独内著（留于体内），绝人长命（断送病人生命），予人夭殃（给人带来祸殃）"。

针灸是通过手法的强弱来实现补泻的不同作用的，一般情况，较弱（强）的刺激量易于补虚（泻实），但是病人体制的差异和人体对针刺的敏感力不同，对刺激强度的需要也会有显著的差别。

例：废用性肌萎缩和神经麻痹引起的肌萎缩同属于虚证。但前者用中、弱刺激即可发挥作用，而后者往往需要用较强的刺激量才能起到补虚的作用。

又如：内脏炎症引起的疼痛（肾炎）和功能性绞痛（肾结石）同是实证，但前者在单位时间内的刺激量不能过强（间歇运针），而后者在单位时间内的刺激量要强。

即便是同一机体，双侧穴位，由于对刺激感应反应不同，因此运用手法时对针刺的深度，手法的幅度，指力的强弱要求也不完全一样。感应强的一侧针刺可以较浅，捻转提插幅度可较小，指力强度可较轻；感应弱的一侧针刺可以稍深，捻转提插幅度可相应加强，指力强度可较重，而所起的作用是相同的。

总之，针刺补虚与泻实与病人的体质，病情的轻重，针刺深浅、方向，刺激的轻重，时间的长短及感应的扩散情况等内容有着密切的联系。

掌握了针刺补泻的操作手法，还要讲究经穴配伍，方能取得较好的疗效。

本经补泻：

凡属一经络一脏腑病变而未涉及其他经络、脏腑者，则可在该经上取穴。

例：咳嗽──→实证──→尺泽（合水）、列缺；虚证──→太渊（原）。

异经补泻：

疾病发展过程中，出现了经络的彼此虚实的病理变化时，针灸处方就不能仅局限于本经补泻了，需要采用多经补泻配合治疗。

例：肺脾两虚之咳嗽──太渊（原）、太白（原）、丰隆（络）、足三里（合土）。

本经补泻：咳嗽　补太渊，泻尺泽；

异经补泻：咳嗽　补太白，泻阴谷；

二、清热与温寒

热证用清法，寒证用温法。凡热证针刺应浅刺而疾出，或放血，若热邪入里，热闭清窍，亦可采用深刺久留。凡寒证针刺应深刺而久留，并可酌情加艾灸以温阳散寒，若寒邪在表，壅遏络脉而致肢体痹痛者，也可浅刺疾出。

三、治标与治本

《素问·标本病传论》"知标本者，万举万当，不知标本，是谓妄行"。

标本是一个相对的概念。从正气双方来说，正气是本，邪气是标；从病因症状来说，病因是本，症状是标；从病变部位来说，内脏是本，体表是标；从疾病先后来说，旧病是本，新病是标。

《素问·病本论》"病发而有余（为邪气），本而标之（的方法），先治其本（邪气），后治其标；病发而不足（正气不足），标而本之，先治其标（扶正），后治其本（祛邪），谨详察间（轻浅）甚（深重），以意调之（根据病情进行调治），间（病轻）者并行（标本同治），甚（病重）者独行（标本单治）"。

（一）缓则治本

针对病因进行治疗，症状也就自然缓解或消失了。缓则治本是最常用的方法。

（二）急则治标

在特殊情况下，标病甚急，不及时解决可影响本病治疗或危及生命，则应采取该原则。

例：大出血病人，不论病于何种出血，均应采取应急措施，先止血治标。待血止后，再治本病。

又如：一些慢性病的患者，原有宿疾又复感外邪，当新病较急时，亦应先治新病，待病愈后再治宿疾。（中风合并感染）

总之，治标只是在应急情况下的权宜之计，而治本才是治病的根本目的，所以，标本缓急是从属于治病求本这一根本法则，并与之相辅相成的。

（三）标本兼治

当标本并重时，则应标本兼顾，标本同治。

例：因里实不解而阴液大伤，出现腹满硬痛，大便燥结，身热，舌苔焦燥等正虚邪实标本俱急的证候时，治疗应标本同治，清热泻实以治本，滋阴增液以治标。若仅用泻下则有进一步耗竭精液之弊，单用滋阴又不足以泻在里实热；而两法同用，则泻下实热可存阴，滋阴润燥、增水行舟亦有利于通下，即可达到邪去液复之目的。

四、同病异治与异病同治

二法在临床运用时，均是以病机的异同作为依据的。

（一）同病异治

同一疾病，由于病因、病机不同而分别采用不同的方法进行治疗。以头痛为例：

风寒头痛：祛风散寒　　风池、头维、百会、太阳
肝阳头痛：平肝潜阳　　太冲、悬颅、侠溪
痰浊头痛：化痰降浊　　中脘、丰隆
虚性头痛：益气养血　　血海、气海、足三里、三阴交
血瘀头痛：活血化瘀　　合谷（行气）、三阴交（活血）、阿是穴

（二）异病同治

不同的疾病，由于病因相同、病机相同而分别采用相同的方法来治疗。

例：胃痛和腹痛，病位不同，但若均因寒邪所伤，治疗便均可用温阳散寒之法，取中脘、足三里、公孙，配合灸法。

又如：耳鸣、耳聋、腰痛、癃闭等病变，尽管它们的发病部位及症状截然不同，但是如果它们发病的病机均为肾气不足所致，那么在临床上我们就

可以均选用肾经的穴位及有关俞穴来进行治疗。

五、局部与整体

（一）局部治疗

一般指针对局部症状的治疗而言，腧穴之共性。

（二）整体治疗

针对病因进行治疗。

例：失眠——→神门、三阴交，偏于心脾两虚者可加心俞、脾俞补益心脾。癫狂——→大陵、丰隆、印堂，发挥调气化痰、清心安神的作用。

（三）局部与整体兼治

既重视病因，又重视症状的治疗。二者结合施治。

例：脱肛，既取长强、大肠俞来调节肛门括约肌的收缩力，又取百会来益气升提。

胁痛：既取肝俞、期门来疏肝理气，又取中庭、侠溪解少阳之郁。

总之，针灸治病，要从整体观念出发，掌握好局部与整体的关系，进行选方配穴，方可收到较好的疗效。

纵观以上叙述，针灸治疗原则概括如下：

《灵枢·始终论》："脉实者，深刺之……脉虚者，浅刺之。"

《灵枢·阴阳清浊论》："刺阴者，深而留之，刺阳者，浅而疾之。"

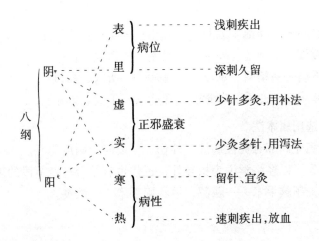

部位和针刺
深浅的关系
{
头面（阳）------------浅刺
躯干 {
胸背（阳）----------浅刺
腰腹（阴）----------深刺
}
四肢 {
外侧（阳）----------浅刺
内侧（阴）----------深刺
}
}

第三节　配穴处方

针灸治病，是利用针刺、艾灸某些腧穴来完成的，所以腧穴的选择，处方的组成与临床疗效有着密切的关系。腧穴的组成配伍，亦应有君臣佐使之别，同时还应注意选用和配合其他施治方法，以期达到《素问·异法方宜论》中所说的"杂合以治，各得其所宜"的目的。

针灸取穴以经络学说为指导，以循经取穴为基本规律，即根据经络的循行、腧穴的分布及其主治作用为针灸配穴处方的理论基础。

一、选穴原则

（一）近部选穴

即在受病的部位，就近选取腧穴进行针灸治疗的方法，此法在临床上应用较广。全身按部位可分为头部、面部、颈项部、胸部、腹部、背部、腰部、上臂、前臂、大腿、小腿、手部和足部共十三部。本法多用于四肢五官部位的疾患或较局限的症状。

例：

痛疾 {
肘痛——曲池、天井　　膝痛——犊鼻、阳陵泉
腕痛——阳池、外关　　足痛——解溪、昆仑
}

头面疾 {
眼病——精明、承泣　　耳病——听宫、翳风
鼻病——迎香、印堂　　牙病——下关、颊车
}

阿是穴的选用属本法。

注意：当病变局部有炎性病灶、外伤、瘢痕时，则应避开。

近部选穴除了以经络学说为指导外，近代也有结合神经节段的理论来选穴。如：针麻，颅脑手术——颧髎；甲状腺手术——扶突。

下列哪项属于近部选穴？

A. 头痛取膈俞

B. 脱肛取百会

C. 咳嗽取列缺

D. *鼻病选迎香*

E. 鼻病选合谷

（二）远部取穴

远离受病部位取穴治疗，本原则多用于内脏疾患。在具体应用时，又有本经取穴和异经取穴之分。

1. 本经取穴

疾病属何脏何经，即取该经有关穴位进行治疗。

例：咯血——尺泽；牙痛——合谷或内庭；急性腰痛——人中。

2. 异经取穴

疾病在发展过程中，脏腑之间往往是彼此关联相互影响的，因此治疗上须统筹兼顾。

例：呕吐属胃肠——中脘、足三里，若因肝气上逆所致，则应同取太冲、肝俞。

远部取穴还包括

上病下取：耳聋耳鸣——太溪、太冲。

下病上取：阴挺——百会。

左（右）病右（左）取：面瘫、牙痛——合谷。

历代医家在这方面积累了丰富的经验，有些歌赋至今仍对临床有指导意义。

《肘后歌》

"头面之疾针至阴，腿脚有疾风府寻，心胸有病少府泻，脐腹有病曲泉针。

肩背诸疾中渚下，腰膝强痛交信凭，胁肋腿痛后溪妙，股膝肿起泻太冲。

阴核发来如升大，百会妙穴真可骇；顶心头痛眼不开，涌泉下针定安泰。"

下列哪项属于远部选穴？

A. 面瘫选风池

B. 胃痛选中脘

C. 耳聋选听宫

D. 扭伤取阿是穴

E. *头痛选至阴*

（三）对症选穴

是针对个别症状进行治疗的方法，凡是根据某些症状而选用的穴位均属对症选穴。例：大椎退热，人中苏厥，神门安神，足三里降逆，阿是穴的运用亦属于本法。此外在特定穴中很多穴位均有对应的主治病证。

八会穴（气、血、筋、脉、脏、腑、骨、髓）各自对应的症状。

五输穴："井主心下满，荥主身热，俞主体重节痛，经主喘咳寒热，合主逆气而泄。"这些穴位与某方面的病证有密切关系，临床可随症取之。

常用症状对症选穴举例：

发热：大椎、曲池、合谷　　　吞咽困难：天突、内关、廉泉

昏迷：人中、十宣　　　　　　恶心呕吐：天突、足三里

休克：百会、神阙、关元　　　呃逆：天突、膈俞

失眠：神门、三阴交　　　　　腹胀：气枢、天枢、足三里

舌肌麻痹：哑门、廉泉　　　　癃闭：三阴交、阴陵泉

流涎：人中、颊车　　　　　　尿失禁：三阴交、曲骨

心悸：内关、郄门　　　　　　便秘：天枢、大肠俞

心痛：内关、膻中　　　　　　脱肛：长强、承山

咳嗽：天突、列缺　　　　　　皮肤瘙痒：血海、曲池、三阴交

遗精、阳痿、早泄：关元、三阴交

（四）按神经走行选穴

这是中西医结合的一种取穴方法。按神经分布来选取相应的穴位。

例：坐骨神经痛——环跳、阳陵泉；枕骨神经痛——风池；

三叉神经痛：Ⅰ支——鱼腰、阳白；Ⅱ支——四白、颧髎；Ⅲ支——颊车、下关、夹承浆。

手指病证：既可取正中神经上的内关、桡神经上的曲池，也可取臂丛神经上的一些穴位。

小腿病证：既可取腓神经上的阳陵泉、胫神经上的委中，也可取坐骨神经及骶丛上的一些穴位。

二、配穴方法

配穴是将主治相同或相近似的腧穴配合应用，以发挥其协同作用，使其相得益彰，配穴方法多种多样，分述如下。

（一）单侧配穴法

只取患侧穴位，适用于经络病证（包括痹证、痿证、痛证、麻木等）。
例：面瘫、半身不遂、风湿。

（二）本经配穴法

即某一脏腑经络发生病变时，就取该脏腑经脉的腧穴。
例胃火牙痛：既可取局部下关、颊车，也可取足部内庭。
肾虚耳鸣：可取肾经太溪、复溜。

（三）表里配穴法

本法是以脏腑经脉的阴阳表里关系为配穴依据的。即阴（阳）经的病变，可同时在其阳（阴）经取穴，阴阳两经表现相贯，表里配穴能增强穴位的协同作用。
例：胃病，取足三里、公孙；咳嗽取太渊、合谷。
除了一般的表里经穴配用外，古代还特别提出原络配穴法。
即：某经的病证，取其本经的原穴为主，配用与其相表里经的络穴为辅，以原为主，以络为客，故亦称为主客原络配穴法。
例：肺经病证，累及大肠经，取肺之原太渊、大肠之络偏历；
大肠经病证累及肺经，取大肠之原合谷，配肺之络列缺。
此外，表里配穴还包括表经病证取里经穴，里经病证取表经穴。

下列哪项不属于表里经配穴？
A. 咳嗽取列缺、合谷
B. 失眠取神门、后溪
C. *腰痛取昆仑、肾俞*
D. 胃痛取公孙、足三里
E. 痛经取天枢、地机

（四）前后配穴法

前指胸腹，后指背腰，前后呼应来取穴。本法是以前后部位所在的腧穴配伍成方的方法。

《灵枢·官针》："偶刺者，以手直心若背，直痛所，一刺前，一刺后，以治心痹，刺此者，傍针之也。"

注释：偶刺：一前一后，一阴一阳，阴阳对偶之刺法，也称阴阳刺。

心痹：胸阳痹阻，心绞痛。

傍针：正当痛处刺之，但要防止损伤内脏，故进针后针尖向两旁斜刺。

在特定穴中，背俞穴和募穴常配合选用，通常称为俞募配穴法，此法可作为前后配穴的代表。但取穴不限于俞募，其他经也可采用。一般对脏腑疾病来说，配合俞募为近部选穴，对五官四肢病来说，配合俞募是对症选穴。临床上本法可以前后同用，也可根据病情分别选用，或与其他方法配合同用。

例：胃病——中脘、胃俞

遗尿、癃闭——中极、膀胱俞

便秘、泄泻——天枢、大肠俞

下列哪项属于前后配穴？

A. *膻中、厥阴俞*

B. 中脘、三阴交

C. 期门、太冲

D. 太溪、肾俞

E. 中极、三阴交

（五）上下配穴法

上：人体上肢和腰部以上的穴位、部位。

下：人体下肢和腰部以下的穴位、部位。

本法广泛应用于临床。

例：噎膈——天突、膻中配足三里

脱肛——百会配长强、承山

胁痛——期门、肝俞配太冲、侠溪

滞产——合谷配三阴交

落枕——后溪配绝骨

这些都是根据《黄帝内经》的启示在临床上的具体应用。

此外，古人提出的八脉交会穴，治疗有关奇经八脉的病证。

八个穴分属上下肢，应用时可上下配合。

内关 ⎫
公孙 ⎭ 胃心胸　　　　　　外关 ⎫
　　　　　　　　　　　　临泣 ⎭ 目、耳、颈、肩、颊

后溪 ⎫
申脉 ⎭ 目、颈、耳、肩　　列缺 ⎫
　　　　　　　　　　　　照海 ⎭ 肺、咽、膈

这是特定穴中典型的上下配穴法。

（六）左右配穴法（双侧配穴法）两层含义

其一：选取左右对称的穴位进行治疗，这是最常用的，临床上对于内脏病证一般均左右取穴以加强作用。

其二：根据《黄帝内经》所说的"巨刺"、"缪刺"采用的配穴法，正如《灵枢·九针十二原》所说"巨刺者，左取右，右取左也"。《素问·缪刺论》"缪刺者，以左取右，以右取左，奈何？其与巨刺，何以别之。岐伯曰：邪客经也……必巨刺之，必中其经，非络脉也。故络病者，其痛与经脉缪处（络病的疼痛与经病的疼痛部位不同）。故命曰缪刺。"

巨刺者，刺其经，谬刺者，刺其络。

另外，亦有一些老中医取穴时舍患侧而针健侧，以偏瘫、痹证为主，用时也有一定疗效。

（七）远近配穴法

即选穴原则中的"近部选穴"与"远部选穴"配合使用的方法。

例如：胃痛——近取中脘、胃脘，远取内关、公孙；

牙痛——近取下关、颊车，远取内庭、太溪；

乳少——近取乳根、膻中，远取少泽、内关；

痄腮——近取颊车、翳风，远取外关、合谷。

三、临床应用

针灸疗法在临床上可以单独应用，又可与其他疗法配合为综合治疗的组成部分。在针灸治疗中，还应根据病情有所选择，使其发挥更好的疗效。针灸的刺激量必须适合机体的机能状态，随时作适当的更换和调节，以免机体对某一治法敏感性降低而影响疗效。

（一）穴位的更换

穴位各有特性，但很多穴位又多有相类似的作用，因此，针灸配穴处方，一次穴位不宜太多。经过一段时间治疗后，须根据病情作适当调整化裁。调整的原则是：病情较复杂者，可分别缓急先后，急者先治，缓者后治，分次治疗。病较单纯者，不宜长时间用某一方，须以具有相类似作用的穴位作适当加减，或分几个处方轮番使用。

例：痿证：

①髀关、阴市、足三里、解溪

②承扶、委中、承山、昆仑

③环跳、风市、阳陵泉、绝骨

痹证：

①腕部：阳池、阳溪、腕骨、外关

②肘部：曲池、天井、尺泽、肘髎

③膝部：犊鼻、梁丘、膝阳关、阳陵泉

④踝部：解溪、昆仑、太溪

对新接受治疗的患者，特别是神经过敏的患者，初针时取穴宜少，以后可酌情增加。

（二）方法的运用

《灵枢·官针》："九针之宜，各有所为，长短大小，各有所施，不得其用，病弗能移。"《灵枢·官能》："针所不为，灸之所宜。"《医学入门》："药之不及，针之不到，必须灸之。"以上经文说明针法、灸法各有特点，临床上均根据各自特点，参考病情，选择使用或交换使用。

镵针：泻热，主热在头身。

锋针（三棱针）：主痛、热、出血。

长针：深邪、远痹。

（三）治疗的间隔

急性病证可一天数次（急性阑尾炎 q6h），慢性病证可一至三日一次。对长期治疗的病例，须订立疗程制度。一般情况下，十次为一疗程。疗程间隔3~5天。观察其疗效变化再拟定续治计划。于针灸施治期间或停治期间内配用其他疗法，包括气功、推拿、药物等等。

四、针灸处方的变化规律

前面讲了针灸处方的原则，配穴的方法，但仅掌握了这些还不够，还必须结合针灸的特点，灵活运用，方能在临证时左右逢源，疗效确切。即所谓"师其法而不泥其方"，因此，必须掌握针灸配穴处方中的几个较为突出的变化规律。

（一）补泻反，则病益笃（《灵枢·邪气脏腑病形》）

补法、泻法是针灸施治的基本法则，其作用是完全相反的。《灵枢·终始》曰："凡刺之道，气调而止，补阴泻阳，音气益彰，耳目聪明。反此者，血气不行。"在古代针灸文献的记载中，不仅注意到施术的补泻两法，甚至对于补泻的先后，都有明确记载。《灵枢·终始》曰："阴盛而阳虚，先补其阳，后泻其阴而和之。阴虚而阳盛，先补其阴，后泄其阳而和之。"这说明，针灸配穴处方完成后，还应结合病情，运用补泻施术的先后顺序才能提高疗效。

例：补合谷、泻三阴交有行气活血、解郁通经之效，可治疗血滞经闭，故历代医家将其列为孕妇之禁忌。

泻合谷、补三阴交有清热、健脾安胎之功。

所以，补泻两法的运用是我们临证依法施术时应特别重视的。

（二）病有浮沉，刺有深浅

针刺的深浅对针灸作用的正常发挥有着极为密切的关系。因此在临床应用时，既要考虑针刺深浅所引起的不同效果，又要因病因时、因人而异，灵活施术。《灵枢·终始》曰："春气在毛，夏气在皮，秋气在分肉，冬气在筋骨，刺此病者，各以其时为齐。故刺肥人者，以秋冬之齐，刺瘦人者，以春夏之齐。"《素问·刺要论》曰："病有浮沉，刺有浅深，各至其理，无过其道。"以上这些内容，对于指导临床实践是非常重要的，而且也是应该切实掌握的。

（三）取穴有主次，施术有先后

处方用穴有主次之分，施术有先后之别，在临床上用同一组腧穴处方，由于施术的先后不同，所产生的效果就各异。一般来说，临床上针灸的施术顺序为：先上后下，先阳后阴。

例：山东中医学院张善枕曾治疗一例急性胃痛患者，取内关、中脘、足三里，并依此顺序施术，顷刻病减痛止，但在留针过程中给予恰好相反的手法运针，结果其病又作，后又反复施术如前，才告痛止。由此不难设想《黄帝内经》之所以指出施治的先后，是有一定的实践依据的，我们应该从中汲取教益，否则对处方的作用、效果是无益的。

（四）针所不为，灸之所宜（《灵枢·官针》）

针与灸的作用不尽相同，在临床上同一处方由于施针与用灸的作用不同，其效果也有较大的区别。《素问·调经论》曰："络满经虚，灸阴刺阳，经满络虚，刺阴灸阳"，这说明针灸的不同作用和针灸的施术应有所区别。因此临床上应结合两者的不同作用，考虑用针、用灸，或是针灸并施，或是多针少灸，或是多灸少针等酌情施术。

（五）腧穴处方的加减

处方中的腧穴加减愈灵活，其作用、疗效就愈广泛。
例：

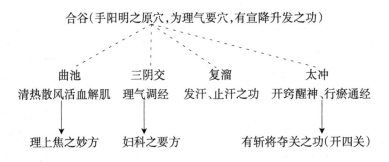

合谷（手阳明之原穴，为理气要穴，有宣降升发之功）

曲池	三阴交	复溜	太冲
清热散风活血解肌	理气调经	发汗、止汗之功	开窍醒神、行瘀通经
理上焦之妙方	妇科之要方	有斩将夺关之功（开四关）	

以上这些不同的作用，产生于腧穴的加减，所以加减的变化不同，处方的作用也就不同。或因配伍而效专力宏，或因加减变化而治疗面增宽。因此，有时常用处方中的一穴之差，常对功效有千里之别。所以腧穴处方的加减变化是值得研究和重视的。

总之，在临床上形成处方变化的原因是多种多样的，以上所述的五方面因素都是对处方作用影响较大的因素。这些因素与中药方剂中对用药的剂量、药物的炮制、药物的加减等所形成的变化是一样的，其有一定规律。因此，在临床上必须非常了解，否则，对处方的作用、治疗的效果将难以掌握。

第四节　特定穴的应用

特定穴：是指十四经中具有特殊治疗作用，并有特定称号的腧穴。

特定穴的分布：

- 肘膝以下：五输穴、原穴、络穴、郄穴、下合穴、八脉交会穴。
- 躯干部：募穴、背俞穴。
- 四肢、躯干均有：八会穴。

一、五输穴

指十二经的井荥输经合等穴，脏腑经络有病均可取之。

（一）五输穴的理论溯源

十二经脉自指（趾）端至肘（膝）向心性排列的五个腧穴分别命名为井荥输经合，统称为"五输"。五输穴首见于《灵枢·九针十二原》："所出为井，所溜为荥，所注为输，所行为经，所入为合"，是对经气流注特点的概括。五输穴从四肢末端至肘膝方向依次排列。井穴分布在指、趾末端；荥穴分布在掌指或跖趾关节之前；输穴分布在掌指或跖趾关节之后；经穴多位于腕踝关节以上至前臂、胫部；合穴位于肘膝关节附近。

1. 五输穴的理论来源于这些穴位主治的选择性特征

《灵枢·根结》从经络理论角度提出了足六经各有根部、结部。

表 6-1　足经根部、结部内容

经名	根部	穴名	结部	穴名
太阳	足小趾外端	至阴	命门（目）	精明
阳明	足次趾外端	历兑	颡大（前额）	头维
少阳	足四趾	足窍阴	窗笼（耳中）	听宫
太阴	足大趾内端	隐白	太仓（上腹）	中脘
少阴	足心	涌泉	廉泉（颌喉）	廉泉
厥阴	足大趾外端	大敦	玉英（胸）	玉堂

表6-2　十二经本部、标部内容

经名	本部	就近穴位	标部	就近穴位
足太阳	足跟上五寸	跗阳	命门（目）	精明
足少阳	足窍阴之间	窍阴、侠溪	窗笼（耳）之前	听宫
足阳明	足次趾	历兑	颊挟颃颡	人迎
足太阴	中封前上四寸中	三阴交	背俞与舌本	脾俞、廉泉
足少阴	内踝下上三寸	复溜、交信	背俞与舌下两脉	肾俞、金精玉液
足厥阴	行间上五寸处	中封	背俞	肝俞
手太阳	外踝之后	养老	命门（目）之上一寸	攒竹
手少阳	小指次指间二寸	中渚	耳后上角和目外眦	角孙、丝竹空
手阳明	肘骨中上至别阳	曲池（臂臑）	颜（额庭）下合钳（钳耳）上	头维
手太阴	寸口之中	太渊	腋内动脉处	中府
手少阴	锐骨之端	神门	背俞	心俞
手厥阴	掌后两筋间二寸中	内关	腋下三寸处	天池

　　《灵枢·卫气》则提出了手足十二经各有本部和标部的理论根结、标本理论表明，根（本）部均位于指端或肘膝以下的部位，而结（标）部均位于头面、胸腹、背腰部，因而根（本）部的经脉分布较为单一，结（标）部的分布较密集。

　　例：足太阳的根部——足小趾，经脉分布仅有本经，而其结部——眼目，则有手少阳、手太阳、足阳明、足太阳等经脉分布。

　　根本是指四肢末端至肘膝的部位——为经气所出。

　　结标是指头面胸腹背的有关部位——为经气所归。

　　由于各经的根结、标本各有不同部位，因此腧穴的主治作用各有其特性。它们对该经所属的脏腑均具有较强的治疗作用。

　　《灵枢·动输》曰"四末阴阳之会者，此气之大络也"，明确指出四肢部位是阴阳两气相交会、转输的代表处。

2. 怎么理解五输穴的脉气流注与经脉走向相矛盾

五输穴的排列顺序既不分阴阳经的差别，也无手足经的不同，一律是自远端向心性排列着，气血灌注均为由浅渐深。对于这一点应如何理解？

五输穴均始于四末，向上逐步深入，并用水流来形容这种从小到大、由浅入深的关系。《灵枢·经脉》论述了十二经脉的流注顺序，《灵枢·营气》论述了营气运行的顺序，两者是一致的。《灵枢·逆顺肥瘦》概括了这种关系，称之为"脉行之逆顺"，也就是说经脉的走向是有"顺"、"逆"之分的，而五输穴的排列却不分顺逆。

我认为，两者论述的主要意义不同，前者说的是气血运行，循环往复，区分顺逆；后者则是说五输穴的位置和作用，只有从远端到近端的向上联系，不必区分顺逆。以四肢末端为"根"的认识，在经脉根结、标本理论中均有论述，用来说明经脉之气在治疗上有上下、内外的远治作用，五输穴能作用于头面部、躯干部病证，其排列方向与根结、标本理论是一致的。因此，《灵枢经》既有从穴位治疗作用提出来的以四肢为根、为本和五输穴的理论，又有以气血运行方面提出来的十二经脉的理论。可以看出，前者说的是脉气流注，后者说的是气血运行和经脉走向，其意义是不相同的。

（二）五输穴的理论内容

《灵枢·本输》具体叙述了五输穴的内容，《难经》根据五输穴的五行属性结合脏腑的五行属性，提出了"子母补泻"的原则。

1. 内容

表6-3　五输穴内容

五输	井	荥	输	经	合
意义	出	溜	注	行	入
部位	肢端	本节	掌、跖	臂、胫	肘、膝
五阳经	金	水	木	火	土
行阴经	木	火	土	金	水
主病	心下满	身热	体重节痛	喘咳寒热	逆气而泄

2. 五输穴的五行属性

根据经气由小到大、由浅入深、由窄到宽的过程，五输穴按照出、溜、注、行、入的顺序向心性的排列着，阴经受自五脏之气，为经气发生的供应者，阳经则依仗阴血的供应才能发生气化过程，各经的五输都是以相生的顺序排列。阴阳经之间各五输则为相克的关系。

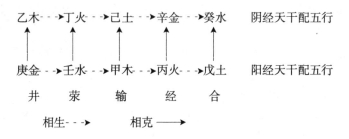

表6-4　五行与天干配属关系

	木	火	土	金	水
阳经	甲	丙	戊	庚	壬
阴经	乙	丁	己	辛	癸

经脉和腧穴的正常关系应该阴阳相合、刚柔相济，例：阳井庚金是阴之乙木之刚，阴井乙木是阳之庚金之柔（《难经·六十四难》）。

各家学说——张雷山《难经彙注笺正》曰："欲求所以为木为金之实在理由，终是百思而不得其解……所谓岁始于春，日始于甲，以井穴为所自始，而谓其取义于万物始生，立论似亦有理，然止能合于脏井之木，而何解于腑井之金，则又理之必所不通者。可见，本输篇阴木阳金之分本是无谓之至。难经此章，则又因其是一木一金，而遂以五行相生，推及荥输经合。……必无根据之说，六阳经多一原穴，又将何以说之，泂溪遂谓原与俞近，宜同属木，以一时之臆见，而竟可呼牛如马，惟吾所欲，尤其可笑……本输篇阳井金之木金二字，已是疣赘，则难经又以五者分隶五行，更为多事……要言生克，反以陷后学于迷惘中者，则自有不可不废弃之必要。"

（三）五输穴的配穴规律

凡是选出五输穴来组成的配穴都属于五输穴的配穴，临床上常见的有两种配穴方法。

1. 本经配穴

根据证候的虚实，结合五输穴的五行属配穴本经的母穴和子穴来达到补虚泻实治疗目的的配穴方法。

例：脾土虚则取脾土母穴大都（荥火）补之；

脾土实则取脾土子穴商丘（经金）泻之。　余经类推

2. 他经配穴

在母子补泻的基础上，结合脏腑的相互联系及五行属性，选取母经或子经的母穴、子穴进行补泻的配穴方法。

例：脾土虚，选取母经（心经）的母穴（荥火穴）少府补之；

胃土实，选取子经（大肠）的子穴（井金穴）商阳泻之。

现将两种配穴法列表如下：

表6-5　五输穴配穴表

经脉	虚实	本经选穴	他经选穴
手太阴	虚	太渊	太白
	实	尺泽	阴谷
手少阴	虚	少冲	大敦
	实	神门	太白
手厥阴	虚	中冲	大敦
	实	大陵	太白
手阳明	虚	曲池	足三里
	实	二间	足通谷
手太阳	虚	后溪	足临泣
	实	少海	足三里
手少阳	虚	中渚	足临泣
	实	天井	足三里
足太阴	虚	大都	少府
	实	商丘	经渠
足少阴	虚	复溜	经渠
	实	涌泉	大敦
足厥阴	虚	曲泉	阴谷
	实	行间	少府
足阳明	虚	解溪	阳谷
	实	历兑	商阳
足太阳	虚	至阴	商阳
	实	束骨	足临泣
足少阳	虚	侠溪	足通谷
	实	阳辅	阳谷

（四）五输穴的临床应用

五输穴分主四时，季节不同选用五输穴的侧重点也不同。《灵枢·终始》曰："春气在毛，夏气在皮，秋气在分肉，冬气在筋骨。"刺此病者，各以其时为齐（剂）。《难经·七十四难》曰："春刺井，夏刺荥，季夏刺俞，秋刺经，冬刺合。"井荥穴所在部位肌肉较浅，而经合穴所在部位肌肉丰厚，因为顺应四时之气针刺，对于临床上适当掌握针刺深度有一定的参考价值。

《灵枢·邪气藏府病形》曰："荥输治外经，合治内腑。"是临床上常用的选穴方法之一，指出荥穴、输穴主要治疗经脉循行所过部位的病证，合穴主要治疗内腑病证。《灵枢·顺气一日分为四时》提出："病在脏者，取之井；病变于色者，取之荥；病时间时甚者，取之输；病变于音者，取之经；经满而血者，病在胃，及以饮食不节得病者，取之合。"《难经·六十八难》载："井主心下满，荥主身热，输主体重节痛，经主喘咳寒热，合主逆气而泄。"某些五输穴具有明显的相对特异性，近代临床井穴多用于急救，荥穴主要用于治疗热证。

1. 五输穴的单独应用

（1）井穴的应用范围

井穴是阴阳进行交会、转换的部位，是气血运行的终点和起点，可以直接影响本经气血的转化、疏通。因此，刺激该穴具有宣通阴阳、促进行气化血的作用。临床上凡是遇到某经气血的壅盛或闭结都可以通过刺激该经的井穴，达到泻实祛瘀滞、宣痹开结的作用。

①泻实祛瘀

烦满、热痛诸证及邪实证候，采用井穴放血，大多奏效。

②宣痹开结，行气化血

卒中、昏厥（气血失畅，气机闭结）；肢麻失用，乳汁不畅，经水过多（血少失荣，气虚失煦）等施以针灸，放血均有一定效果。

例：涌泉——虚喘，瘖不能言

隐白——崩漏不止

大敦——七疝，遗尿

少泽——乳汁不畅

少冲——悲恐喜惊等证

（2）荥穴的应用范围

荥穴大都位于本节，这里的气血已经形成了"溜"水样的运行结构，针刺这些穴位对于改善本经脉的气血供应有直接的影响。

荥穴可概括为清热、育阴的作用，所谓荥主身热是指治疗伤寒、热病汗不出一类的身热，同时也治疗阴虚潮热。

（3）输穴的应用范围

输穴有益气化湿的作用，"输主体重节痛"是指经气不足、湿邪留滞引起的倦怠、胖满、咳喘、肢体关节疼痛一类证候。

（4）经穴的应用范围

温经通络、疏散风寒。凡因风寒外邪客于经脉引起身寒不能自温，经血失畅、妇人月事不通，诸节作痛以及风寒引起的咳嗽、发热都可用经穴治疗。

经穴位于臂胫之处，经脉已由浅入深，应用经穴治疗，既有针对病所的作用，又有鼓动经脉之气逐邪外出的作用。

（5）合穴的应用范围

调理脏腑、补益经气。凡因脏腑失调出现胀满、逆气、结滞、泄泻等证，使用合穴大多有效。

上述五类穴位的主治病证，是从它们各自的主治共性讨论的，在一定条件下，井穴有升发脉气的作用，荥穴有养育阴血的作用，输穴有疏泄湿邪的作用，经穴有宣泄疏利的作用，合穴有调节阴阳的作用。

注意，不要把春夏秋冬看成是机械的四时季节，而应看作是证候的五种趋向以及机体的"生长化收藏"的五种机能表现。

2. 五输穴的配伍应用

配穴有前面所述的本经配穴、他经配穴等，下面介绍常用的配穴。

（1）太白、阴陵泉

作用：温阳益气、健脾化湿

主治：脾虚证。

穴解：太白，脾之输土原穴，有温经益气健脾之功。阴陵泉，脾之合水穴，有利湿消肿之功。

（2）少商、尺泽

作用：清热利咽、养阴止咳

主治：肺热咳嗽，肺闭失音。

穴解：少商，肺之井穴，有泻热宣肺之功。《针灸大成》曰："颔肿喉闭、咳逆。"尺泽，肺之合水穴，有润肺止咳，养阴止血之功。《针灸大成》曰："喉痹、口干、劳热。"《针灸学简编》曰："咳血、咳嗽、哮喘、鼻衄。"

（3）支沟、阳陵泉

作用：疏泄少阳郁结

主治：少阳失枢所致之气滞胁痛、便秘、腹胀、妇人经前乳胀、胸闷行经不畅。

穴解：支沟三焦经火穴，有化滞散结、通导肠胃之功。阳陵泉，胆之合土穴，筋之会穴，有清泻湿热、疏利肝胆的作用。

（4）足三里、太白

作用：升阳益气，补中止泻

主治：脾胃虚弱所致腹胀、便溏、肠鸣气痛、脾虚不运等证。

穴解：足三里，胃之合土穴，有调理脾胃、益气养血补虚之功。《针灸聚英》曰："食不下、胃气不足、大便不通、久泻、腹胀满、肠鸣。"太白同前。

（5）复溜、行间

作用：滋肾平肝

主治：肾水不足，肝阳上亢所致之眩晕、耳鸣、心烦急躁一类证候。

穴解：复溜，肾之经金穴，有育阴、祛湿、降火之功。《针灸聚英》曰："目视䀮䀮、善怒，足痿不收履，盗汗。"行间，肝之荥火穴，有平肝息风明目的作用。

（6）足三里、曲池

作用：协调胃肠气机，通达上下

主治：表邪袭卫所致之寒、热、头痛等证及外邪直中胃肠所致之恶心呕吐、腹痛、腹泻。

穴解：胃属土，足三里又为土穴，故为土中之真土，后天精华之根，为疏导胃气之枢机。《针灸大成》曰："若要安，三里常不干。"曲池，大肠之合土穴，疏解表邪，清热肺卫。

（7）足三里、阳陵泉

作用：疏木和土，调理肝胃

主治：中州失运，口苦吞酸，反胃呃逆，泄泻呕吐，又因足三里调气活血（多气多血），阳陵泉为筋会，可用于痹证、半身不遂等证。

（8）涌泉、劳宫

作用：宁心安神、醒神开窍、清热息风

主治：神昏、头眩、高热惊风，突然昏仆、中风失语等。

穴解：涌泉，肾之井木，滋肾水，柔肝木，缓急解痉，滋阴降火，醒神开窍；劳宫心包之荥火，清胸膈积热，开七情郁结。二穴相配心肾相交，水火相融。

（9）鱼际、太溪

作用：滋阴润燥

主治：阴虚燥热之干咳、少痰、痰中带血、潮热盗汗等症

穴解：鱼际肺之荥火穴，既宣肺调气，又肃肺泻火；太溪肾之输土，补水中之土。母子相配，金水相生，是以阴阳协调。

二、背俞穴

背俞穴是脏腑经气输注于背部的腧穴。

当脏腑发生疾病时，往往在其背部相应的腧穴上得到反映，故取其相应的背俞穴能治疗脏腑的疾病，同时对调节内脏机能活动也有可靠的作用。

五脏俞 ┫ 肺俞、心俞位于上焦——主神明，司呼吸　┃ 由此其共同作用
　　　　┃ 肝俞、脾俞位于中焦——共理中州　　　　┃ 使水火相济
　　　　　　　　　　　　　　　　　　　　　　　　精血互生，气血调和
肾俞独居于下焦——统摄下元　　阴阳平衡，主治五脏衰惫之诸证

六腑俞共同作用，可以调节手足三阳六条经脉，从而达到通调腑气、化滞行水之功用。

（一）背俞穴的理论讨论

《灵枢·背俞》曰："黄帝问于岐伯曰：愿闻五脏之腧，出于背者……皆挟脊相去三寸所，则欲得而验之，按其处，应在中而痛解，乃其输也。灸之则可刺之则不可。气盛则泻之，虚则补之。以火补者，毋吹其火，须自灭也；以火泻之，疾吹其火，传其艾（吹旺其火使其热迅速传至艾，让艾火很快熄灭），须其火灭也。"

痛解注释：

①指原有疼痛用手按压后使疼痛缓解，病人感觉快然的便是穴位。

②指用手按压在穴位上病人感觉酸胀疼痛的便是穴位。

这一段经文叙述的内容有几点：

1. 阐述了用手按压穴位的方法可确定和检验取穴的准确与否。

凡以手指按压该处，病人感到胀痛酸沉，或者原来痛楚感得到缓解者，便是正确的穴位所在之处，也就是确定穴位的手段和医者对病人进行经络检查的一种方法。

2. 指出背俞穴在临床应以灸法为宜，不可妄用针刺。

这主要是告诫人们对于背俞穴的针刺要取穴准确，而且要注意针刺深浅适宜。

《素问·诊要经终论》曰："刺中膈皆为伤中，其病虽愈，不过一岁必死。""刺胸腹者必避五脏。"《素问·刺禁论》曰："刺中肺三日死，其动为咳。"

"腹如井，背如饼。"针刺背俞时切勿深刺，以防刺中要害而发生危险，故要注意针刺深度，但也不能刺而不中，那样等于不刺，故要求取穴要准，深度在一寸以内。

3. 详细介绍了灸法有补泻之分

补法：将艾炷点燃后，熏烤穴位，治疗完毕后，须等燃烧的艾炷慢慢地自然熄灭，不可吹灭艾火。

泻法：将艾炷迅速燃烧，达到治疗效果后，使艾火很快熄灭，以不伤皮肤为度。

艾灸的补泻方法，在《太素·气穴》注中有这样的解释"言灸补泻，火烧其处，正气聚，故曰补也；吹令热入，以攻其病，故曰泻也"。本经文说明灸法不仅能补虚，也能泻实，故认为灸只能补不能泻的认识是不全面的。

例：感冒——灸风池、风门 ⎫
　　鼻渊——灸印堂 　　　⎬ 均为实证、热证

（二）背俞穴的临床应用

1. 五脏俞加膈俞

功能：益气固肺，补心健脾，滋肾柔肝，养血安神

主治：虚损、不寐、月经不调、咳血、便血、妇人脏躁等

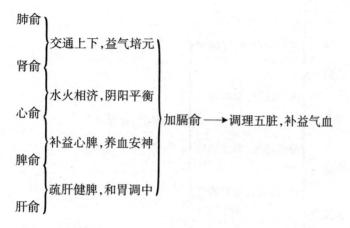

刺法：直刺 0.5~1 寸

2. 六腑俞加膈俞

功能：通调腑气，消食利水，疏导经脉，益气养血

主治：腑气不通，消化不良，腰骶疼痛，六腑热病

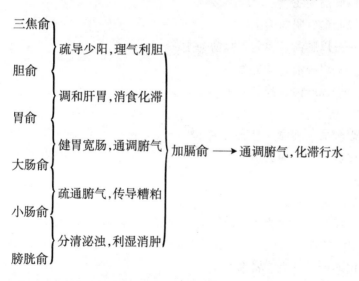

刺法：直刺 1~1.5 寸

3. 背部老十针

功能：健脾益胃，疏肝理气，通调腑气，宽中降逆

主治：慢性脾胃病，消化系统疾患

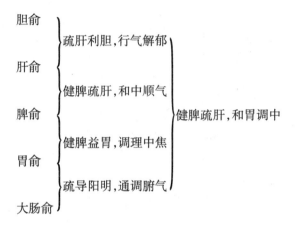

刺法：直刺 1～1.5 寸

4. 其他

（1）虚损

气虚——以肺俞为主

血虚——以心俞、膈俞为主

气血两虚——以肺俞、脾俞、膈俞为主

阴阳两虚——以心俞、肾俞为主

运化失调——以肝俞、脾俞为主

（2）血虚

咳血——以肺俞、脾俞、肾俞为主

便血——以脾俞、肾俞为主

（3）神衰

不寐——以心俞、肾俞为主

眩晕——以肝俞、肾俞为主

（4）内分泌、妇科

脏躁——以心俞、肝俞、肾俞为主

月经不调——以肝俞、脾俞、肾俞、膈俞为主

在针刺背俞穴时，加艾灸则其补虚作用更大，善治五脏六腑阳虚阴盛之证，有温经散寒、回阳固脱之功能。

三、募穴

募穴是脏腑经脉之气结聚于胸腹部的腧穴。

《难经·六十七难》曰："五脏募皆在阴，而俞皆在阳者；何谓也？然：阴病行阳，阳病行阴。故令募在阴，俞在阳。"

以上经文主要论述俞募穴的阴阳属性及其在治疗上的作用，俞穴均在腰背部，背为阳，所以说"俞皆在阳"；募穴均在胸腹部，腹为阴，所以说"募皆在阴"。俞募穴的位置集中在躯干部，这主要是由于躯干部接近于内脏，和内脏有较为直接的联系，所以这些俞募穴的脏腑经气聚结与转输的枢纽，也是内脏与体表病邪出入的孔道。

生理上，经气可以由阴入阳，由阳入阴，阴阳互通，维持相对平衡；

病理上，内脏或阴经的疾病，其邪常可由阴而出于阳分的俞穴。

体表或阳经的疾病，其邪常可由阳而出于阴分的募穴。

因此，在治疗上，内脏和阴经的疾病，可以针刺腰背部的俞穴；

体表和阳经的疾病，可以针刺胸腹部的募穴；

以调整和发挥经气的作用，达到治疗的目的，这种方法属于"从阴引阳，从阳引阴"的治疗方法。

例：肺经发生病变时，可针刺背俞穴——肺俞；

胃经发生病变时，可针刺胃经之募穴——中脘。

这种取穴方法还可用于治疗与脏腑相关的组织器官的疾患。

例：肝开窍于目，针刺肝俞治疗目疾；

心开窍于舌，针刺心俞治疗口舌糜烂。

此外，目前在临床上，根据俞募的特点，还可运用于诊断方面。

例：胃的募穴中脘有压痛时，诊其胃俞时一般也有压痛，又根据它们与经络的关系，在中脘与压痛时，诊查足三里也会有反应。

《难经》虽仅提出五脏之募俞，未及六腑之募俞，但六腑的募俞同样如此。《难经经释》曰："六腑募在阴，俞亦在阳，不特五脏为然。又下节阴阳并举为言，疑五脏下当有六腑二字。"所以，六腑的募穴的意义和作用可根据五脏募俞来类推。

四、原穴

原穴即是人体经络与脏腑之间交通的必经之路，又是人体气血、经络之气汇聚之处。因此原穴和脏腑、经络有着非常密切的联系。所以《灵枢·九针十二原》说"十二原者，五脏之所以禀三百六十五节气味也"。

因为五脏之气输注于十二原穴，所以当五脏有病时，其经脉之气循行也必然紊乱，在原穴上，必有特殊反应，故《灵枢·九针十二原》说"五脏有疾者，应出十二原，十二原各有所出，明知其原，睹其应，而知五脏之害矣"。从经络现象来看，五脏六腑有病，反应在该经原穴处的压痛点是常见的，此外，根据经穴处皮肤电位的变化进行测定，（主要是原穴）来测知疾病在何脏何腑。这从中医理论来讲，就是出自本篇"五脏有疾者，应出十二原"之说。当五脏六腑有病时，取十二原穴，较为敏感。正如《灵枢·九针十二原》所说"凡此十二原者，主治五脏六腑之有疾者也"。

《难经·六十六难》曰："十二经皆以俞为原者，何也？五脏俞者，三焦之所行，气之所留止也。三焦所行之俞为原者，何也？然：脐下肾间动气者，人之生命也，十二经之根本也，故名曰原。三焦者，原气之别使，主通行三气，经历于五脏六腑。原者，三焦之尊号也，故所止辄为原。五脏六腑之有病者，皆取其原也。"

为什么五脏六腑有病都可以取十二经原穴呢？其道理是：原穴为三焦之气运行和留止的所在，原气即脐下肾间动气，它是人体维持生命的动力，也是十二经的根本，三焦通行原气以达周身，能促进脏腑的功能，针刺原穴，可调整脏腑的活动，以达到治疗疾病的目的。

《难经》提出了三焦是"原气之别使"的新论点，强调了三焦与原穴的关系，这对后世针灸治疗的发展有一定的影响。

本难所说"十二经皆以俞为原"，欠妥，阳经的俞穴、原穴分别为两个穴，阴经则是以输代原。

（一）原穴的临床应用

1. 用于内脏病的治疗

脏腑病，尤其是五脏病可取其原穴治疗。《灵枢·九针十二原》说"凡此十二原者，主治五脏六腑之有疾者也"。

2. 用于脏腑病的诊断

临床上可根据十二原穴脉气的盛衰诊断疾病。（见前页画线处）据此，临床常用经络测定仪测定原穴的电位差，以此确定脏腑经络的虚实，并可取其原穴进行治疗。例如：有人观察心肌炎患者，多在大陵上出现压痛，肾炎患者多在太溪穴上出现压痛等等，并将该穴作为有关疾病的"定性穴"等等。

（二）原穴的应用方法

1. 原络相配

可分为表里原络相配、同经原络相配等形式。

此法适用于某经有病，兼有表（里）经病证者。具体方法是：某经的病证，先取该经的原穴为主，再配用有关表里经的络穴为辅。因以原为主，络为客，故又称主客原络配穴法。

例：肺经发病，出现咳喘气急、胸满，兼见腹胀、肠鸣、大便失调等大肠经病候，可取肺之原太渊为主，辅以大肠之络偏历为客。

胆经发病，出现胸胁疼痛，口苦呕吐，又见眩晕、视物模糊等肝经病候，则取胆之原丘墟为主，肝之络蠡沟为客。

此外，还可根据"初病在经，久病在络"及"久病多虚"之理，分析沉疴痼疾，每每正气耗损，其气血、痰湿等邪气积聚多由经入络。故凡因外感、内伤演化成的多种慢性疾病，在取用原穴的同时，常可配合各本经络穴以协同治疗。

例：久咳不愈取肺太渊透络穴列缺，心悸、胸闷取心包经之原大陵透络穴内关，均收效称佳。

2. 脏腑原穴相配

为五脏原穴与六腑原穴阴阳上下的配穴法，适用于内脏有病而症状主要反映在体表器官的病变。从部位上讲，内为阴，外为阳。阴经经穴主治偏重内脏疾患，阳经经穴主治偏重体表器官疾患，在内脏有病主要反映在体表器官的情况下，取阴经原穴的同时，需要配以阳经原穴以增强疗效。

配穴原则是：少阴配少阳，太阴配太阳，厥阴配阳明。取上下肢相应、阴阳经同气相求之意。

例：阴虚肝旺所致的头晕目眩，或郁怒伤肝之手足拘挛，其病位主要责之于肝，症状大都反映在头目及四肢，故取肝之原太冲，配大肠之原合谷，二穴相合，阴阳上下，称"四关"，是临床上常用的一种有效的配穴方法。

五、络穴

络穴是络脉由经脉别出部位的腧穴，也是表里两经联络之处。

（一）十五络脉的内容

《灵枢·经脉》所记载的十五络是十二经之络加上任络、督络和脾之大络。

《难经·二十六难》所记载的十五络，为十二经络加上阴跷之络、阳跷之络和脾之大络。

《难经》为何将阳、阴跷之络代替任、督之络呢？阴、阳跷络分别是足少阴、足太阳经脉的分支，故也可以算是络脉，意思是阴跷沟通各阴经，阳跷沟通各阳经。

《灵枢》的十五络，任脉行于前，其络散于腹；督脉行于后，其络侠脊，上项散头上；脾之大络在身侧，散布于胸胁。《灵枢经》对于十五络脉的描述，既有络穴，又有分布部位，还记载了虚实病候，立论是全面的。相比之下，《难经》所说的阴阳跷之络的说法则有不周之处。正因为如此，后世对十五络脉的论述都是以《灵枢》为依据的。

（二）足太阴脾经已有络穴公孙，为什么又有脾之大络——大包呢

公孙是四肢部的络穴，别走于阳明，沟通足太阴与阳明表里两经之间的联系。而大包是躯干部的络穴，通于"脏"，布胸胁，实则身尽痛，虚则百节皆纵，突出了脾与四肢百节的联系，所以称之为"大络"，是为了与四肢之络相区分。为何其他脏没有大络呢？因为脾居中焦，与胃相表里，其为后天之本，气血生化之源，而胃只起受纳作用。水谷精微的消化吸收、灌溉五脏六腑、营养百骸则依赖于脾之健运。

此外，人体前有任脉络，沟通腹部经气，后有督脉络，沟通背部经气，侧有脾之大络，沟通胸胁部经气，加上四肢部的十二络，使人体上下左右。内外前后组成一个有机整体，所以，足太阴既有四肢部一络，又有躯干部一络。

十五络脉对全身无数细小络脉起着主导作用，细小分支称为"孙络"，分布于皮肤表面者称"浮络"，在浮络中能见到的细小血管则称为"血络"。

（三）络脉的生理功能

1. 加强十二经脉表里两经的联系作用

络脉无固定的络属关系，而主要作用是沟通表里两经，具体的联络途径则是阴经络脉走向阳经，阳经络脉走向阴经，阴阳经的络脉相互交通，从而进一步加强了表里经的双重联系。

2. 统率络脉的作用

十五络脉是络脉体系之主体，对全身的浮络、孙络及血络起主导和统率作用。

例：任之络有统属腹部诸阴经络脉的作用，督之络有统属头背部诸阳经络脉的作用，脾之大络对血络有统属作用等。

3. 输送气血的作用

络脉从大到小，分成无数细支遍及全身，故可营养和濡润组织器官，维

持人体正常生理活动。《灵枢·经脉》曰"卫气先行于皮肤，先充络脉。"所以络脉是营卫气血能够在全身内外渗透灌注的重要通路。

六、郄穴

郄穴的名字和位置，首载于《针灸甲乙经》，郄穴共十六个。

除胃经的郄穴梁丘在膝上以外，其余均分布在肘膝关节以下。

（一）郄穴诊察疾病的方法

由于许多疾病可在郄穴上有反应点，故可用此来诊察疾病。

例：急性胃痛：梁丘有压痛。

胆腑病：外丘有压痛。

心悸：郄门常有压痛。

痔疮：孔最常有压痛。

盖国才（穴位诊断法．科技文献出版社，1981）将十二经郄穴作为"定性穴"，再配以某些"定位学"，并以此来进行穴位辨病定位诊断。

例：温溜穴诊断为消化道穿孔，配中脘、左承满则诊断为胃穿孔；配中脘、右梁门则诊断为十二指肠球部溃疡穿孔；配天枢、中脘、大肠俞则诊断为肠穿孔等等。

（二）郄穴的主治特点

多用于脏腑经络的急性病证，阳经郄穴多治急性疼痛，阴经郄穴多治血症。

1. 阴经郄穴多治血证

孔最——咳血、吐血

阴郄——吐血、衄血

郄门——衄血、呕血、唾血

地机——癥瘕、月经不调、便血、崩漏

水泉——月经量少、闭经、崩漏

中都——崩漏、恶露不绝

交信——赤白漏血、月经不调、闭经

筑宾——小儿胎疝

2. 阳经郄穴多治痛证

梁丘——胃痛；　　　　　养老——肩背痛；

会宗——肌肉痛；　　　　外丘——胸胁胀痛；

金门——头风头痛；　　　阳交——喉痹、膝痛；

跗阳——腰痛；　　　　　温溜——上肢痛、压痛；

七、八会穴

八会穴具有治疗八类疾病的作用。

脏会章门

章门为肝经腧穴，脾之募穴。脾经上注于心，心主血，脾为生血之源，故章门与心脾关系甚密。章门位于横膈之下，上临于肺，下居肝肾，故上可治肺之痰饮，下可医肾之水肿。脾胃为升降之枢纽，升降适宜，气血调达，五脏之疾可愈。

章门尤以治肝、脾疾患为重点。

腑会中脘

中脘为胃、小肠、三焦经的交会穴，说明中脘与三者关系密切，中脘又为胃之募穴，又正当胃的部位，有调节脾胃的功能，六腑以通为顺，中脘可升清降浊，保持六腑正常工能。

中脘是治疗胃、大小肠病证的主穴，主要应用于腑病的急证、实证，还可治疗虫疾。

髓会绝骨

绝骨为胆经穴，少阳经"主骨所生病"，骨与髓同源，骨赖髓以滋养。

因脑为髓之海，故该穴为治脑病的主穴，有补肾健脑之功，多用于治疗中风、半身不遂。此外，如髓海空虚引起的头晕、失眠记忆力减退、耳鸣耳聋等亦常取该穴。

另外，《针灸甲乙经》《针灸大成》《铜人》等书还记载了本穴可治疗"胃中有热"。

筋会阳陵泉

阳陵泉为胆经穴，又是胆经之下合穴，主治腑病，而肝与胆相表里，肝主筋，故该穴与筋有密切关系；再者该穴位于膝部，足三阴、足三阳经筋结聚之处；同时该穴有舒筋活络、通利关节的作用。

所以诸如半身不遂、下肢痿痹、腰痛、筋脉拘紧、抽搐、腓肠肌痉挛等均可选用该穴。

骨会大杼

大杼为足太阳之穴，具有强健筋骨之功，可用于骨病的治疗，诸如上肢瘫痪、颈项强、腰背痛、膝痛不可屈伸等。

血会膈俞

膈俞位于膈部，上有心肺，下有肝脾，心居上焦而主血，肺为胸中而朝百脉，脾胃位居中焦，为生化之源，脾统血，肝藏血，故从位置上，膈俞与心肺肝脾关系密切。此外，该穴为治疗血病的总穴，可用于各种血证的治疗，诸如咯血、吐血、尿血、便血、崩漏、肌衄等病证，以及瘀血痹阻经络和内脏病证的治疗。

近来有人用本穴配以脾俞、郄门、血海等治疗贫血、紫斑等有一定疗效。

气会膻中

该穴为气海可从四方面理解：一、膻中属任脉，位于胸部正中，属肺之范围，肺主一身之气，故凡肺气不宣或肺失肃降之证均可取之。二、肺主气朝百脉，膻中为心包之募，可调气活血，益气通脉，治疗心痛。三、三焦与心包相表里，三焦行一身之气化。膻中可治疗因肺气上逆之咳喘，胃气上逆之呕吐、呃逆。水气凌心之心悸、胸闷均可取膻中治疗。四、足厥阴布于胸，肝气郁结引起的病证也可取该穴治疗。总之，膻中调理肺气，心气、肝气、胃气，并有调气活血、益气通脉的作用。

临床上常配中脘治呕吐；配内关治心绞痛；配肺俞、天突治咳喘；配天宗治乳胀；配液门治乳汁少。

脉会太渊

太渊为肺经穴，具有理气、通脉、活血的功效，主治胸痹、脉涩、喘息等心、肺有关病证，还可治疗血脉痹阻引起的无脉证，血脉失于固摄引起的咳血、呕血等证。近来临床上用该穴治疗半身不遂，以通脉调经。

八、八脉交会穴

八脉交会穴与奇经八脉存在着特殊的交会关系，八穴有调节十二正经和奇经八脉的作用，治疗范围广，可以主治全身疾病，作用显著，为临床所常用。奇经八脉有一定的循行路线和病候，当奇经发生病变时，即可选用八脉交会穴治疗。此穴可单独应用，如督脉病证取后溪，冲脉病证取公孙，阴跷脉病证取照海等，也可配合应用。在大多数情况下，以上下肢配合应用较好。具体配合方法如下。

内关与公孙

内关是手厥阴之络脉，通于阴维脉。

手厥阴循行于胸胁，和心包、三焦相联系。

阴维脉循行于腹部、胸胁、胸膈和咽喉部，是三阴经之"纲维"，有调节三阴经的作用。因此内关可维系三阴经，主治心、肝、脾胃病证。

公孙是足太阴之络，通于冲脉。

冲脉循行于腹、胸、咽喉等部，和胞宫、足阳明、足少阴等相联系，为"十二经之海"，可用于治疗胃、心、肝、脾胃病证。

根据"经脉所过，主治所及"的原理，内关、公孙相配在治疗上有协同作用。可治疗胃、心、胸、肝、脾病证。

外关与足临泣

足临泣是足少阳之穴，通于带脉。

带脉约束诸脉，在十四椎与肾相联系。因此，足临泣可治疗筋脉弛缓证、筋脉拘紧证、胁肋胀痛和风邪引起的诸种病证。

外关是手少阳之络脉，通于阳维脉。

阳维脉循行于下肢外侧、胁肋部、头部，和少阳、太阳、督脉相联系。所以外关主治外感风邪、外感风热引起的诸种病证。

足临泣与外关相配同属少阳经，有协同作用，主治肝、胆、肾、外感风邪引起的诸种病证以及经脉所过之处目外眦、颊、颈、耳后肩的病证。

后溪与申脉

后溪是手太阳之穴，通于督脉。

督脉循行于后正中线，与诸阳经相联系。因此，后溪主治诸如抽搐、腰痛、神昏及感受风寒湿邪引起的痹证。

申脉是足太阳之穴，通于阳跷脉。

阳跷脉循行于下肢外侧、胁肋部、目内眦，入络于脑，与足少阳、阴跷脉相联系。所以，申脉主治心、脑、肝之病证，如抽搐、癫痫、失眠、头痛头晕以及感受外邪引起的病证。

后溪配申脉同属太阳经，有协同作用，主治心、脑、太阳经病证。

列缺与照海

列缺为手太阴之络穴，通于任脉。

任脉循行于胸腹部正中，与诸阴经相联系。因此列缺主肺、肾、肝之病证，如胸、腹、咽喉、子宫等部位的多种病证。

照海属足少阴之穴，通于阴跷脉。

阴跷脉为少阴之别，行于下肢内侧，经腹、胸、咽喉，会于目内眦，所以照海主肝、肾、肺、心之病证。

列缺与照海相配，阴其联系部位基本相同，故有协同作用，主治肾、肺、心、膈、喉之病证。

九、下合穴

下合穴，又称六腑下合穴，它是根据《灵枢·邪气藏府病形》"合治内府"的理论提出来的。因大肠、小肠、三焦三经在上肢上原有合穴，而六腑的六个下合穴均在下肢，为了区别，故以"下合"命名。

在这六个穴中，足三阳经三腑与本经五输穴中的合穴相同，手三阳经则与本经五输穴的合穴不同。大小肠经的下合穴上巨虚、下巨虚分别在足阳明经合穴足三里之下，三焦经的下合穴委阳则位于足太阳经合穴委中之旁。

（一）六腑是怎样出于足三阳的呢

胃、胆、膀胱三者构成足三阳经，其下合穴和合穴相同。下面着重说说手三阳经。

《灵枢·本输》曰："大肠、小肠皆属于胃，是足阳明也。"大肠、小肠皆承受从胃腑传化而来的水谷之气，在生理上有着直接的联系。而且三腑在解剖上是相连接的，小肠主受盛，大肠主传导，皆在胃之下。因此说明，足阳明胃经与大、小肠有密切关系。因而大、小肠的下合穴皆在足阳明胃经上。

《灵枢·本输》曰："三焦者……属膀胱。""三焦下俞，出于腘中外廉，名曰委阳，是太阳络也。"三焦为决渎之官，水道出焉，主通行三气；膀胱为州都之官，主藏精液。二者参与水液的调节，故三焦与膀胱关系尤为密切，因此便将三焦的下合穴列在足太阳经上。

（二）六合穴的治疗分区

六腑本身的疾患，可取六腑各自所属的下合穴进行治疗。

六腑的生理特点为"泻而不藏"，以通为用，以下行为顺，其病多实，临证时常有下合穴通降腑气，多获良效。近代有人运用六合穴对脘腑痛证进行分区治疗，颇具新意，具体内容如下。

足三里：治腹痛以中脘穴位中心，上至巨阙，下至下脘，两旁至胃经，称之为胃区，治疗胃脘痛。

阳陵泉：治腹痛以胁和肋下为主，内至胃经的不容穴及太乙穴，外至季肋，下至带脉，称之为胆区。治疗蛔厥。

委中：治少腹痛以膀胱区、中极、曲骨为主，其痛的性质是膀胱疾病引起的。治疗癃闭。

上巨虚：治腹痛以天枢为主，上至滑肉门，下至水道，离正中线一寸左右，称之为大肠区。治疗肠痈、痢疾。

下巨虚：治腹痛范围以脐为中心，上至水分，下至关元，两侧距正中线一寸左右，称为小肠区。治疗小腹痛。

委阳：三焦者，上焦气会膻中，中焦气会中脘，下焦气会关元，其募石门，分布较广，所以治疗腹痛是以痛无定处，窜行无常者为有效，还可疗癃闭。

（三）六腑为何要"上合于手"

"上合于手"即指大肠上合于阳明，小肠上合于手太阳，三焦上合于手少阳。五脏与手足阴经之间是在上者（心、肺、心包）应于手，在下者（肝、脾、肾）应于足，无所谓"上合"。六腑因其均位于腹部，故除下出于足三阳之外，还有"上合"于手三阳的关系，从六腑与六阳经的关系来分析，与足三阳的联系是次要的。"上合于手"，是指足三阳与手三阳相合，是经脉之间的扩大联系。

杨上善说"六腑，足阳明上合手阳明，足太阳上合手太阳，足少阳上合手少阳也"。只有这样才能说明手足三阳经之间的脉气相通。另一方面也说明，手足三阳经有所不同，足三阳经之合穴可治"内腑病"，而手三阳的有关腧穴主要是治疗外经病，故其病候记载也缺乏腑病，这一情况是符合临床治疗实际的。

下合穴治疗六腑病，特别是对一些急腹症均能起到即刻缓解疼痛的作用，为针灸治疗急腹症提供了理论依据。

十、交会穴

交会穴具有主治范围广泛的特点，不但能治疗本经的疾病，还能兼治所交会经脉的疾病。如：三阴交属足太阴脾经，肝、肾经又在此交会，所以能治疗足三阴经的病证。大椎是督脉经穴，又与手足三阳经相交会，既可治疗督脉的疾患，又可治疗诸阳经的全身性疾患。另如风池、风门、中脘、申脉、照海、关元、中极等都是主治范围非常广泛的交会穴。

第七章　治疗各论

第一节　内科病证

中　风

【概述】

中风作为一个病名首见于《内经·邪气藏府病形》篇，又称为"大厥"、"薄厥"、"偏枯"、"风痱"等，中风在现代医学中属脑血管疾患，常见的有脑出血、脑梗死、蛛网膜下腔出血、脑供血不足（TIA 发作）等。

1. 特点

中风是临床最常见的急性病之一，因其发病急骤变化迅速，与自然界之风邪善行而数变的特性相似，故古代医家遂类比而命名为中风，又因其发病突然亦称之为"卒中"。

2. 主症

以猝然昏仆、不省人事、口眼歪斜、语言不利、半身不遂或未曾昏仆但以半身不遂、口歪为主症。

3. 名称鉴别

《伤寒论》中多次出现中风一词，应注意与本章所讲中风之鉴别。

《伤寒论》中的中风是太阳表证的一种，该证因素体卫气不固，感受风寒之邪导致营卫失调而发病。两者名同质异，在阅读古代文献中应注意鉴别。

【沿革】

关于中风的病因，唐宋以前多以"外风"立论，东汉时期《金匮要略》据其病因为风云："风之为病，当半身不遂。"自唐宋以后对中风有了新的认识，为区别各种外风而致的真中风证，如面瘫、外感、肢痛等症，将上述卒中列入"内风"范围，称为"类中风"，简称"卒中"。至金元四大家将其病因大致分为风、火、痰、虚四种因素。清代王清任对本病以瘀血而论，其治疗多以活血化瘀之法往往取效，故后世多将中风的病因概括为风、火、痰、虚、瘀五种类型。

【经络辨证】

临床按其部位深浅及病情轻重，分为中经络及中脏腑两大类。这种分类方法首见于《金匮要略》。《金匮要略》云："邪在于络，肌肤不仁；邪在于经，即重不胜；邪入于腑，即不识人；邪入于脏，舌即难言，口吐涎。"中经络者病情较轻，多为头晕、手足麻木、口眼歪斜、语言謇涩、半身不遂。中脏腑者，病情危急、突然仆倒、不省人事、半身不遂，若伴牙关紧闭、舌强失语、面赤气粗，双手紧握，此为闭证；更有甚者，目合口开，鼻鼾息微、手撒尿遗、四肢厥冷，此为脱证，预后不良。

【病因辨证】

本病产生机理颇为复杂，产生原因多与虚、风、火、痰、瘀五大因素有关，且与心、肝、肾三脏阴阳失调有十分密切的联系，加之忧思恼怒、劳累过度，以致风火相煽，心火暴盛，肝阳上逆；或因饮食不调，暴食肥甘以致脾虚痰热化火生风，蒙蔽清窍致上实下虚、气血逆乱、阴阳不能维系的危急之候。急症期过后，气血瘀滞，经脉不通，经筋拘挛而导致偏瘫久治不愈。

祖国医学

虚证：头目眩晕、纳呆、尿频、失眠多梦、喜卧少动、半身不遂。

风证：突发头晕、头痛、肢体麻木、头面及舌头麻木、半身不遂。

火证：头痛、头晕、面红目赤、口渴、尿黄、半身不遂。

痰证：肢体偏瘫、静而不烦、体多肥胖。

瘀证：突发偏瘫、肢体疼痛、口唇瘀斑。

1. 诱因　忧思、恼怒、房劳。

2. 病因

虚：正气不足，脉络空虚，风邪侵袭，年老体弱，阴阳失调。

风：肝阳暴张，阳化风动。

火：五志过极，心火暴盛，暴怒伤肝，肝阳暴动。

湿：饮食不节，脾失健运，聚湿生痰。

现代医学

1. 缺血性

脑梗死：多在睡眠、夜间发病，此时血流相对缓慢（睡眠时血压较白天明显下降 10%）。血管壁增厚，管腔变小，血液黏稠度增加，血流缓慢（血小板与纤维蛋白易于沉积），脑血管梗塞。

脑栓塞：由于异常物体（固体、液体、气体）沿血液进入脑血管造成血流阻塞，而发生脑栓塞（风湿性心脏病，房颤，心肌梗死，羊水栓子、静注肌注排气不彻底）。

2. 出血性

脑出血：活动用力、便秘发怒时易发病，血压骤升血管破裂而发病。

蛛网膜下腔出血：多为颅内动脉瘤，脑血管畸形等破裂，血液流入蛛网膜膜下腔出血。

动脉硬化：血管脆性增加→血压骤升（用力、发怒等）→血管破裂→出血。

【分型】

【祖国医学】

根据有无昏迷分为两大类。

中经络：半身不遂，口角歪斜→正虚不固，风邪乘虚入中经络，气血痹阻，运行不畅，筋脉失养。

中脏腑：突然昏倒，不省人事

闭证：牙关紧闭，两手紧握，二便不通。

阳闭：肝风内动，气血上逆，风火相挟上蔽清窍，面赤、口臭、身热气粗、舌红苔黄、脉数。

阴闭：风挟湿痰，上壅清窍，面白、痰涎壅盛、四肢欠温、舌苔白、脉滑缓。

脱证：元气衰微，阴阳离决，目合口张，手撒遗尿，脉微欲绝。

【现代医学】

缺血性——脑梗死

大脑前动脉（支配额叶顶叶）：以下肢重为主，可有吸吮反射，强握现象，嗅觉障碍。

大脑中动脉（支配内囊基底节）：以上肢重为主，可有"三偏"（偏瘫、偏盲、偏身感觉障碍）。

大脑后动脉：症状较轻。

出血性

蛛网膜下腔出血：剧烈头痛，呕吐，多伴有血压升高，一般无肢体瘫痪。

脑出血

内囊出血——"三偏"（偏瘫、偏盲、偏身感觉障碍）。

桥脑出血——针尖样瞳孔，交叉性瘫痪，构音困难。

小脑出血——枕部剧痛，呕吐，水平性眼震，平衡障碍，无肢瘫。

脑室出血——肢体阵发性强直性痉挛，呕吐咖啡色物，柏油便。

【治疗】

对于中风，急性期发作治疗宜早不宜迟，选穴宜少不宜多。急性期发作多以强通放血配以微通毫针治疗；恢复期多以微通毫针治疗；后遗症期多以微通毫针配以温通火针灸法治疗。急性期发作取穴多用四神聪、十宣、井穴、金津、玉液、合谷、太冲等穴。四神聪位于头之巅顶，令其出血，可使上逆血气下降，暴张之阳得平，瘀滞经脉通畅。方法多以三棱针点刺出血，其出血量宜多。神志意识不清者取井穴点刺出血，调和阴阳之气以醒脑开窍。身热面赤者取十宣点刺出血，以泻其经脉气血之热。语言不清者应以金津、玉液点刺出血，自尽为度，以通利舌脉气血瘀滞。毫针针刺合谷、太冲施用泻法，以开四关之经气，使周身气血调畅，经脉通畅，可每日治疗 1 ~ 2 次。如病情危笃，患者发病急骤，其症手撒遗尿、鼻鼾、口张目合、瞳仁散大，此为脱症，则应急予灸法施治，多不救。

急性期过后症状稳定时，根据病情之虚实寒热选用不同的腧穴给予微通法毫针持久治之，不能操之过急。虚证多选太溪、太冲、气海、足三里等，以阴经腧穴为主。实证多用环跳、阳陵泉、曲池、合谷、绝骨、四神聪等，以阳经腧穴为主，加强通经活络之作用，同时施以补泻，给予适当的刺激量，宜守方而治。

脑中风的产生，不论出血或是梗塞虽然病因及机制各有不同，但究其根源，经络瘀而不通是最根本的病机所在。经络是运行气血的通路，气血是荣养四肢百骸、五脏六腑的物质。在生理上则是相互依存，"气为血帅，血为气母"，相互为用。无论各种各样的病因，最终不外乎导致经络气血不通，经气瘀滞。因此，采用强通法强制经脉通畅的放血方法是治疗中风急性期发作的重要一环。气行则血行，血行则气畅，气血通畅而达到清心开窍、平肝潜阳、滋阴息风、通经活络的效果。

急性脑卒中在急性期过后半年仍然遗留症状称为中风后遗症，中风后遗症临床较难治疗，使人丧失工作能力，甚至生活不能自理。中风后遗症病人患侧上下肢多为肌张力高，迈步困难，关节屈伸困难，手指不能伸开，形成"挎篮""划圈"姿态。中医学认为，四肢拘紧、屈伸不利实属经筋之病，多为寒凝脉阻、气血瘀滞、经筋失荣以致拘紧不伸、肿胀不用等。治疗中风后遗症主要采用温通法和微通法。火针是治疗经筋病的最好方法之一，使用火针首先要根据其应刺部位选择粗细相当的火针，要求将针烧红、烧透，趁针具极热之时迅速刺入皮肤肌肉，随即拔出即可。其选用腧穴多以局部阿是穴为主，配用相应经穴。例如，肩关节疼痛僵硬，肘关节疼痛僵硬发紧，应用火针速刺阳明经循行部位，指关节肿胀僵硬不能伸屈应用火针速刺掌指关节、指关节、八邪及阳经循行部位。不能抬步、膝关节活动不灵，可用犊鼻及局部腧穴。除火针温通外，酌情选用太溪、太冲、环跳、听宫、阳陵泉、合谷也是常用方法。太溪、太冲可培本补益肝肾，使气血有生化之源。环跳为人之躯体贯通上下阴阳气血之大穴，可疏导周身气血，以阳行阴，以中而行上下，是通畅气血经脉的主要腧穴。针刺时针感要麻窜至下肢，针感不宜过分强烈。听宫是手太阳腧穴，相续足太阳。太阳主筋，太阳经气通达，周身经脉得以充润。听宫穴的应用是长期临床经验的总结，与环跳合用可通畅全身气血经脉，是治疗中经络与中风后遗症的腧穴之一。治疗中风后遗症，除掌握上述要点外，基于病情顽固，坚持认证守方而治是重要的，只要取穴正确，不能频繁更换穴法，且不可急于求成，否则欲速不达。

【配穴处方】

1. 一般治疗（常规治法）

中经络

半身不遂→疏通经络，调和气血，以阳明经穴为主，辅以太阳、少阳。初病宜泻，单针患侧；久病宜补，可针双侧。

口角歪斜→祛风牵正，通经活络，以阳明经穴为主，酌情辅以他经穴。

方义：阳主动，肢体运动障碍，病在阳，口角部是阳明经脉所过之处，阳明为多气多血之经，阳明经气血通畅，正气旺盛，则运动功能易于恢复，故此三阳经中以阳明经穴为主。

中脏腑

闭证→开窍启闭；阳闭者取督脉、十二井穴为主，用泻法、放血。

方义：井穴放血，接通三阴、三阳经气，协调阴阳之平衡，具有开闭泄热、醒脑开窍的作用；督脉连贯脑髓，人中是其要穴，泻之能改善督脉气血的运行，以收启闭开窍之效。阴闭者针中脘、丰隆、人中。中脘为胃之募，丰隆为胃之络，共奏健脾化痰祛湿之功。

脱证→回阳固脱，取任脉穴，大艾炷灸，壮数宜多。

方义：任脉为阴脉之海，根据阴阳互根的原理，元阳外脱，必以阴救阳。关元为任脉与足三阴经之交会穴，三焦元气汇聚之处，并联系命门真阳，为阴中含阳之穴，重灸有壮元阳复脉之效；神阙位于脐中，为真气所系，故二穴同用回阳固脱。足三里益后天之本，加强气血的运行，可以使正气早日恢复。

2. 手足十二针法（王乐亭经验方）

根据五输穴精选而组成，为治疗半身不遂的首选方。方穴组成：曲池、内关、合谷、阳陵泉、足三里、三阴交，双侧针十二针，故名。

方义：曲池为手阳明大肠经的合穴，气血流注于此比较旺盛，阳明为多气多血之经，肺与大肠相表里，故能调理肺气，宣气行血，搜风透邪。凡经络客邪，气血阻滞，均可取之，故可通气血；合谷为手阳明大肠经之原穴，原气是推动人体生命活动的基本动力，原穴是推动经络进行各种生理活动的动力，与曲池合用，可加强行气血、通经络的作用；阳陵泉为足少阳胆经合穴，八会穴中的筋会穴，与肝相表里，肝又主筋，故有舒筋利节之功，可疏筋利节；足三里为足阳明之合穴，且为土穴，为土中之真土，脾胃相表里，主水谷之运化与受纳，为气血生化之源；以上四穴均为阳经穴，且均为特定穴。根据"阴阳互根""孤阴不生，孤阳不长"的理论，又选用了内关、三阴交两穴，内关为手厥阴心包经的络穴，通三焦，有通调三焦气化作用。且心包为心之外围，代心受邪，代心行令，故有通脉活血之效；三阴交为肝、脾、肾三经之会穴，补脾中兼顾肝肾之阴，肝藏血、脾统血（化源）、肾藏精，精血互生，故有培补精血、益阴固阳之功，与阳陵、三里相配可调节足三阴经与足阳明、足少阳之气血阴阳，六穴相伍，可达行气活血、通经活络、疏筋利节之功。

组方特点：

（1）穴位均在肘膝以下，操作上简便易行，患者易于接受，且能避免伤及内脏。

（2）穴位少而精，运用起来较灵活，利用五输穴的特殊作用，可单独运用，也可组合于其它治疗方案之中。

（3）此方除用于半身不遂外，还可用于瘫痪、痹证等病。

3. 十二透刺法（王乐亭经验方）

本组处方，均行长针透刺、强刺，适用于中风日久，出现肌肉痿缩、痉挛等顽固病证。

功用：通经活络，舒筋利节。

处方：肩髃→臂臑、腋缝→胛缝、曲池→少海、外关→内关、阳池→大陵、合谷→劳宫、环跳→风市、阳关→曲泉、阳陵→阴陵、绝骨→三阴交、丘墟→申脉、太冲→涌泉

透刺要点：

（1）掌握好适应证，主要是针对病程日久、病情顽固、难以治疗的病证；

（2）正确理解透刺的功能，通经活络，调补气血，舒筋利节，穴位选择患侧；

（3）补泻手法要适宜，透刺的刺激量大，如使用不当，易伤气血，所以体虚时应在进针后首先使之得气，然后再透刺到对侧穴位，体壮证实者可直达对侧穴位。

4. 督脉十三针方（王乐亭经验方）

方穴组成：百会、风府、大椎、陶道、身柱、神道、至阳、筋缩、脊中、悬枢、命门、腰阳关、长强。

方义：本方多用于病程已长，功能仍未完全恢复的中风患者，其创方用意在于强腰壮脊，补肾助阳，以促进中风瘫痪患者的早日康复。

5. 老十针方（王乐亭经验方）

方穴组成：上脘、中脘、下脘、气海、天枢、内关、足三里。

方义：本方其目的在于健脾胃，促运化，临床多用于由于长期卧床而引起的食欲不振，肢体功能恢复不全的患者。

6. 三棱针放血方（贺普仁经验方）

方穴组成：百会、四神聪、十宣、十二井等穴。

方义：中风病位在脑，百会、四神聪均位于头部，以三棱针点刺出血，可泻其气血并逆于上的邪热及其瘀滞现象，况百会及四神聪均有镇静安神之效，因此可减少中风中脏腑之闭证的躁动现象；十宣或十二井均位于四肢末端，具有泻热开窍、镇静安神之功。总之，三棱针放血法的主要作用在于清热泻火，镇静安神。

7. 火针疗法的应用（贺普仁经验方）

方穴组成：肢体关节的阳侧面。

方义：由于肢体关节的功能长期不能恢复，而形成关节只能屈而不能伸的状态。以火针刺于关节的阳侧面，可缓解肢体关节的拘挛状态，即所谓疏筋利节的作用。适用于肌张力高的患者。

8. 补中益气方（周德安经验方）

方穴组成：百会、中脘、气海、太渊、足三里、三阴交。

方义：李中垣认为，中风为本虚标实，我科国家级名老中医周德安主任据此以扶正健脾为主创立此方。百会位于巅顶，具有升提阳气、鼓动全身之气的作用；气海为人体元气之海，主人体一身之气。两穴合用，益后天之气，补先天之气，以其达到以气带血之目的。太渊为肺经原穴，又为八会穴中的脉会穴，肺主一身之气，血液在脉动管中运行，补太渊既可益气补血，又可行气活血；中脘为胃之募穴，又为腑会穴，可健脾胃而益后天之气；足三里为胃之合穴及下合穴，是人体强壮穴之一，有补益人体后天之本的作用；三阴交为脾经穴，是足三阴经的交会穴，临床偏于治血，血虚可补，血瘀可通。三者补益脾胃，益气培本。后天之本强壮，气血化源充盛。诸穴相伍，可共奏益气养血、通经活络之效，多用于气虚血瘀的中经络患者。

9. 醒脑开窍方（石学敏经验方）

主穴：内关、人中；操作时先刺内关 1～1.5 寸，用泻法，行针一分钟后刺人中 5 分，用雀啄法至流泪或眼球湿润为度。

配穴：委中进针 1～1.5 寸，用泻法，提插到病人下肢抽动 3 次为度，三阴交向后斜刺 1～1.5 寸，用补法，提插到病人下肢抽动 3 次为度；极泉、尺泽直刺 1～1.5 寸，用泻法，提插到病人下肢抽动 3 次为度。

方义：人中调督脉，使阳经上亢之风痰气火得以清泻，内关开窍启闭，疏通气血。二穴共奏熄风豁痰、醒脑开窍之功。据脑电图、脑血流图观察，本组配穴有镇静、解痉、降压、促苏的作用。

10. 解语方：两组穴可交替使用

方穴组成：①廉泉、天容、内关、通里、照海。

②风府、哑门、风池、翳风。

方义：上述两组穴中的廉泉、天容、风府、哑门、风池、翳风均位于颈项部，是舌根部的邻近穴，具有解语通络之功；内关为心包之络穴，有宽胸利膈、开窍解语之效；通里为心经络穴；照海为肾经穴。心肾二经循行均与舌相关，为舌强不语之常用穴。

11. 理气化痰方

方穴组成：中脘、内关、丰隆、公孙。

方义：中脘为胃之募穴，脾胃相表里，脾胃功能失运，则易聚湿生痰，中脘可健胃而化痰；痰湿之邪阻遏胸中则胸闷，内关具有化痰理气、宽胸利膈之功；丰隆为历代医家所喜用的化痰通便验穴；公孙为脾之络穴，有健脾和胃、理气化痰之效。临床多用于风痰阻络型之中风。

12. 启闭方

方穴组成：人中、内关、涌泉。

方义：人中醒脑开窍；内关为心包之络穴，痰浊上蒙，内关强刺可达启闭之功；涌泉为肾经井穴，与其他井穴相同，既具镇静安神之功，又具有宣窍启闭之效；三穴相伍，均行强刺，可治疗中风昏迷、不省人事而又躁动不安的患者，因此称其为启闭方。

13. 通便方（实证）

方穴组成：阳陵泉、足三里、丰隆。

方义：阳陵泉为胆经合穴，足三里为胃经合穴，合治内腑，由于内腑郁热，兼之活动不能，因此形成便结，故以其合治之可获良效；丰隆为古今医家常用通便泻热之经验效穴。故三穴合而用之，可治疗较顽固之大便秘结。

14. 回阳固脱方

方穴组成：神阙艾炷灸 5 ~ 7 壮，关元艾炷灸 5 ~ 7 壮，足三里温针灸。

方义：神阙、关元均为人体元气汇聚之所，灸之可有回阳固脱之功，足三里温针灸可补益后天之气，以达助先天之阳的效力。三穴相伍，共用温补之法，可望力挽将脱之阳气，以达救阳将辞人世之体。

【预防】

中风变化较快，病情严重，一部分患者预后不佳，有些虽然经过抢救后遗症亦往往不能很快恢复，且有复发可能，故当注意治未病。部分病人有中风先兆，当加强防治。

先兆：眩晕、肢麻、疲乏。正如《证治汇补》所说："平人手指麻木，不时晕眩，乃中风先兆，须预防之，宜慎起居，节饮食，远房帏，调情志。"

眩 晕

【概述】

眩晕作为一个症状见于不同年龄段的人群。眩是眼花，晕是头晕，轻者闭目则止，重则如坐舟船旋转不定，二者常同时并见。临床上的表现因疾病的不同而各有差异。现代医学中的内耳性眩晕、高血压病、动脉硬化症、贫血、神经官能症以及某些脑部疾患等可出现眩晕。

【病因辨证】

中医学

眩晕的病因古代医籍历来论述颇多，《黄帝内经》中有"诸风掉眩，皆属于肝""髓海不足"等记载，朱丹溪有"无痰不作眩"的主张，张景岳则强调"无虚不作眩"。素体虚弱，病后体虚，忧思恼怒，气郁化火，风阳升动，过食辛辣肥甘，脾失健运等，而致肾精亏损，气血不足，风阳上亢或痰湿中阻，清空失养而眩晕发作。

1. 肝阳上亢

素体阳盛，肝阳上亢，或因忧郁恼怒，气郁化火，风阳升动，上扰清空而发；或肾阴素亏，不能养肝，致肝阴不足，肝阳上亢而发。症见：眩晕耳鸣，头痛目胀，急燥易怒，多因烦劳和恼怒而头晕，口苦，舌红苔黄，脉弦。

2. 气血亏虚

久病不愈，耗伤气血，或失血之后，或脾胃虚弱不能化生气血，以致气血两虚，脑失所养而发。症见：动则加剧，劳累即发，面色苍白，唇甲不华，心悸失眠，神疲懒言，舌质淡，脉细弱。

3. 肾精不足

先天不足，肾阴不充，或年老肾亏，或房劳过度，使肾精亏耗，髓海不足，上下俱虚而发。症见：神疲健忘，腰膝酸软，遗精耳鸣。偏于阴虚者五心烦热，舌质红，脉弦细；偏于阳虚者四肢不温，舌质淡，脉沉细。阴虚宜滋补肾阴，阳虚宜补肾助阳。

4. 痰浊中阻

恣食肥甘，劳倦太过，伤于脾胃，健运失司，聚湿生痰，痰湿中阻，则清阳不升，浊阴不降而发。症见：头重如裹，胸闷恶心，少食多寐，神疲困倦，舌胖苔白腻，脉濡滑。

眩晕的证型如上所述，但临床上往往彼此影响，互相转化。如肾精亏虚本属阴虚，若因阴损及阳势必转为阳虚之证；如因痰浊中阻，初起多为湿痰偏盛，日久痰郁化火，又能形成痰火为患。因此在临证中需认真辨证，正确判断。

现代医学

1. 高血压病

此类患者有明确的高血压病史，血压波动在 140/90mmHg 以上，且血压的波动受气候、情绪、劳累等因素的影响，因此不同的病人表现的形式就不尽相同。根据临床经验，高血压患者经常是头晕与头痛同时或交替出现，症状的轻重程度往往与血压波动的幅度有关。作为头晕来说，血压的过高过低均会发生，血压过高时头晕伴头痛，甚至伴有恶心呕吐，面色红赤；血压过低会出现头晕，站立时尤其明显，平卧体位时症状会有不同程度的缓解或减轻。

2. 椎 – 基底动脉供血不足

此类患者多见于高血压病人，具体表现为头晕伴乏力，精力欠佳，偶有一过性眼前发黑，视物模糊，可伴有血压异常或肢体麻木，但临床也有血压正常而出现头晕者，查体时可以出现眼震和椎体征阳性。有条件的病人可到医院进行脑血流图检查以帮助诊断。在临床上本类患者的表现形式各有差异，有些患者症状持续时间很短，且可自行缓解；有些患者会在体位改变时出现，突出表现在由卧位变为站位，或由坐位变为站位，尤其是动作过于猛烈迅速时表现更加明显。

3. 短暂性脑缺血发作

本病就是我们常说的 TIA，本病的特点是起病迅速突然，一部分患者可在情绪激动、暴怒或生气后发病，头晕伴头痛，伴肢体功能和语言障碍，非常像脑血管病，有些患者甚至不能行走，活动严重受限，颅脑影像学检查无阳性体征，可有血压的异常。本病的最大特点是在 24 小时之内均可缓解，不留任何后遗症。

4. 颈椎病

本病的一个突出特点是头晕与体位变化有关，换句话说就是头晕的程度常常依头部转动的位置有关，临床上经常可以听到患者就诊时描述在某一个体位时症状明显加重，这一点可以说是判定本病的重要标志。

5. 贫血

正常人的血色素应该在 11 ~ 14g 之间，男女之间略有差异。不论何种原因，低于这个指标在临床上就可以诊断为贫血。主要的表现为经常头晕，面色淡白，体倦乏力，动作过猛过快时尤为显著。很多女性由于患子宫肌瘤、功能性子宫出血等病就更容易合并贫血。另外一些肾病患者由于经常尿血、胃溃疡的患者出现胃出血、患痔疮的病人常常便血等等都可以因为反复出血而造成血容量降低而继发贫血，因此本病所导致的头晕常常与贫血程度有关，与患者的活动量也有关。

6. 梅尼埃病

本病应该属于五官科的范畴，也有属于神经内科的范畴。本病的特点是头晕以眩晕为主。眩晕与头晕不完全相同，眩是指眼花，晕是指头晕。眩晕是指病人自觉头晕眼花，视物旋转，轻者闭目即止，重者如坐车船，旋转不定，不能站立，或伴有恶心呕吐，汗出，甚则昏倒等症状。严重者发作时不能睁眼，经常反复发作后可伴有听力减退。本病的特点是发作比较迅速，症状比较突出，患者完全不能控制，一般需要 1～2 天的时间方能缓解，也有一部分患者不作任何治疗也可自行缓解。有时本病与其他疾病导致的头晕有类似的地方，临床上很难鉴别，应及时就诊，以免贻误病情。

此外，像脑出血、脑血栓等也均会出现程度不同的眩晕，临床需借助 CT 或磁共振帮助诊断。

【治疗】

一、针刺治疗

1. 肝阳上亢

治则：平肝潜阳，清火息风。

处方：风池　肝俞　肾俞　行间　侠溪

方义：肝胆两经，同为风木所寄，取风池、行间、侠溪平泻肝胆上亢之阳；肝俞平肝潜阳，肾俞滋水涵木，乃治本之法。

随症配穴：耳鸣配翳风，头胀痛配太阳。

操作：毫针刺，风池、肝俞、行间、侠溪用泻法，肾俞用补法，每日 1 次，每次留针 20～30 分钟，10 次为 1 疗程。

2. 气血虚弱

治则：调理脾胃，补益气血。

处方：百会　足三里　脾俞　胃俞

方义：气血不足，脑脉失养，当补足三里、脾俞、胃俞调理脾胃，以资气血生化之源；百会升提气血，充溢髓海，脑髓得养则眩晕自除。

随症配穴：心悸失眠配神门，纳呆配中脘。

操作：毫针刺，用补法，每日 1 次，每次留针 30 分钟，10 次为 1 疗程，可灸。

3. 肾精不足

治则：补益肾精，培元固本。

处方：百会　悬钟　肾俞　太溪

方义：百会属督脉，入络于脑以止眩晕；悬钟为髓会，补益精髓；肾俞、太溪俞原相配，补肾益精，培元固本。

随症配穴：遗精配关元、三阴交，耳鸣配翳风。偏于阴虚者加照海、涌泉、神门，偏于阳虚者加命门、关元。

操作：毫针刺，均用补法，每日1次，每次留针30分钟，10次为1疗程。偏于阳虚者可灸。

4. 痰湿中阻

治则：健脾和胃，燥湿化痰。

处方：头维　内关　中脘　丰隆　阴陵泉

方义：头维为足阳明、足少阳之交会穴，为治目眩要穴；内关宽胸止呕，中脘和中，丰隆降逆祛痰；阴陵泉为脾经合穴，利湿降浊。

随症配穴：胸闷者配膻中，纳差者配足三里。

操作：毫针刺，头维、丰隆、阴陵泉均用泻法，内关、中脘用平补平泻法，每日1次，每次留针15~20分钟，10次为1疗程。

二、特殊疗法

1. 灸法

（1）贺普仁温和灸法。取穴神庭，手持艾条，温和悬灸神庭穴，以局部灼热感为度，灸30分钟，配合针刺中脘、风池。每日1次，连治10天。

（2）温针灸大杼治疗颈性眩晕。治法：将双侧大杼穴消毒，用指切进针法，将28号2寸毫针刺入，三进三退，先泻后补法，进针深度根据病人体态胖瘦，从0.5~1寸不等使针感向头顶传导，或向肩臂放散，针后再取灸炷1寸长点燃插于针尾，离皮肤0.8~1寸，灸2壮，约30分钟，以皮肤潮红为度，每天1次，5次为一疗程。

2. 拔罐法

取穴：脾俞、膈俞、肝俞、肾俞、风池、内关、三阴交。操作：上述穴位采用单纯罐法吸拔，留罐5~15分钟，每日1次。

3. 透刺法

四神聪透百会、印堂透攒竹、神庭透上星；天窗透人迎、曲池透少海、太冲透涌泉，可治疗高血压所致眩晕；太阳透下关、曲鬓透和髎、风池透风府，治疗梅尼埃综合征导致的眩晕。

4. 叩刺法

采用梅花针叩刺。叩刺头部、肝俞、肾俞，中度刺激；或叩刺百会、太阳、印堂、夹脊（第 5～10 胸椎），中度刺激；叩刺后颈部、乳突部、骶部、内关、三阴交、足三里，轻度或中度刺激，治疗高血压所致眩晕。

5. 耳针法

选肾上腺、皮质下、额。肝阳上亢者，加肝、胆；痰湿中阻者，加脾；气血两虚者，加脾、胃；肾精亏虚者，加肾、脑。毫针刺或用王不留行籽贴压。

6. 头针法

选顶中线，沿头皮刺入，快速捻转，每日 1 次，每次留针 30 分钟。

治疗眩晕实证的主穴是

A. 风池、百会、太阳、列缺

B. 风池、头维、太阳、百会

C. *风池、百会、内关、太冲*

D. 风池、百会、肝俞、肾俞

E. 百会、内关、后溪、水沟

某男，63 岁，头晕目眩，甚则昏眩欲仆，伴耳鸣，腰膝酸软，遗精，舌淡，脉沉细。除风池、百会外，应加用

A. 内关、太冲、行间、侠溪、太溪

B. 内关、太冲、头维、丰隆、中脘

C. 肝俞、肾俞、足三里、脾俞、胃俞

D. *肝俞、肾俞、足三里、太溪、三阴交*

E. 头维、血海、膈俞、内关、太溪

某女，40 岁，头晕目眩，泛泛欲吐，急躁易怒，口苦，耳鸣，舌红，苔黄，脉沉。除主穴外，应加用

A. 头维、丰隆、中脘

B. *行间、侠溪、太冲*

C. 气海、脾俞、胃俞

D. 太溪、悬钟、三阴交

E. 血海、膈俞、气海

【预防】

及时治疗，适当休息，症状严重者必须卧床。避免过度劳累，忌暴饮暴食和过食肥甘或过咸之品，尽可能戒除烟酒。

头　痛

【概述】

头痛是以反复发作性头部疼痛为主要症状的一种常见疾病，具有发病率高且反复发作的特点，发病可有诱因，未发前常有先兆症状。

【病因病机】

头痛一词首见于《素问》。《素问》认为风寒之气入留经脉则引起头痛。张仲景将头痛分太阳、阳明、少阳、厥阴经论治；李杲则分为外感与内伤头痛；朱丹溪在李杲基础上强调了痰、火在发病中的重要性。

内伤——肝胆火旺、阴虚阳亢、气血亏虚

外感——六淫外邪、上犯于头

邪气稽留，阻滞经络
内伤诸疾病均可发病 ｝头痛
致气血逆乱，瘀阻经络
蒙蔽清窍，脑失所养

1. 外感六淫

起居不慎，风寒湿热之邪外袭，引起头部经脉拙急而引起头痛。其中风为百病之长；寒易伤阳气，凝涩经脉；热上犯清空，壅滞不畅；湿邪蒙蔽清窍，气机不畅。

2. 内伤

虽病位在脑，但脑为髓之海，有赖五脏精血、六腑清气的濡养。内伤头痛与肝、脾、肾关系密切。肝郁化火，上扰清空；痰浊内生，上蒙清窍；气血亏虚，脑脉失养。

【辨经】

头痛按部位分经，后头痛属太阳经；前额痛属阳明经；偏头痛属少阳经；巅顶痛为厥阴经。头痛的部位不同，反映了不同的经脉所病，在临床的治疗上可以根据所患经脉选穴治疗。通常实证、新病、年轻患者涉及脏腑功能障碍较少；虚证、久病、老年患者伴有脏腑病变为多。

【辨证分型治疗】

1. 风邪袭络

主证：阵发性疼痛，痛如锥刺，痛无定处，反复发作，亦名头风。

立法：疏风通络，近部取穴为主，远部取穴为辅。

前额痛：上星、阳白

头顶痛：百会、前顶

后头痛：天柱、后顶

侧头痛：率谷、太白

疏风疏散太阳 ⎫

风池和解少阳 ⎬ 通调三阳经气，使络脉通畅，气血和顺，则头痛可止

头维、合谷清泻阳明 ⎭

2. 肝阳上亢

主证：头痛目眩，呈抽痛，多偏于一侧，常因精神紧张而发病，心烦善怒，面赤口苦，夜眠不宁，或兼胁痛，舌红苔黄，脉弦有力。

立法：平肝降逆，息风止痛

悬颅、颔厌：使针感达病所，有清热息风镇痛之功。

太冲：平肝 ⎫

太溪：补肾 ⎬ 育阴潜阳

随证加减：少阳头痛者加外关、阳陵泉、太阳，便秘者加天枢。

3. 气血不足

主证：痛势较缓，头目昏重，神疲乏力，面色不华，劳累过度症状加重，心悸不宁，汗出气短，畏风怕冷，舌质淡苔薄白，脉细弱。

立法：益气养血，通络止痛。

上星：疏导督脉，和络止痛。

足三里、血海：补脾健胃，益气养血，使髓海得以濡养而痛可止。

头痛缓解后，酌灸肝俞、脾俞、肾俞、气海以益气养血。

治法：以益气养血。

随证加减：伴有失眠者加四神聪、神门。

4. 瘀血阻络

主证：头痛迁延日久，痛处固定不移，痛如锥刺，或有外伤史，舌紫黯或见瘀斑，脉紧或细涩。

立法：活血化瘀，行气止痛。

阿是穴：以痛为腧。

补合谷：行气；泻三阴交：活血化瘀定痛。

随证加减：阳明头痛加内庭；厥阴头痛加太冲、丘墟；太阳头痛加昆仑、后溪；头痛与经期相关者加关元、大赫或水道。

贺普仁大师认为瘀血头痛是为久病入络、血瘀气滞、瘀血内停、阻塞脉络所致，临床上多见于前额、巅顶部，采用局部放血或火针点刺常可使瘀血祛除，经络疏通而痛止。在具体应用时结合临证表现和病证之所酌情配合相应腧穴。

5. 痰浊上扰

主证：头痛沉重如裹，胸脘满闷，恶心呕吐，便溏，苔白腻，脉滑。

立法：化痰降浊，通络止痛。

中脘、丰隆：健脾化痰以治本。

百会、印堂：宣发清阳、通络止痛而治标。

随证加减：呕恶者加内关。

6. 肾精不足

主证：头痛且空，每兼眩晕，腰痛酸软，神疲乏力，遗精带下，耳鸣少寐，舌红少苔，脉细无力。

立法：滋阴补肾，养血止痛。

百会、神庭濡养脑髓，太溪、肾俞滋阴补肾。

随证加减：心烦加印堂、膻中。

【辨经治疗】

1. 太阳头痛（后头痛）

后头痛为风寒之邪侵袭足太阳经所致，痛于后脑连及项背，常出现头痛时作，痛连项背，并伴有一系列风寒表证的症状，多见于颈椎病患者。治疗以疏风散寒，调和气血，通达经络为大法，依上病下取的理论，取足太阳膀胱经经气所出之井穴至阴、原穴昆仑以及后溪、申脉以止头痛，局部选用天柱、风池、风府等穴。

2. 阳明头痛（前额痛）

痛于前额下连面颊，前额痛一般由阳明胃热所致。如素有胃火炽热，嗜食辛辣者，可伴有口臭、牙龈肿痛等症状，治疗均以泻阳明胃热，清理气血为法，取中脘用毫针泻法。前额痛为足阳明经之患，中脘虽属任脉之穴，但为胃之募穴，是胃腑之气注输于胸腹之处，故泻中脘可清胃腑之热，调理阳明之气血，从而止前额痛。此外常可配合胃经荥穴内庭和前额部上星、印堂穴治之，以清解胃热。

3. 少阳头痛（偏头痛）

痛于头侧上及头角，偏头痛的病因虽比较复杂，但其病位均在少阳。著名针灸大师贺普仁教授集多年临床经验，选出具有宣散手足少阳、疏风止痛的一组有效穴位，即：丝竹空透率谷、合谷、列缺、足临泣。这组穴可以作为治疗各型偏头痛的基本配穴。此外还可加头维、曲鬓。

4. 厥阴头痛（巅顶痛）

痛在巅顶连于目系，巅顶痛为足厥阴肝经感受风寒所致，肝阳上亢亦可出现，肝经与督脉会于巅顶，阴寒随经上逆，清阳被扰或阳独亢于上，两者均能造成气血受阻，临床上常见于高血压患者和情绪激动者，治疗以四神聪、合谷、太冲相配，合谷具有和胃化湿之功，太冲为肝经原气所汇聚，可疏肝理气，通经活络，局部取穴加百会。

【其他治疗】

1. 王乐亭"头痛八针"

组方：百会、风府、风池、太阳、合谷。

功用：通经活络、扶正祛邪、疏风止痛。

穴解：

疏通经络 ┌ 百会——阳经皆交会于头，有升阳健脑之功
调畅气血 │ 风府——疏风散邪
          └ 风池——手足少阳经、阳维、阳跷之会，平降肝
               胆逆气，清泻肝胆相火，为疏风之要穴

疏风解表 ┌ 太阳——手足少阳经、手太阳之会能疏通三焦之经气
通经活络 └ 合谷——清气分之热

2. 耳针疗法

常用穴：额、枕、神门、皮质下、枕小神经。

方法：以胶布固定王不留行籽贴压于上述穴位，每次保留 3 天。

3. 火针或点刺放血（适合痛定不移者）

常用穴：局部取穴

方法：火针点刺或放血。

4. 电针

常用穴：根据头部痛点部位各选两对穴。

方法：毫针针刺得气后加电针用疏密波，频率 20～60 Hz。

【证候特点】

1. 辨头痛性质

中医学非常重视头痛的性质，不同的头痛性质反映了不同的病候特点。如空痛为虚，刺痛为实；跳痛在表，胀痛属里；灼痛为热，冷痛为寒；走窜为气滞，固定为血瘀等。现代医学对头痛性质的描述有搏动痛、放射痛、刺痛、绞痛、锯齿痛、烧灼痛、隐痛、触痛、撕裂痛等等。

2. 辨伴发症状

头痛作为主病（指原发性头痛）时，会伴有其他症状，伴发症状有如下特点。

伴恶心呕吐：偏头痛伴恶心呕吐是少阳之气上逆所致。

伴头昏乏力、喜静喜卧：头痛的发生时伴有头昏疲倦、活动后加重、休息后减轻是气机不利、痰浊上扰、经脉阻滞所致。

伴月经失调：头痛与月经有关为气机不利、血行不畅、肝郁气滞、气血不调所致。因此治疗时应兼顾调经，对减少头痛发生频率有一定意义。

伴失眠、郁闷、烦躁：头痛日久，耗伤正气或气郁不舒，上扰心神或气机不利，均可出现睡眠障碍或心境障碍，辨证治疗时应综合考虑予以调整。

头痛的发生与外邪相关：临床上偏头痛或紧张型头痛的发生均可与外界的气候变化相关。如温度、湿度、受风、受凉等。从我们的临床经验看，风、寒、湿、热等四气的变化均可称为诱发头痛的外邪。在临床治疗中既要在辨证治疗中给予调整驱邪外出，又要叮嘱患者注意避免因感受外邪而引发疾病。

头痛的发生与工作紧张、情绪变化相关：年轻女性，青年白领的偏头痛发生明显增多，工作紧张和压力增大造成失眠、心境不佳等情绪因素也加重了头痛的发生。临床治疗时要考虑上述因素并结合中医的证候特点予以治疗调整。

【鉴别诊断】

头痛作为一个症状见于多种疾病中，应加以鉴别。

1. 高血压病

疼痛常位于额部、枕部，血压增高可使头痛加重。

2. 脑膜炎

持续发作，常伴有颈肌强直与呕吐，在转动头位、咳嗽，用力时，头痛明显加剧，且伴有发热，末梢血指标升高，脑脊液异常。

3. 膜下腔出血

起病急骤，剧烈头痛，恶心，呕吐，逐渐出现脑膜刺激征，脑脊液血性。

4. 颅脑占位性病变

头痛部位固定不移，伴有神经系统体征，CT 扫描可协助诊断。

5. 颞动脉炎

烧灼感或搏动感，多限于颞动脉分布区域，体位改变、转动头位对头痛均无影响，可伴有低热、乏力、食欲减退及眼疼羞明、视力减退。

6. 脑外伤

可有意识障碍或昏迷，有外伤史。

7. 神经性头痛

每于劳累、用脑过度、情绪波动时发作，伴夜寐不佳。

【调护】

外感头痛者生活应有规律，起居定时，参加体育锻炼，以增强体质，抵御外邪。阳亢者应避免精神刺激，适当调剂休息，并少食或不食蟹、虾等发物，以免动风使病情加重。痰浊者宜食清淡之品，勿进肥甘之品，以免助湿生痰。

此外对患有现代医学有关疾病之人，应针对病因治疗，如：降压、抗感染、止血、降颅压等等。

面　　痛

【概述】

本病即是现代医学之"三叉神经痛"，是指在三叉神经分布区内发生阵发性烧灼样（或击样）剧痛，多见于成年人，女性略多，分为原发性和继发性两类。针灸主要针对原发性三叉神经痛治疗，而继发性三叉神经痛原则上则需治疗其原发病及相关局部的感染。局部不良刺激等原因引起的三叉神经痛针灸可以取得较好的疗效。

【临床表现】

症状特点：神经分布区出现阵发性、放射性电击样、刀割样或撕裂样剧痛，每次疼痛时间为十几秒钟至几分钟。

发作诱因：说话、吃饭、洗脸、受风。

初起疼痛时间较短，发作间隔时间较长，以后疼痛时间逐渐延长而间隔时间逐渐缩短，严重影响饮食及睡眠，少数人因疼痛严重常使劲用手擦按或不停地搓揉患部致使皮肤擦伤、眉毛脱落甚至感染。

体征：神经系统检查无局部体征，少数人久病后疼痛区呈现感觉减退。

【病因病机】

中医学

面痛多与外感邪气、情志不调、外伤等因素有关。风寒之邪侵犯面部阳明、太阳经脉，寒性收引，凝滞经脉，气血痹阻；或因风热毒邪，浸淫面部，经脉气血壅滞，运行不畅；外伤或情志不调，或久病成瘀，使气血壅滞。

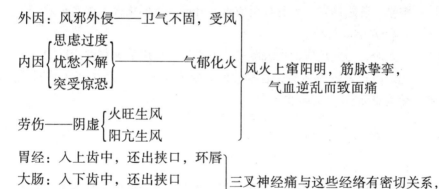

现代医学

原发性三叉神经痛：是指无明确病因者，即在该神经找不到器质性病变。

继发性三叉神经痛：三叉神经分支所经过的骨孔及管腔因骨膜炎、骨折等引起狭窄而压迫神经，动脉硬化导致的神经节硬化及神经组织营养不良。局部硬脑膜增厚对神经节的压迫。

【辨证分型治疗】

一、检查经穴反应

1. 经穴反应规律

凡诊为肝气郁结或气郁化火者，绝大多数出现压痛反应，气海、玉堂、期门三个反应点，将各穴划线联系起来，即呈菱形，称为"菱形反应"。

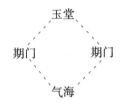

2. 经穴反应与辨证

气海：反映内脏气机之变化，肝郁、气郁化火，按之胀痛。

期门：肝之募，为肝病反应点，肝郁、气郁化火，按之必痛。

玉堂：肝之结穴，为肝病反应点，肝郁、气郁化火，按之必痛。

3. 经穴反应与转归

针刺时，经穴反应消失或减轻，且复诊时反应消失程度能巩固其半，症状要随之减轻者较为易治；若复诊时，经穴反应不见消失或无症状无减轻者，较为难治。

二、辨证治疗取穴

1. 外感风寒（风热）

恶寒，遇冷吹面则痛，一侧面部三叉神经分布区内出现阵发性、电灼样剧痛，持续约1~2分钟，常伴有面部发红，结膜充血，流泪，流涎等，严重者有同侧面肌抽搐，兼见恶风畏寒，鼻塞流涕，舌苔白，脉沉迟。外感风热，遇热则痛甚，舌苔薄黄，脉弦滑。

治法：驱风通络止痛

取穴：太阳、攒竹、四白、下关、挟承浆、合谷、外关、列缺。风寒加临泣；风热加人中、大椎。

2. 肝气郁结

胸闷，善太息，胸胁胀满，烦躁易怒，舌红苔黄，脉弦。

治法：疏肝解郁止痛

取穴：内关、章门、阳陵泉、丘墟、太冲、内庭。

3. 阴液虚损

治法：滋阴通络止痛

心烦不寐，头晕，舌淡苔少，脉弦细。

取穴：神门、三阴交、太冲、照海、太溪。

一支：攒竹、阳白、鱼腰

二支：四百、巨髎、颧髎　合谷、三间、内庭

三支：夹承浆、承浆、下关

面　　瘫

面瘫，即口眼歪斜，可发生于任何年龄，无明显的季节性，男性多于女性。

本病相当于现代医学的面神经炎，其主要临床表现为病侧面部肌肉运动障碍，发生口眼歪斜，亦称为"周围性面神经麻痹"。

【病因病机】

中医学

本病多由于正气不足，脉络空虚，卫外不固，风邪乘虚入中经络，导致气血痹阻，面部少阳脉络、阳明经筋失于濡养，以致肌肉纵缓不收而发。

络脉空虚

风寒侵袭　→侵及阳明、少阳——→经气阻滞经脉失养

↓

发病←——筋肌纵缓不收

现代医学

病因不明，一般认为与病毒感染有关。本病可因风寒导致面神经血管痉挛、缺血、水肿，使面神经受压，神经营养缺乏，甚至引起神经变性而致病，亦有因病毒感染引起非化脓性炎症所致。

【临床表现】

本病通常急性发作，患者常在晨起漱口时发现面瘫，突然一侧面部表情肌麻痹，额纹消失，眼裂变大，露睛流泪，鼻唇沟变浅，口角下垂，歪向健

侧，病侧不能作皱眉、蹙额、闭目、露齿、鼓颊和噘嘴等动作，部分患者初起时有面部、耳后、耳下疼痛，还可出现患侧舌前 2/3 味觉减退或消失，听觉过敏等症。部分患者发病前有外感病史或接触史，可自觉耳内、耳后、下颌角疼痛，病变多为单侧，瘫痪可在 1～7 天内发展到完全程度。病程迁延日久可因瘫痪肌肉挛缩，口角反牵向患侧，形成"倒错"现象。

【鉴别诊断】

周围性面瘫

面神经损伤：单纯面部症状，神志清楚，无脑血管病变，无肢体功能障碍。患侧表情肌瘫痪，额纹消失，不能皱眉，闭眼，鼻唇沟变浅，口角偏向健侧，不能鼓腮、示齿，伸舌居中。由于颊肌麻痹，食物易存留在面颊与牙齿之间，还出现角膜反射消失等。部分患者初起时有耳后疼痛，还可出现患侧舌前 2/3 味觉减退或消失、听觉过敏等症。部分患者病程迁延日久，可因瘫痪肌肉出现挛缩，口角反牵向患侧，甚则出现面肌痉挛，形成"倒错"现象。

中枢性面瘫

面神经与舌下神经损伤：患侧颊舌肌萎缩，健侧将收缩，将舌推向患侧，额纹正常，常伴有脑血管病变和肢体活动障碍。

【辨证施治】

一、常规治疗

治法：祛风牵正，通经活络

取穴：阳白、丝竹空、攒竹、四白、迎香、下关、颧髎、人中、地仓、颊车，以上均针刺患侧，健侧合谷，日久加气海。

穴解：以三阳经穴为主，因本病与三阳经关系密切。阳明为多气多血之经，太阳为多血少气之经，少阳为少血多气之经，督脉总督一身之阳，任脉统摄一身之阴。本方重在调三阳经及督脉的同时，配合任脉之穴，旨在调阳之中理其阴，使之阴平阳和，达到调气活血、疏风散寒、通经活络、牵歪归正之目的。

贯串阴阳，通畅气血，搜风牵正 ⎰ 合谷——四总穴之一 ⎱ 疏解阳明气血
- 地仓、颊车 — 疏风通络调气活血
- 迎香、下关、四白——主治口歪
- 阳白、丝竹空——疏导少阳
- 颧髎、攒竹——疏通太阳
- 人中——督脉，阳明之会

毫针浅刺，因于寒者可用温灸或红外线烤灯，每次 20 分钟。

二、牵正透刺法

对于中风后遗症，或久治不愈的患者，可采用透刺法，以加强刺激量和增强治疗作用。

治法：通经活络，祛风牵正

处方：

阳白透鱼腰，攒竹透丝竹空，四白透承泣，迎香透睛明，地仓透颊车

特点：一穴贯两经，沟通经气，治疗作用就更加广泛和明显，透刺与一般针刺有所不同，进针深，刺激重，用不同手法而达到一定的治疗作用。

注意：新病人、病程短者不宜用本法。

三、火针刺法

对于面瘫后遗症，或久治不愈的患者，可采用火针刺法，以增强益气扶正的治疗作用。

操作方法：选择单头细火针（直径为 0.5mm）在患部进行点刺（即将针烧红后迅速刺入选定部位，只点刺不留针，点刺后用消毒干棉球按压针孔片刻），每次点刺约 10 个穴，进针深度为 1～2 分，然后再行毫针刺法，隔日一次。

四、其他治疗

1. 根据辨证给予中药汤剂

2. 维生素 B_{12} 1.5mg、维生素 B_1 100mg 肌肉注射，恢复期可以配合穴位注射。

3. 红外线照射或超短波。

五、调护

1. 避免吹风受寒；

2. 防止眼部感染，可用眼罩、点眼药水；

3. 忌食辛辣、饮酒、姜、蒜、葱等刺激物。

【注意事项】

1. 鉴别周围性和中枢性面瘫。

2. 针刺操作注意手法：针刺强度不宜过大，以防面肌痉挛。

3. 治疗期间注意避风寒，面部可作适度按摩和热敷。

4. 防止眼部感染，可用眼罩或眼药水滴眼，每日 2~3 次。

5. 注意休息，勿用眼过度，以防眼肌疲劳，勿去嘈杂处和使用耳机，以防耳鸣发生。

6. 严格适应证，谨慎使用激素。

痹　　证

【概述】

痹，有闭阻不通之意，凡外邪侵入肢体的经络、肌肉、关节、气血运行不畅，引起疼痛、肿大、重胀、麻木等证，甚至影响肢体运动功能者，统称痹证。

本病包括现代医学中风湿热、风湿性关节炎、肩周炎、网球肘、坐骨神经痛、腰肌劳损等疾病。

【病因病机】

卫气不固，腠理空疏
劳累之后，汗出当风　　　风寒湿之邪乘虚侵入，
涉水冒寒，久卧湿地　　　经络痹阻，发为痹证
阳盛之体，复感风寒湿邪，郁而化热，发为热痹。

【辨证分型治疗】

1. 行痹（风痹）

风邪偏盛，肢体关节走窜疼痛，痛无定处，或一处作痛，向远处放射，

牵掣疼痛麻木，舌淡苔薄白，脉浮。

立法：疏散风邪，活血养血

取穴：风门、肝俞、膈俞、血海

治风先治血，血行风自灭，有活血养血之意。

泻法浅刺，可用皮肤针扣刺。

2. 痛痹（寒痹）

寒邪偏盛，疼痛剧烈难忍，痛处有冷感，得热痛减，遇寒则甚，喜按喜揉，局部无红肿热胀，苔薄白，脉弦紧。

立法：温阳散寒

取穴：肾俞、关元

益火之源，振奋阳气，驱散寒邪，针灸并用，深刺久留。

3. 着痹（湿痹）

湿邪偏盛，肢体关节酸痛，重着不移，或肿胀，肌肤麻木不仁，阴雨天加重或发作，苔白腻，脉濡缓。

立法：健脾燥湿

取穴：脾俞、足三里、阴陵泉

水湿内停，中土不运，运脾为燥湿之本，温针拔罐。

4. 热痹

素有蓄热，复感风寒湿邪，寒从热化。四肢关节酸痛、肿大，痛不可近，活动受限，局部红肿灼热，痛不可触，关节活动不利，可累及多个关节，伴有发热恶风，口渴烦闷，苔黄燥，脉滑数。

立法：清热祛风，通络止痛

取穴：大椎、曲池

可用皮肤针重扣脊背两侧，或关节局部或加血罐。

【操作】

痛痹、着痹可加灸法。大椎、曲池可点刺出血，局部穴位可加拔罐法。

【方解】

疼痛局部循经取穴，可疏通经络气血，使营卫调和而风寒湿热等邪无所依附，痹痛遂解。风邪偏盛为行痹，取膈俞、血海以活血，遵"治风先治血，血行风自灭"之义。寒邪偏盛为痛痹，取肾俞、关元，益火之源，振奋阳气而祛寒邪。湿邪偏盛为着痹，取阴陵泉、足三里健脾除湿。热痹取大椎、曲池可泻热疏风、利气消肿。

辨证为行痹，应对证选用

A. 肾俞、关元

B. *膈俞、血海*

C. 肝俞、太冲

D. 大椎、曲池

E. 阴陵泉、足三里

若辨证为痛痹，应对证选用

A. *肾俞、关元*

B. 大椎、曲池

C. 肝俞、太冲

D. 膈俞、血海

E. 阴陵泉、足三里

其他治疗

（1）刺络拔罐法：用皮肤针重叩背脊两侧和关节病痛部位，使出血少许，加拔火罐。

（2）穴位注射法：用当归注射液或威灵仙注射液等，在病痛部位取穴，每穴注射 0.5～1ml，注意勿注入关节腔。每隔 1～3 日注射 1 次。

痿　　证

【概述】

痿证是指肢体痿弱无力、肌肉痿缩，甚至运动功能丧失而成瘫痪之类的病证。

《素问玄机原病式·五运主病》："痿，谓手足痿弱，无力以运行也。"临床上以下肢痿弱较为多见，故称"痿躄"。"痿"是指肢体痿弱不用；躄是指下肢软弱无力，不能步履之意。

【病因】

《黄帝内经》对痿证的记载颇详。在《素问·痿论》中作为专题论述，指出本病主要病理为"肺热叶焦"，肺燥不能输精于五脏，因而五体失养，产生痿软证候。《素问·生气通天论》曰："因于湿，首如裹，湿热不攘，大筋软短，小筋弛长，短为拘，弛长为痿。"说明湿热也是本病病因之一。《三因极一病证方论·五痿叙论》指出，人体五体内属五脏，若"随情妄用，喜怒不节……使皮毛、筋骨、肌肉痿弱无力以运动，故致痿躄"，并直接点明，"痿躄证属内脏气不足之所为也"的病机特点。《景岳全书·痿证》指出，痿证非尽为火证，认为"元气败伤则精虚不能灌溉，血虚不能营养者，亦不少矣，若概从火论则恐真阳衰败，及土衰火涸者有不能堪"，补充了痿证悉从阴虚火旺之所未备。

邹滋水更总括前论，明确指出本病为"肝肾肺胃四经"之病，说明四脏气血津精不足是导致痿证的直接因素。（《临证指南医案·痿》）

【病机】

导致肢体痿软的原因十分繁杂。

《素问·痿论》曰："有所失亡，所求不得……发为痿……躄悲哀太甚……传为脉痿。……思想无穷，所愿不得，意淫于外，入房太甚……发为筋痿……有渐于湿，以水为事，居处潮湿……发为肉痿。……运行劳倦，途大热而渴……发为骨痿。"可见不论内伤情志，外感湿热，还是劳倦色欲都能损伤内脏精气导致筋脉失养，产生痿证。正如《证治准绳·痿》所说："若会通八十篇言，便见五劳五志六淫尽得成五脏之热以为痿也。"

痿证的主要病理机转常常相互传变，如：肺热叶焦，津失敷布，久则五脏失濡，内热互起，肾水下亏，水不制火，则火烁肺金，导致肺热津伤。脾虚与湿热更是互为因果。湿热亦能下注于肾，伤及肾阴，所以本病病证常常涉及诸脏，而不局限于一经一脏。

总的来说，肝藏血主筋，肾藏精生髓，津生于胃，散布于肺，本病与肝肾肺胃关系最为密切。

临床上应注意：

1. 痿多属五脏内伤，精血受损，阴虚火旺。一般是热证，虚证居多，虚实夹杂者亦不鲜见。但毕竟多属脾胃虚弱内伤引起，湿热伤筋多是发病机转的一个层次。

2. 痿虽以内热为本，又多与肺热有关，但由于以上病因均可伤及五脏而致痿，所以对本病兼挟之证也不可等闲视之，常见的痰湿、湿热、温邪、积滞均要兼顾。

3. 内伤成痿，渐至于百节缓纵不收，脏气损伤已可概见，故本病多数沉疴难治。

【类证鉴别】

痿证须与痹证作鉴别。

痹证为邪气痹阻经络，气血运行受阻，关键在于"痹而不通"。

痿证为五脏精血亏损，无以灌溉周流，经脉失养，关键在于"痿弱不用"，有类似痿证之瘦削枯痿者，但痿证的肢体关节一般无疼痛，而以痿弱无力、运动功能障碍为主，故二者不能混淆。

【鉴别诊断】

本证常见于多发性神经炎、小儿麻痹后遗症、重症肌无力、癔病性瘫痪以及周期性瘫痪。

（一）格林－巴利综合征

病因：尚不十分明确。

1. 病毒感染　发病前有感染病史，多为上呼吸道感染，部分病人可继发于某病毒性疾病，如流感、带状疱疹、水痘。

2. 自体免疫学说　免疫途径推测为病毒感染损伤周围神经的鞘膜细胞，而释放出具有抗原的物质。

临床表现：

1. 运动障碍　四肢远端瘫迅速向近端发展，软瘫，肌张力低，腱发射减弱或消失，可累及膈肌引起呼吸肌麻痹或侵及延髓引起呼吸困难而危及生命，晚期可出现肌肉痿缩。

2. 感觉障碍　肢体远端麻木、烧灼感，神经根性痛，部分病例出现手、袜套型感觉障碍，肌肉压痛，感觉敏感——轻微刺激而有强烈的感觉。

3. 自主神经障碍　高血压，多汗，心动过速或过缓，律齐，皮肤营养障碍。

4. 脑脊液　蛋白－细胞分离现象。蛋白升高，白细胞正常，或仅轻度升高——相对分离。

（二）重症肌无力

病因：较公认的为自身免疫性疾病。
临床表现：
面神经损伤：最常见和最先出现的症状常为眼睑下垂，复视，眼球运动障碍，其次为面肌、咽喉肌无力、饮水呛咳、构音障碍，患者笑容不自然，闭眼无力，吹气、示齿动作受限。

肌肉受累：随病情发展，颈肌、肢带肌等全身骨骼肌均受累，重者呼吸肌无力，呼吸困难。重者平卧抬头不能，坐位需手撑下颌才能抬头，一般上肢早于下肢，近端重于远端。轻者为四肢无力。

肌肉痿缩多以口周、颈、肢、小腿肌肉常见。

（三）低钾性周期性麻痹

病因：尚不十分明确。

临床表现：

男＞女，20～40岁多见，多在剧烈运动后，寒冷，情绪激动，月经等情况下发作。以夜间入眠或晨醒时最常见，典型表现为肢体软瘫，不能翻身，双下肢近端向远端进展，部分病人可向上发展至双上肢躯干，极少累及头、面肌、呼吸肌，发作早期伴有肢体酸胀、麻木、多汗、少尿等，一般随年龄增长，发作次数减少，中年后常停止发作，发作频繁者可在很长时间后肌肉痿缩。肌张力下降，腱反射减弱，余神经系统检查无异常。

激发试验：

口服200g葡萄糖，1～2小时左右后出现肌无力则诊断成立。

（四）癔瘫

有精神刺激史，无肌张力和腱反射的改变，血钾心电图均正常。

（五）截瘫

病因：外伤，肿痛。

软瘫：肌张力低，明显肌肉萎缩，腱反射消失，病理反射阴性。

硬瘫：肌张力高，无肌肉萎缩，腱反射亢进，病理反射阳性。

前者多见于低位脊髓及马尾神经损害，后者多见于高位脊髓神经损害。

【辨证分型】

痿证以患肢筋肉弛缓、萎缩、运动无力甚至瘫痪为主证，四肢均可，但以下肢为多见，一侧或两侧同病。轻证运动功能减弱，重证完全不能动弹，渐至肌肉萎缩软瘫。

早期

（一）肺胃热盛

发热，咳嗽，心烦，口渴，小便短赤，大便干燥，舌红苔黄，脉洪数。

（二）湿热浸淫

肢体酸重，发热多汗，胸闷，患肢恶热，小便混浊，舌苔黄腻，脉濡数。

（三）肝肾阳虚

头晕，目涩，夜寐不佳，盗汗，舌红苔少，脉细弱。

后期

（一）气血亏虚

面色少华，腰背酸软，头晕目眩，心悸，汗出，舌红少苔，脉细弱。

（二）脾胃虚弱

面色萎黄，气短，自汗，食少，便溏，患肢浮肿，舌淡苔白，脉濡缓。

【治疗】

根据《黄帝内经》"治痿独取阳明"的治疗原则，取阳明经穴为主。

主穴

上肢：肩髃、曲池、阳溪、合谷

下肢：髀关、梁丘、足三里、解溪

腕下垂：外关、阳池、阳溪、腕骨

足下垂：解溪、昆仑、申脉、照海、足三里

指趾活动不利：八风、八邪、合谷

配穴

肺热：尺泽、肺俞

发热：大椎

胃热：内庭、中脘

湿热：脾俞、阴陵泉

多汗：太溪、阴郄

肝肾阴虚：肝俞、肾俞、绝骨、阳陵泉

穴解：阳明与太阴相表里，肺主治节，脾主运化，故取尺泽、肺俞清肺热以生津液，脾俞、阴陵泉化湿热以健中洲，肝肾阴虚，取肝俞、肾俞调补二脏精气，肝主筋，故取筋会阳陵泉，肾主骨生髓，故取髓会绝骨。四穴相配有坚强筋骨的功效，胃热盛者泻中脘、内庭（荥）。大椎督脉穴泻热，汗多阴虚，太溪、阴郄滋补阴血、津液。

截疾病人，督脉十三针：百会、风府、大椎、陶道、身柱、神道、至阳、筋缩、脊中、悬枢、命门、腰阳关、长强。

皮肤针：轻叩背部俞穴及阳明经线。

现代医学：维生素 B_1 100mg，维生素 B_{12} 100μg（营养神经）

加兰他敏 5mg 兴奋中枢神经，ATP 20mg 营养肌肉。

腰　　痛

【概述】

腰痛又称"腰脊痛"，是以自觉腰部疼痛为主症的一类病证。

本证常见于西医学的腰部软组织损伤、腰椎病变及部分内脏病变。另外，妇女的盆腔疾患及肾脏病变常可放散到腰部引起腰痛；风湿可影响到腰部软组织引起腰痛。

【病因病机】

腰痛主要与感受外邪、跌仆损伤和劳欲太过等因素有关。感受风寒，或坐卧湿地，风寒水湿之邪浸渍经络，经络之气阻滞；或长期从事较重的体力劳动，或腰部闪挫撞击伤，经筋、络脉受损，瘀血阻络，均可导致腰部经络气血阻滞，不通则痛。素体禀赋不足，或年老精血亏虚，或房劳过度，损伐肾气，"腰为肾之府"，腰部经络失于温煦、濡养，可发生腰痛。从经脉循行上看，腰部主要归足太阳膀胱经、督脉、带脉和足少阴肾经（贯脊属肾）所主，故腰脊部经脉、经筋、络脉的不通和失荣是腰痛的主要病机。

现代医学认为腰部的肌肉、韧带和关节损伤或病变均可导致腰痛。由于脊柱外周肌肉群是带动骨关节运动的动力源，又是加强骨关节稳定的重要因素，其体位关系亦受外力作用和自然环境的影响，因此腰部姿势不当或长期过度用力可导致腰部软组织慢性劳损；外力可引起脊柱小关节周围韧带的撕裂、关节损伤、椎间盘脱出或突出；年老腰椎退变常可发生腰椎骨质增生，这些都是引起腰痛的主要原因。

【鉴别诊断】

一、腰肌劳损

长期从事站立操作工作的职业，腰部肌腱、韧带伸展能力减弱，可导致腰肌劳损而引起的腰痛。经常背重物，腰部负担过重，易发生脊椎侧弯，也可造成腰肌劳损而出现腰痛。

二、腰椎病变

多见于老年人，因退行性病变引起的脊椎滑脱容易引起椎管狭窄，压迫脊髓和神经根，导致腰痛和下肢放射痛。老年人的骨赘形成可引起脊椎僵硬，也可导致持续性腰痛，影像学可以帮助确诊。

三、肾结石

腰痛较剧烈，且多向大腿内侧放射，严重时会伴有大汗及恶心，不同人群中可见血尿，B超会帮助诊断。随着结石的排除腰痛会即刻缓解和消失。

四、泌尿系统感染

腰痛以急、慢性肾盂肾炎所致者为多，表现为腰部胀痛、严重者沿输尿管放射至会阴部。肾盂肾炎的腰痛多为一侧，此外，还伴有发热，肾区叩击疼痛，血尿，尿频，尿急，尿痛等症状，尿常规检查有助于诊断。肾炎和肾病综合征的腰痛为隐隐作痛，但远不如肾结石引起的疼痛强烈。

五、生殖器官疾病

盆腔炎容易并发腰痛，子宫后倾也是腰痛的原因之一，子宫肌瘤、子宫颈癌、卵巢囊肿等严重生殖器官疾患，都会引起压迫性牵连性腰痛。

六、孕期及产褥期劳累

妊娠期间孕妇骨质软化脱钙，亦会引起腰痛。产褥期出血过多，或劳动过早、过累以及受凉等，也可造成腰痛。

【辨证】

一、外感腰痛

1. 寒湿腰痛

主症特点：有腰部受寒史，值天气变化或阴雨风冷时加重，腰部冷痛重着、酸麻或拘挛不可俯仰，或痛连臀腿者，得温则舒，肢末欠温。

2. 湿热腰痛

主症特点：腰腿重滞胀痛，痛处伴有热感，梅雨季节或暑热时节腰痛加重，或见肢节红肿，口渴不欲饮，小便黄赤。

二、内伤腰痛

1. 瘀血腰痛

主症特点：腰痛如刺，痛有定处，轻则俯仰不便，重则因痛剧则不能转侧，日轻夜重或持续不解，痛处拒按，常有外伤劳损史，劳累、晨起、久坐加重，腰部两侧肌肉触之有僵硬感。

2. 肾虚腰痛

主症特点：腰痛以酸软隐痛为主，喜按喜揉，腿膝无力，遇劳更甚卧则减轻，常反复发作。

【治疗】

1. 常规治疗

治法：散寒祛湿，活血止痛，以局部阿是穴及足太阳经穴为主。

主穴：阿是穴　大肠俞　委中

配穴：寒湿腰痛者，加命门、腰阳关，配合艾灸；瘀血腰痛者加膈俞，局部加血罐；肾虚腰痛者加肾俞、志室。

操作：主穴均采用泻法。寒湿证加艾灸；瘀血证加刺络拔罐；肾虚证配穴用补法，肾阳虚加灸法。

方义：阿是穴、大肠俞可疏通局部经脉、络脉及经筋之气血，通经止痛。委中为足太阳经穴，"腰背委中求"，可疏调腰背部膀胱经之气血。

2. 其他治疗

（1）火针疗法：选择腰痛部位在局部用火针点刺，适用于寒湿、肾虚、瘀血腰痛。

（2）皮肤针法：选择腰部疼痛部位，用梅花针叩刺出血，加拔火罐。适用于寒湿腰痛和瘀血腰痛。

（3）耳针法：取患侧腰骶椎、肾、神门，毫针刺后嘱患者活动腰部；或用揿针埋藏或用王不留行籽贴压。

（4）穴位注射法：用地塞米松注射液 5ml 和普鲁卡因注射液 2ml 混合液，严格消毒后刺入痛点，无回血后推药液，每穴注射 0.5～1ml，每日或隔日 1 次。

3. "腰痛八针"

本方是金针王乐亭治疗腰痛或腰腿痛的经验方，组成为腰阳关、命门、肾俞（双）、大肠俞（双）、委中（双）。对于肾气不足，寒邪内乘者，常加灸命门、肾俞温经助阳、温经散寒。对于风寒阻络或脾肾不足、经脉失养所致腰痛者，常加用环跳疏通经气（环跳为治疗腰腿痛之要穴），以及足三里、阳陵泉合用舒筋活血、强壮筋骨。

【按语】

1. 针灸治疗腰痛的疗效与引起腰痛的原因密切相关，腰肌劳损及肌肉风湿疗效最好，腰椎关节病疗效较好，而韧带撕裂疗效较差，盆腔疾患及肾脏疾患引起的腰痛则应以治疗原发病为主。因脊柱结核、肿瘤引起的腰痛，不属针灸治疗范围。

2. 平时常用两手掌根部揉擦腰部，早晚一次，可减轻和防止腰痛。

3. 对于腰椎间盘突出引起的腰痛可配合推拿、牵引等方法。

4. 避免寒湿、湿热侵袭，避免坐卧湿地和冒雨涉水，注意坐、卧、行走保持正确姿势，注意活动腰部等。

疼痛在腰脊两侧，主要与哪条经脉相关

A. 足少阴肾经

B. *足太阳膀胱经*

C. 足少阳胆经

D. 足厥阴肝经

E. 督脉

针灸治疗腰痛的主穴是

A. 阿是穴、肾俞、太溪

B. 委中、昆仑、太溪

C. *阿是穴、大肠俞、委中*

D. 阿是穴、背俞穴、太溪

E. 命门、昆仑、委中

肾虚腰痛除主穴外，应加取

A. 关元、腰阳关、昆仑

B. 膈俞、三阴交、血海

C. 太冲、肝俞、肾俞

D. *肾俞、命门、志室*

E. 足三里、脾俞、胃俞

附：坐骨神经痛

坐骨神经痛是指多种病因所致的沿坐骨神经通路（腰、臀、大腿后侧、小腿后外侧及足外侧）以疼痛为主要症状的综合征，是各种原因引起坐骨神经受压等而出现的炎性病变。通常分为根性坐骨神经痛和干性坐骨神经痛两种，临床上以根性坐骨神经痛多见，中医称"腰腿痛"。在《灵枢·经脉》中记载足太阳膀胱经的病候时有"腰似拔……腘如结，踹如裂"，形象地描述了本病的临床表现。

【病因病机】

中医认为因腰部闪挫、劳损、外伤等原因，可损伤筋脉，导致气血瘀滞，不通则痛。久居湿地，或涉水冒雨，汗出当风，衣着单薄等，风寒湿邪入侵，痹阻腰腿部；或湿热邪气浸淫，或湿浊郁久化热，或机体内蕴湿热，流注膀胱经者，均可导致腰腿痛。本病以腰或臀、大腿后侧、小腿后外侧及足外侧的放射性、电击样、烧灼样疼痛为主症，主要属足太阳、足少阳经脉和经筋病证。

【治疗】

治法：通经活络行气止痛。以足太阳、足少阳经穴为主。

取穴：大肠俞　腰夹脊　环跳　委中　阳陵泉　悬钟　丘墟

操作：诸穴均用捻转提插泻法，环跳和委中针感以沿腰腿部足太阳、足少阳经产生向下放射感为度。

【按语】

急性期应卧床休息，椎间盘突出症者应睡硬板床。平时应注意保暖，劳动时注意正确姿势。

表 7-1　根性、干性坐骨神经痛的鉴别

	根性坐骨神经痛	干性坐骨神经痛
病变部位	椎管内脊神经根处	椎管外沿坐骨神经走行部
常见疾患	腰椎间盘突出、腰椎管狭窄、脊柱炎、脊柱裂（结核）等	骶髂关节炎、髋关节炎、腰部损伤、盆腔炎及肿物、梨状肌综合征等
疼痛部位	自腰向一侧臀部、大腿后侧、小腿外侧直至足背外侧放射	腰痛不明显，臀部以下沿坐骨神经走行疼痛
压痛点	腰骶部、脊柱部有固定而明显的压痛、叩痛	坐骨孔上缘、坐骨结节与大转子之间腘窝中央、腓骨小头下、外踝等有压痛
感觉障碍	小腿外侧足背感觉减退	小腿外侧足背感觉减退
腱反射	膝腱、跟腱反射减退或消失	跟腱反射减退或消失
腹压增加	疼痛加重	无影响
肌肉	无萎缩	无力甚至轻度萎缩

痫　　证

【概述】

痫证，即癫痫，俗称"羊痫疯"，早在两千多年前的《黄帝内经》中就有记载，是一种发作性神智异常的疾病，本病具有突然性、短暂性、反复发作的特点。发作时，突然昏仆，口吐涎沫，两目上视，四肢抽搐，或有鸣声，醒后神智如常人，是一种短暂的意识和精神障碍性疾病。"抽风"往往表明两种含义：一种是真正疾病的状态，由脑神经元过度放电而导致惊厥与抽搐；另一种即形容某人不规范、不正常、不理智和不能自控的行为。

【病因病机】

发病之因，多与先天因素有关，或有家族遗传史，或因母孕受惊、高热、服药不慎，或产程胎儿头部受损，均可导致发病。亦有情志刺激，肝郁不舒，肝、脾、肾等脏气机失调，骤然阳升风动，痰气上涌，闭阻络窍而发病；或脑部外伤，气血瘀阻，脉络不和，遂发痫证。

现代医学认为痫证发作是脑部神经元兴奋性增高而产生异常放电的结果，而脑缺氧、低血糖、脑血管病等对诱发脑部神经元的异常放电有很大关系。

根据癫痫的原因可以分为两类：原发性癫痫和继发性癫痫。

一、原发性癫痫又称真性或特发性癫痫，真正病因不明。

二、继发性癫痫

1. 大发作，又称全身性发作，半数有先兆，发作时有些病人先发出尖锐叫声，而后即有意识丧失而跌倒，全身肌肉强直，头眼可偏向一侧，有阵挛性抽搐，抽搐逐渐加重，历时数十秒钟，阵挛期呼吸恢复，口吐白沫（如舌被咬破出现血沫）。部分病人有大小便失禁、抽搐后全身松弛或进入昏睡（昏睡期），此后意识逐渐恢复。

2. 小发作，有短暂（5～10s）意识障碍或丧失，而无全身痉挛现象。每日可有多次发作，有时可有节律性眨眼、低头、两眼直视、上肢抽动。

3. 精神运动性发作（又称复杂部分性发作），可表现为发作突然，意识模糊，有不规则及不协调动作（如吮吸、咀嚼、寻找、叫喊、奔跑、挣扎等）。发作可持续数小时，有时长达数天，病人对发作经过毫无记忆。

4. 局限性发作，一侧口角、手指或足趾的发作性抽动或感觉异常，可扩散至身体一侧。当发作累及身体两侧，则可表现为大发作。

【辨证分型】

本病一般多属实证，但经年反复发作亦可致正气虚弱。发作前常感头晕头痛、胸闷不舒、神疲乏力等预兆，旋即突然昏仆，不省人事，面色苍白，两目上视，牙关紧闭，四肢抽搐，口吐白沫，甚则尖叫，二便失禁，苔白腻，脉弦滑。短暂即清醒，发作过后则觉头昏，精神恍惚，乏力欲寐。

【治疗】

1. 常规刺法

治则：涤痰息风，开窍定痫。

处方：

发作时：百会 水沟 后溪

间歇期：印堂 鸠尾 间使 太冲

方义：百会穴宁神定志；水沟醒脑开窍；后溪通督脉，统督阳气，驾驭神机。间歇期间取印堂、鸠尾交通督任，协调阴阳，舒理逆乱；间使疏通心气；太冲平肝息风。

随证配穴：痰浊壅盛配丰隆，肝肾阴虚配太溪，脾胃虚弱配足三里，昏迷配涌泉。

操作：毫针刺，用泻法，发作时水沟向上刺雀啄捻转以眼球充满泪水为度，每日 1 次，每次留针 30 分钟，10 次为 1 疗程。

2. 穴位注射法

选穴：参照针刺法穴位

方法：用维生素 B_1 和维生素 B_{12} 注射液，每穴注射 0.5～1.0ml，每日 1 次，10 次为 1 疗程。

3. 电针法

选穴：参照针刺法穴位

方法：针刺得气后，接通电针机，选好波型，通电 20 分钟，每日 1 次，本法适用于痫证间歇期。

【特色疗法】

我科继承针灸前辈的经验，如王乐亭的"老十针"方、"督脉十三针"方及周德安的"治神十法"，在治疗痫证和癫狂时采用以下方法。

痫证特色治疗：

治疗痫证时常用穴位有鸠尾、中脘、气海、内关、三阴交，以及"督脉十三针"方，发作时用泻法，平时用补法。

选用"老十针"方加减以宽胸降痰，调理脾胃；选用"督脉十三针"方，旨在清泄风阳，使之气逆和降，醒脑安神。

随证加减如下：发作神昏用人中、太冲、合谷醒神开窍；抽搐不止用涌泉、劳宫清泄心火，凉血息风；突然昏仆、气闭、面白、脉乱用回阳九针急救，使之复苏。

癫 狂

【概述】

癫狂是精神失常的病证，根据临床症状表现癫与狂有所区别，癫证表现沉默呆静，属阴；狂证表现急躁狂动不安，属阳；所谓"重阴者癫，重阳者狂"，两者病理和病因相似，又可互相转化，故临床癫狂并称，本症多见于青壮年。

【病因病机】

癫狂的发生以内伤七情，痰气上扰，气血凝滞为主要因素，其病变在肝、胆、心、脾。

癫证多有思虑太过、所愿不遂，以致肝失条达，心脾受损，心虚神耗，脾失健运，神无所养，痰涎内生，蒙蔽心窍，神明失常，发为本证。

狂证多由情志所伤，肝失条达，气机郁滞，久则化火，灼津为痰，肝胃火盛，挟痰上扰，神无所主，神明逆乱，痰湿互结，上蒙心窍，发为本证。

癫证日久，郁而化热难以宣泄，转化为狂。狂证日久，火热渐得发越，亦可转化为癫。此外，癫狂与先天禀赋和体质强弱有密切关系，与家族遗传亦有一定关系。

【辨证分型】

癫狂初病体实，病理因素不离乎痰，癫因痰气，狂由痰火。癫证症见精神抑郁，表情淡漠，沉默痴呆，或多疑虑，喃喃独语，语无伦次，或时悲时喜，哭笑无常，少食不眠，不知秽洁，动作离奇，甚至忿不欲生，苔白腻，脉弦滑。狂证症见性情急躁，头痛失眠，面红目赤，突然狂乱无知，喧扰不宁，逾垣上屋，妄言责骂，不分亲疏，披头散发，或毁物伤人，渴喜冷饮，便秘溲赤，舌质红绛，苔黄腻，脉弦大滑数。

【治疗】

1. 常规刺法

（1）癫证

治则：豁痰开窍，理气解郁。

处方：心俞　肝俞　脾俞　丰隆　神门

方义：本证由于肝气郁滞，脾气不升，气郁痰结，神明逆乱，取肝俞疏肝解郁；脾俞、丰隆健运脾气，以化痰浊；心俞、神门养心安神以苏神明。

随证配穴：癫证日久，心脾亏损者配足三里、三阴交。

操作：毫针刺，用泻法，每日 1 次，每次留针 30 分钟，10 次为 1 疗程。

（2）狂证

治则：清心泻热，醒脑定志。

处方：上星透百会　水沟　内关　曲池　丰隆

方义：本证由于气火痰浊上扰神明而发病，取上星、百会醒脑定志，镇静安神；水沟醒脑开窍，内关宽胸利气解郁，曲池清泄阳明热邪，丰隆和胃化痰，使神明有主而狂躁自平。

随证配穴：狂躁日久，耗气伤阴配太溪。

操作：毫针刺，用泻法，每日1次，每次留针30分钟，10次为1疗程。

2. 耳针法

选穴：心　皮质下　神门　耳背心

方法：毫针刺，每日1次，每次留针30分钟，10次为1疗程。或用揿针埋藏或王不留性籽贴压，每3~5日更换1次。

3. 穴位注射法

选穴：参照针刺法穴位

方法：用氯丙嗪25~50mg或泰尔登15mg加适量生理盐水或注射用水，每次选3~4穴，每穴注射0.5ml，每日或隔日1次，10次为1疗程。

【特色疗法】

癫证：合谷透劳宫、太冲透涌泉、人中，点刺环跳，后期取"老十针"方。

开四关以解郁理气；劳宫能清心开窍，使用透刺法加强清心开窍之功；人中醒脑开窍；点刺环跳平肝降逆；后期以"老十针"方加减，疏肝解郁，健脾和胃。

另外，在治疗癫证时，若辨证为实证，可选择走罐的方法治疗。若辨证为虚证或本虚标实证，也可选择针刺百会加印堂、五脏俞加膈俞，并且在电针百会、印堂或者针刺五脏俞加膈俞的基础上，根据患者的不同证候，选用不同的穴位。如挟痰者加中脘、丰隆；挟瘀者加合谷、三阴交；挟湿者加阴陵泉；失眠者加神门、大陵；烦躁者加膻中、内关；脘痞者加中脘、内关；便秘者加天枢，支沟等。

狂证：人中重刺、合谷透劳宫、太冲透涌泉、十宣放血、百会、大椎、长强、委中重刺、中脘、气海、内关、五脏俞加膈俞。

重刺人中醒神开窍；合谷、太冲、劳宫、涌泉开窍，清泄肝热，安神定志；十宣放血清泄火邪，宣闭开窍；百会、大椎、长强为督脉腧穴，用泻法以泄阳气而降逆气；取委中以疏泄足太阳经之热邪；证势平缓后取中脘、气海、内关以理气宽胸，调理脾胃；取五脏俞加膈俞调理五脏，补益气血，安神定志，疏肝解郁，理气化滞。

【类证鉴别】

一、癫证与狂证的鉴别

癫证与狂证均属性格行为异常的精神疾病，癫病属阴，以静而多喜为主，表现为沉静独处，言语支离，畏见生人，或哭或笑，声低气怯，抑郁性精神失常；狂病属阳，以动而多怒为主，表现躁动狂乱，气力倍常，呼号詈骂，声音多亢，兴奋性精神失常。

二、癫证与郁证的鉴别

郁证以心情抑郁，情绪不宁，胸胁胀闷，急躁易怒，心悸失眠，喉中如有异物等以自我感觉异常为主，但神志清晰。癫证亦见喜怒无常，多语或不语等症，一般已失去自控力，神明逆乱，神志不清。

三、癫证与痫症的鉴别

痫证是以突然昏仆、不省人事、两目上视、口吐涎沫、四肢抽搐为特征的发作性疾病，与本病不难区别。

不　寐

【概述】

不寐也称失眠或"不得卧"、"目不瞑"，是指经常不能获得正常睡眠为特征的一种疾病。不寐的病情轻重不一，轻者有入睡困难，有睡而易醒，有醒后不能再睡，也有时睡时醒等，严重者整夜不能入睡。不寐病位在心，与肝（胆）、脾（胃）、肾密切相关，病性虚多实少。病机总属阳盛阴虚，阴阳失交。

本病相当于现代医学的失眠症，主要的诊断要点如下。

1. 以睡眠障碍为几乎唯一的症状，其他症状均继发于失眠，包括难以入睡、睡眠不深、易醒、多梦、早醒、醒后不易再睡，醒后感不适、疲乏或白天困倦。

2. 上述睡眠障碍每周至少发生三次，并持续一个月以上。

3. 失眠引起显著的苦恼，或精神活动效率下降，或妨碍社会功能。

4. 不是任何一种躯体疾病或精神症状的一部分。

【病因病机】

1. 痰热、实火扰动心神。宿食停滞，饮食不节，酿为痰热，扰动心神。肝郁化火或心火内炽，扰动心神，阳不入阴，发为不寐。

2. 阴虚火旺，阴不敛阳。禀赋不足或久病之人，肾精耗伤，水不济火，则心阳独亢，虚火扰神，心神不安，阳不入阴，因而不寐。

3. 心绪胆怯，心神不安。心虚神不内守，胆虚则少阳之气失于升发。痰浊内生，神魂不安，而致不寐。

4. 化源不足，心神失养。思虑过度，劳伤心脾，心伤则阴血暗耗，神不守舍。脾伤则生化之源不足，心失所养，致心神不安，而成不寐。心脾不足之关键在于血虚。

【辨证】

1. 肝郁化火证　失眠，烦躁易怒，口渴喜饮，目赤口苦，小便黄，大便干结，舌质红，苔黄，脉弦数。

2. 痰热内扰证　睡眠不实，心烦懊恼，胸脘痞满，痰多，头晕目眩，口苦，舌苔黄腻，脉滑数。

3. 阴虚火旺证　心烦不寐或多梦易醒，头晕耳鸣，口干咽燥，五心烦热，心悸汗出，健忘，或有腰膝酸软，遗精，月经不调，舌质红，脉细数。

4. 心脾两虚证　失眠多梦，心悸健忘，神疲体倦，食纳减少，或食后腹胀，面色少华，大便稀溏，舌质淡，舌体胖，苔薄白，脉细弱。

5. 心胆气虚证　失眠多梦，时易惊醒，胆怯怕声，心悸，胸闷气短，舌质淡，苔薄白，脉细弱或弦细。

【治疗】

一、毫针刺法

1. 肝郁化火证

（1）治法：疏肝解郁，清热宁心。

（2）常用穴：百会、神庭、四神聪、内关、期门、大陵、行间等。

（3）随证加减：耳鸣者加支沟、听宫。

（4）刺灸方法：毫针刺，用泻法。

2. 痰热内扰证

（1）治法：化痰清热，和胃安神。

（2）常用穴：百会、神庭、四神聪、天枢、膻中、丰隆、内关、公孙等。

（3）随证加减：心烦易怒者加太冲、大陵。

（4）刺灸方法：毫针刺，用泻法。

3. 阴虚火旺证

（1）治法：滋阴清火，交通心肾。

（2）常用穴：百会、神庭、四神聪、神门、太溪、心俞、肾俞等。

（3）刺灸方法：毫针刺，太溪、肾俞用补法，余穴用泻法。

4. 心脾两虚证

（1）治法：补益心脾，养血安神。

（2）常用穴：百会、神庭、神门、四神聪、气海、足三里、三阴交等。

（3）随证加减：多梦加魄户。

（4）刺灸方法：心俞、膈俞、脾俞灸法；余穴毫针刺，用补法。

5. 心胆气虚证

（1）治法：益气镇惊，安神定志。

（2）常用穴：百会、神庭、四神聪、大陵、阴郄、胆俞、气海、足三里、丘墟等。

（3）刺灸方法：毫针刺，用平补平泻法。

二、其他疗法

1. 耳针

（1）常用穴：皮质下、交感、心、脾、神门。

（2）方法：每次取2~3穴，毫针刺或揿针埋藏，或王不留行籽贴压，轻刺激。

2. 电针

（1）常用穴：百会、印堂。

（2）方法：用中弱刺激。

3. 走罐

常用穴：督脉大椎穴至腰阳关穴，足太阳膀胱经五脏俞（肺、心、肝、脾、肾俞）和膈俞。

方法：取俯卧位，肩部放平，暴露背部皮肤，取罐口光滑的中号玻璃罐。首先在膀胱经第一侧线和督脉（大椎至腰阳关）做连续闪罐，顺序从上到下，以闪罐部位皮肤潮红为度。然后在常用穴部位的皮肤表面和玻璃罐口涂上少许甘油，用闪火法把罐吸拔在大椎穴处，向下沿督脉至腰阳关处，上下推拉数次后，在五脏俞和膈俞处依次垂直于脊柱方向推拉，吸拔力的大小，以推拉顺手，且患者疼痛能忍为宜，起罐后将走罐部位甘油擦净。

4. 皮肤针法

自项至腰部督脉和足太阳经背部第 1 侧线，用梅花针自上而下叩刺，叩至皮肤潮红为度，每日 1 次。

与不寐关系密切的经脉是

A. 心经、脾经

B. 督脉、脾经

C. 阳维、阴维

D. *阳跷、阴跷*

E. 心经、阴维

某女，50 岁，不易入睡 6 年，平素常易生气，伴急躁易怒，头痛，胸胁胀满，舌红，脉弦。其辨证是

A. *肝阳上扰*

B. 心脾亏虚

C. 心肾不交

D. 心胆气虚

E. 脾胃不和

呕　　吐

【病因病机】

胃主受纳、腐熟水谷，以和降为顺，若气逆于上则发为呕吐。导致胃气上逆的原因很多，如风、寒、暑、湿之邪或秽浊之气侵犯胃腑，致胃失和降，气逆于上则发呕吐；或饮食不节，过食生冷肥甘，误食腐败不洁之物，损伤脾胃，导致食滞不化，胃气上逆而呕吐；或因恼怒伤肝，肝气横逆犯胃，胃气上逆，或忧思伤脾，脾失健运，使胃失和降而呕吐；或因劳倦内伤，中气被耗，中阳不振，津液不能四布，酿生痰饮，积于胃中，饮邪上逆，也可发生呕吐。

【辨证】

1. 实证

主症：发病急，呕吐量多，吐出物多酸臭味，或伴寒热。

兼见呕吐清水或痰涎，食久乃吐，大便溏薄，头身疼痛，胸脘痞闷，喜暖畏寒，苔白，脉迟，为寒邪客胃；食入即吐，呕吐酸苦热臭，大便燥结，口干而渴，喜寒恶热，苔黄，脉数，为热邪内蕴；呕吐清水痰涎，脘闷纳差，头眩心悸，苔白腻，脉滑，为痰饮内阻；呕吐多在食后精神受刺激时发作，吞酸，频频嗳气，平时多烦善怒，苔薄白，脉弦，为肝气犯胃。

2. 虚证

主症：病程较长，发病较缓，时作时止，吐出物不多，腐臭味不甚。

兼见饮食稍有不慎，呕吐即易发作，时作时止，纳差便溏，面色白，倦怠乏力，舌淡苔薄，脉弱无力，为脾胃虚寒。

【治疗】

1. 基本治疗

治法：和胃降逆，理气止呕。以手厥阴、足阳明经穴及相应募穴为主。

主穴：内关　中脘　足三里

配穴：寒邪客胃者，加上脘、胃俞；热邪内蕴者，加合谷，并可用金津、玉液点刺出血；痰饮内阻者，加膻中、丰隆；肝气犯胃者，加阳陵泉、太冲；脾胃虚寒者，加脾俞、胃俞；腹胀者，加天枢；肠鸣者，加脾俞、大肠俞；泛酸干呕者，加公孙。

操作：足三里平补平泻法，内关、中脘用泻法。配穴按虚补实泻法操作。虚寒者可配用艾灸。呕吐发作时，可在内关穴行强刺激并持续运针 1～3 分钟。

方义：内关为手厥阴经络穴，宽胸利气，和胃降逆止呕。足三里为足阳明经合穴，疏理胃肠气机，通降胃气。中脘乃胃之募穴，理气和胃止呕。

2. 其他治疗

耳针法：用胃、贲门、食道、交感、神门、脾、肝，每次选 3～4 穴，中等刺激。亦可用撤针埋藏或王不留行籽贴压。

呕吐的基本病机是

A. 胃气不和

B. *胃气上逆*

C. 脾气不升

D. 肝胃不和

E. 胃失濡养

某女，20 岁，每因情志不畅而呕吐，伴有嗳气吞咽，胸胁胀满，平时多烦善怒，舌苔薄白，脉弦。取穴除内关、足三里、中脘外，应加用

A. 上脘、胃俞

B. 合谷、内庭

C. 梁门、天枢

D. *阳陵泉、太冲*

E. 脾俞、胃俞

胃 痛

【概述】

胃痛，又称胃脘痛，是指上腹胃脘部经常反复发作性疼痛为主的症状。由于疼痛部位近心窝部，古人又称作"心痛"、"胃心痛"、"心腹痛"、"心下痛"，明代《医学正传》说："古方九种心痛……详其所由，皆在胃脘而实不在心也。"后世医家对胃痛与心痛，有了明确的区分。胃痛，病位在胃，而及于脾，与"真心痛"等发生于心系之病证有本质不同，临床应加以区别。

【病因病机】

胃为五脏六腑之大源，主受纳腐熟水谷，若寒邪客于胃中，寒凝不散，阻滞气机，可致胃气不和而疼痛；或因饮食不节，饥饱无常，或过食肥甘，食滞不化，气机受阻，胃失和降引起胃痛；肝对脾胃有疏泄作用，如因忧思恼怒，气郁伤肝，肝失条达，横逆犯胃，亦可发胃痛；若劳倦内伤，久病脾胃虚弱，可导致脾阳不振，胃失温养，内寒滋生，中焦虚寒而痛；亦有气郁日久，瘀血内结，气滞血瘀阻碍中焦气机，而致胃痛发作。

【辨证分型】

胃痛辨证，当分虚实。

实证：

1. 寒邪客胃，症见胃痛暴作，恶寒喜暖，泛吐清水，口不渴喜热饮，或伴恶寒，苔薄白，脉弦紧。

2. 饮食所伤，症见胃脘胀满疼痛，嗳腐吞酸，嘈杂不舒，呕吐或矢气后疼痛减轻，大便不爽，苔厚腻，脉滑。

3. 肝气犯胃，症见胃脘胀满，脘痛连胁，嗳气频频，心烦易怒，吞酸太息，大便不畅，每因情志因素而诱发，苔薄白，脉弦。

4. 胃痛拒按，痛有定处，食后痛甚，或见吐血便黑，舌质紫暗甚或有瘀斑点，脉细涩，则为瘀血停滞。

虚证：

脾胃虚弱，症见胃痛隐隐，泛吐清水，喜温喜按，纳差神疲，甚或手足不温，大便溏薄，苔薄白，脉虚弱或迟缓。

【治疗】

1. 实证

治则：疏通瘀滞，和胃止痛。

处方：中脘　内关　足三里

方义：中脘为胃之募穴，腑之所会，可以建运中州，调理气机；内关宽胸解郁，行气止痛；足三里乃足阳明胃经合穴，"合治内腑"，可疏调胃气，导滞止痛。

随证配穴：寒邪犯胃配胃俞，饮食停滞配梁门，肝气犯胃配太冲，气滞血瘀配膈俞、公孙。

2. 虚证

治则：温中健胃，和胃止痛。

处方：中脘　脾俞　胃俞　足三里

方义：脾胃虚弱，中阳不振，运化失职，升降失常，取胃之募穴中脘，健运中州，理气止痛；配胃俞，俞募相合，和胃健脾；脾俞乃脾经背俞穴，温运中焦；足三里为胃之合穴，调理脾胃，理气止痛。

随证配穴：虚寒甚配气海、关元，胃阴不足、虚火上炎配内庭。

【特色疗法】

金针王乐亭治疗胃痛，首选他的经验方"老十针"方：上脘、中脘、下脘、气海、天枢（双）、足三里（双）、内关（双）。其功能是调中健脾，理气和血，升清降浊，调理胃肠。

方义：中脘为手太阳、手少阳、足阳明、任脉之会，又为六腑之会，胃之募穴。足三里为足阳明胃之合穴，胃经为多气多血之经，补之则有健脾和胃、益气升清之功，泻之则有降逆化浊、调肠通腑之效，与中脘相配，即可调中益气，升清降浊，调理肠胃及气血功能。上脘、下脘与中脘统称三脘，上脘属胃络脾，为胃足阳明、手太阳、任脉之会，能开胃腑受纳之门，下脘为足太阳、任脉之会，能温通胃肠，益气降逆，三脘配合，具有调理胃腑受纳、腐熟和吸收水谷之功。气海又称丹田或丹灶，为气之海，生发之气，以助运化之机，且能通调经脉，温固下元与中脘相配，能助其益气升阳之功。天枢为胃经俞穴大肠之募，腹气之街，其功能消导积滞，调益脾气与中脘相配，能助其调肠胃、利运化之功，与气海相配能协同振奋下焦之阳气，助胃肠腐熟水谷。内关为心包络之穴，别走三焦，调理三焦气机，宁神和胃，宽胸理气，配以中脘、足三里有助其升清降浊，调理气机之功。且以中脘为主，针刺深度为一寸半至二寸，足三里穴的针刺深度为二寸。

贺普仁教授治疗此病，实证主穴：中脘、关元。虚证：足三里、中脘、内关。刺法：以三通法中温通法和微通法为主，即细火针刺法和毫针疗法。中脘、关元可火针连续点刺2~3下，深度以2~3分为宜。腹部火针点刺最深不可过0.5寸。配穴可用火针点刺，深度同毫针刺法或略深，用毫针刺法亦可，以泻法为主。

其他治疗

1. 耳针法　用胃、肝、脾、神门、交感、十二指肠，毫针刺用中等强度，或用揿针埋藏或用王不留行籽贴压。

2. 穴位注射法　用中脘、足三里、肝俞、胃俞、脾俞，每次取2穴，诸穴可交替使用。以黄芪、丹参或当归注射液，每穴注入药液1ml，每日或隔日1次。

有关胃痛的症状，叙述不正确的是

A. 胃痛实证表现为胃脘痛疼痛暴作

B. 胃痛实证痛势较剧，痛处拒按

C. *胃痛实证空腹痛甚，纳后痛减*

D. 胃痛虚证疼痛隐隐

E. 胃痛虚证痛处喜按

治疗饮食停滞型胃痛，除主穴外，还应加用

A. 三阴交、内庭

B. 膈俞、胃俞

C. 胃俞、脾俞

D. *下脘、梁门*

E. 气海、关元

某男，58 岁，胃痛反复发作，经常胃胀多气，嗳气吞酸，食后胀痛更甚，痛连两胁，多在情志不舒或饮食不节时发作，苔薄白，脉弦。除足三里、内关、中脘外，应加用

A. 胃俞

B. 梁门

C. *太冲*

D. 膈俞

E. 关元

腹　　痛

【概述】

腹痛，是指胃脘以下，脐周四旁的部位疼痛，临床上极为常见，亦可出现于多种疾病中，病因复杂，贵在辨证。一般分为有形和无形之痛。有形之痛，多有食积、瘀血、虫积、癥结而起；无形之痛，多因气郁、寒、热、血虚而生。有形之痛，痛有定处，胀痛无休；无形之痛，痛无定处，走窜聚散不定。此外，有关脏腑、经脉受侵，均可导致腹痛。

【病因病机】

腹痛致病原因很多，涉及范围较广，临证必须审证求因，可从寒、热、虚、实方面归纳讨论。若外感寒邪，或过食生冷，中阳受伤，脾胃运化无权，寒邪留滞于中，气机阻滞，经脉不通，不通则痛。若为热邪所侵，或恣食辛热厚味，湿热食滞交阻，导致气机不和，腑气不通，传导失司，引起腹痛。若因素体阳虚，脾阳不振，健运无权；或寒湿停滞，阻遏中阳，气血不

足，脏腑经脉失养，腹痛而作。若暴饮暴食，或误食不洁之物，使脾胃损伤，气机失于调畅；或情志抑郁，肝气横逆，肝失条达，气机阻滞；或因外伤跌仆，气滞血瘀；或由虫积骚动，气血逆乱，均可导致实证腹痛。

【辨证分型】

腹痛是一个症状，牵涉范围较广，临床辨证，需作全面考虑，根据病因、疼痛性质等，以辨寒、热、虚、实。

1. 寒证，症见腹痛暴急，得温则减，遇冷更甚，腹胀肠鸣，四肢欠温，口不渴，大便溏薄，小便清长，苔白，脉沉紧。

2. 热证，症见腹痛拒按，胀满不舒，烦渴引饮，汗出，大便秘结，小便短赤，苔黄腻，脉濡数。

3. 虚证，症见腹痛绵绵，时作时止，痛时喜按，神疲乏力，饥饿劳累后加剧，得食、休息后稍减，胃寒怕冷，舌淡苔白，脉沉细。

4. 实证，症见脘腹胀满，疼痛拒按，嗳腐吞酸，腹痛欲泄，泄则痛减，或大便秘结，苔厚腻，脉滑实；若气滞血瘀，则腹痛胀满，连及胁肋；如以气滞为主，则痛无定处，嗳气或矢气后痛减，苔薄白，脉弦；如以血瘀为主，痛势较甚，疼痛多固定不移，舌质紫暗，脉弦或涩。

【治疗】

1. 寒证

治则：温经散寒，理气止痛。

处方：中脘　神阙　足三里

方义：中脘乃腑之所会，胃之募，升清降浊，调理肠胃，配足三里健运脾胃；灸神阙温暖下元以消寒积。

随证配穴：泄泻配天枢。

2. 热证

治则：清热导滞，行气止痛。

处方：中脘　上巨虚　内庭

方义：中脘升清降浊，调理胃肠气机；上巨虚乃大肠下合穴，疏通腑气，行气消滞；内庭为胃经荥穴，以泄热邪，釜底抽薪。

随证配穴：泄泻配天枢。

3. 虚证

治则：温运脾阳，缓急止痛。

处方：脾俞　胃俞　中脘　章门

方义：取脾之背俞穴配章门，胃俞配中脘，俞募相合，振奋脾胃阳气，脾阳得复，健运有权，气机得理，疼痛自除。

4. 实证

治则：通调肠胃，行气导滞。

处方：中脘　天枢　太冲

方义：中脘调理胃肠气机，升清降浊；天枢乃大肠募穴，调理肠胃，行气祛瘀止痛；太冲是肝经原穴，疏肝理气，解郁消滞，缓急止痛。

随证配穴：大便秘结配支沟。

【特色疗法】

金针王乐亭治疗腹痛，首选他的经验方"老十针"：上脘、中脘、下脘、气海、天枢（双）、足三里（双）、内关（双）。其功能是调中健脾，理气和血，升清降浊，调理胃肠。治疗腹痛以天枢为主穴，天枢针刺深度为一寸半至二寸。

贺普仁教授治疗此病，寒证、虚证以温通法为主，以细火针点刺，深度2～3分，中脘可连续点刺2～3下，神阙可隔姜灸。实证、热证以微通法为主。

泄　泻

【概述】

泄泻，亦称腹泻，是指大便次数增多，粪便溏薄或完谷不化，甚至泄如水样而言，古人见大便溏薄者称为"泄"，大便如水注下者为"泻"。本证可见于多种疾病，受病脏腑主要在脾、胃和大、小肠。在古代文献中对本证的名称和分类繁多，概分为急性泄泻和慢性泄泻两类。

【病因病机】

急性泄泻，多因饮食不节，进食生冷不洁之物，损伤脾胃，运化失常，或因感受寒湿暑热之邪，客于肠胃，脾受湿困，邪滞交阻，气机不利，肠胃运化和传导功能失常，以致清浊不分，水谷夹杂而下，发生泄泻。慢性泄泻多因脾胃素弱，或久病气虚，或外邪迁延日久，脾胃虚弱，受纳运化失职，水湿停滞，清浊不分而下；亦有肝失疏泄，横逆乘脾，或肾阳不振，命门火衰，不能温煦脾土，腐熟水谷，而致下泄。

【辨证分型】

1. 急性泄泻　发病急骤，大便次数增多，偏于寒湿者大便清稀，水谷相杂，肠鸣腹痛，身寒喜温，苔白滑，脉迟缓；湿热甚者，便稀有黏液，肛门灼热，口渴喜冷饮，腹痛，小便赤，苔黄腻，脉濡数；如食滞胃肠，则腹痛肠鸣，大便恶臭，泻后痛减，伴未消化之物，苔厚腻，脉滑。

2. 慢性泄泻　发病势缓，病程较长，如属脾虚，迁延反复，大便溏薄，腹胀肠鸣，面色痿黄，神疲肢软，纳差，喜暖畏寒，舌淡苔白，脉濡缓；如肝郁侮脾，则胸胁胀满，嗳气频频，苔白，脉弦；如属肾虚，每于黎明之前，脐腹作痛，肠鸣即泻，泻后痛减，腰膝酸软，形寒肢冷，舌淡苔白，脉沉细。

【治疗】

1. 急性泄泻

治则：除湿导滞，疏调肠胃。

处方：天枢　阴陵泉　上巨虚

方义：天枢为大肠募穴，调理胃肠传导功能；阴陵泉乃脾经合穴，疏调脾气，健脾利湿；上巨虚为大肠下合穴，通调胃肠气机，运化湿滞。

随证配穴：热甚配内庭，食滞配中脘。

2. 慢性泄泻

治则：健脾调肠，温肾止泻。

处方：脾俞　天枢　足三里　三阴交

方义：脾俞为脾之背俞穴，有健脾益气的作用；天枢为大肠募穴，调理胃肠气机；足三里乃胃之合穴，健理脾胃，消胀止痛；三阴交乃足三阴之交会穴，健脾化湿，温养脾肾。

随证配穴：肝郁配太冲，肾虚配肾俞、命门，腹胀配公孙。

【特色疗法】

金针王乐亭治疗泄泻，首选他的经验方"老十针"：上脘、中脘、下脘、气海、天枢（双）、足三里（双）、内关（双）。其功能是调中健脾，理气和血，升清降浊，调理胃肠。并对其实证则用泻法，对其虚证则用补法，对其寒证多用灸法，在同一方中，也可根据不同的情况施用手法，泻实补虚，调理中州，随机应变。

贺普仁教授治疗此病，主穴长强。其中寒湿证：灸神阙；湿热证：商阳、内庭点刺放血。伤食证：曲池、里内庭。脾胃虚弱：脾俞、章门。肝郁乘脾：肝俞、脾俞、太冲。肾阳不足：肾俞、命门。

方义：贺老认为长强穴是督脉与足少阳、足少阴经交会穴，督脉络穴，可调理肠道气机，火针点刺长强，有止泻奇效，故为主穴。隔姜灸神阙温中散寒，商阳为手阳明之井穴，内庭为足阳明之荥穴，急症多取井穴，"荥主身热"，"当利井者，以荥泻之"，二穴放血有清热祛邪之效。曲池为手阳明之合穴，与伤食经验穴里内庭共用，可泄热清肠。脾俞、章门俞募配穴，健脾和胃，肝俞、脾俞、太冲疏肝理气调中，扶土抑木；肾俞、命门温肾壮阳，健脾助运而止泻。刺法：以三通法中温通法为主，中粗火针速刺法，点刺不留针。长强深度 0.5～0.8 寸，靠尾骨前面斜刺，勿直刺。神阙隔姜灸；商阳、内庭以火针或三棱针点刺放血。

其他治疗

1. 穴位注射法　选天枢、上巨虚。用黄连素注射液，或用维生素 B_1、B_{12} 注射液，每穴每次注射 0.5～1ml，每日或隔日 1 次。

2. 耳针法　选大肠、胃、脾、肝、肾、交感。每次以 3～4 穴，毫针刺，中等刺激。亦可用揿针埋藏或用王不留行籽贴压。

泄泻发生的主要病因是

A. 胃强脾弱

B. *脾虚湿盛*

C. 肝郁脾虚

D. 食滞胃肠

E. 肠腑湿热

治疗急性泄泻的主穴是

A. 神阙、天枢、足三里、公孙

B. 中脘、内关、足三里、合谷

C. *天枢、上巨虚、阴陵泉、水分*

D. 天枢、下脘、上巨虚、关元

E. 足三里、中脘、天枢、三阴交

某男，50 岁，腹泻 2 年。晨起即腹痛，泻后痛减，腹冷喜暖，精神疲

乏，腰酸腿软，四肢发冷，舌淡，苔白，脉沉细。治疗除神阙、天枢、足三里、公孙外，应加用

    A. 阴陵泉、命门

    B. 阴陵泉、脾俞

    C. 脾俞、太白

    D. *肾俞、命门*

    E. 下脘、关元

便　　秘

【概述】

便秘是指大便秘结不通、粪便干燥艰涩难解而言，可见于多种疾病，主要因大肠传导功能失常，粪便在肠内停留时间过久，水液被吸收，而致便质干燥难解。本证概分为偏虚、偏实两类。

【病因病机】

便秘偏实者，多由素体阳盛或过食辛辣厚味，以致胃肠积热；或误服药石，毒热内盛；或热病后余热留恋，肺热移于大肠，耗伤津液，导致肠道燥热，大便干结；或忧思过度，久坐少动，肺气不降，大肠气机郁滞，通降失常，传导失职，糟粕内停而成便秘。

便秘偏虚者，多由病后、产后，气血两伤未复，或年迈体弱，气血亏好，气虚则大肠传运无力，血虚则津亏肠失滋润，而成便秘；或下焦阳气不充，阴寒凝结，腑气受阻，糟粕不行，凝集肠道而为便秘。

【辨证分型】

1. 实证　症见大便干结，经常三五日一次或更长时间，临圊努责，干燥难下。如属热邪壅盛，则见身热烦渴，口干口臭，喜冷饮，苔黄燥，脉滑实；若气机郁滞，证见便秘胁痛，胀满不舒，嗳气纳差，苔黄腻，脉弦。

2. 虚证　症见大便干燥，数日不行。若因气血虚者，则见面色㿠白，神疲气怯，头晕心悸，汗出气短，舌淡苔薄，脉虚弱；若阴寒内结，则腹中冷痛，喜热畏寒，四肢不温，舌淡苔白，脉沉迟。

【治疗】

1. 实证

治则：清热理气，通导肠腑。

处方：天枢　支沟　曲池　内庭

方义：天枢乃大肠募穴，疏通大肠腑气，腑气通则传导功能复常；支沟宣通三焦气机，三焦气顺则腑气通调；曲池清泄大肠热邪；内庭乃胃经荥穴，宣散肠胃积热。

随证配穴：气滞者配太冲。

2. 虚证

治则：健脾益气，温阳通便。

处方：大肠俞　天枢　支沟　上巨虚

方义：大肠俞乃大肠腑气传输之处，配其募穴天枢，调理气血，疏通腑气；支沟宣导三焦气机，通调腑气；上巨虚是大肠下合穴，有"合治内腑"之意，调理腑气，恢复大肠传导功能。

随证配穴：气血虚配足三里，阴寒盛灸神阙穴。

【特色疗法】

贺普仁教授治疗便秘，主穴：丰隆、支沟。热秘：内庭、天枢。气秘：中脘、太冲。虚秘：足三里。冷秘：关元。刺法：三通法中温通为主，中粗火针，速刺法，点刺不留针，下肢深度3~5分，足部穴位深度1~5分，腹部穴位2~3分。

方义：丰隆为足阳明之络穴"主大小便涩难"可推动腑气下行，支沟为手少阳之经穴，宣通三焦气机，二穴共为主穴以通调腑气。内庭为胃经荥穴，天枢为大肠募穴，可泻下润肠，肝经原穴太冲疏肝解郁，配和腑会中脘以行气导滞，足三里补益气血而润肠，关元壮阳，肠道得以温煦、濡润而通便。

耳针法

选大肠、直肠、交感、皮质下，毫针刺，中等强度或弱刺激，或用揿针或用王不留行籽贴压。

治疗便秘的主穴是

A. 天枢、神阙、足三里、公孙、合谷

   B. *天枢、支沟、水道、归来、丰隆*

   C. 天枢、上巨虚、阴陵泉、水分、合谷

   D. 天枢、支沟、下脘、关元、合谷

   E. 天枢、支沟、足三里、中脘、太冲

某女，67 岁，便秘数年。大便并不干硬，临厕努挣乏力，挣则汗出气短，便后疲乏，面色㿠白，神疲乏力，舌淡嫩，苔薄，脉细虚。其辨证是

   A. 阳虚

   B. *气虚*

   C. 血虚

   D. 气机郁滞

   E. 热邪壅盛

感　冒

【病因病机】

感冒的发生主要由于体虚，抗病能力减弱，当气候剧变时，人体卫外功能不能适应，邪气乘虚由皮毛、口鼻而入，引起一系列肺卫症状。外邪有偏寒、偏热的差异，偏寒者则致寒邪束表，肺气不宣，阳气郁阻，毛窍闭塞；偏热者则热邪灼肺，腠理疏泄失司，肺失清肃。

感冒虽以风邪多见。但季节不同，多夹时气或非时之气，故临床以风寒、风热多见，又有夹湿、夹暑之兼证。

【辨证】

主症：恶寒发热，头痛，鼻塞，流涕，脉浮。

兼见恶寒重，发热轻或不发热，无汗，鼻痒喷嚏，鼻塞声重，咳嗽流涕，痰液清稀，头痛，肢体酸楚，苔薄白，脉浮紧，为风寒感冒；微恶风寒，发热重，有汗，鼻塞涕浊，咳嗽，痰稠或黄，咽喉肿痛，口渴，头痛昏胀，苔薄黄，脉浮数，为风热感冒；夹湿则头痛如裹，胸闷纳呆；夹暑则汗出不解，心烦口渴。

【治疗】

1. 基本治疗

治法：祛风解表。取手太阴、手阳明经及督脉穴为主。

主穴：列缺　合谷　大椎　太阳　风池

配穴：风寒感冒者，加风门、肺俞；风热感冒者，加曲池、尺泽、鱼际；鼻塞者，加迎香；气虚感冒者，加足三里；咽喉疼痛者，加少商；全身酸楚者，加身柱；夹湿者，加阴陵泉；夹暑者，加委中。

操作：主穴用毫针泻法。风寒感冒，大椎行灸法；风热感冒，大椎行刺络拔罐。配穴中足三里用补法或平补平泻法，少商、委中用刺络出血法，余穴用泻法。

方义：太阴、阳明为表里经，故取手太阴、手阳明经列缺、合谷以祛邪解表。督脉为阳脉之海，主一身之阳，温灸大椎可通阳散寒，刺络出血可清泻热邪。风池为足少阳经与阳维脉之交会穴，"阳维为病苦寒热"，故风池可疏散风邪以解表，与太阳相配又可清利头目。

2. 其他治疗

（1）耳针法：选肺、内鼻、下屏尖、额，用中、强刺激。咽痛加咽喉、扁桃体穴，毫针刺。

（2）拔罐法：选大椎、身柱、大杼、肺俞拔罐，留罐 15 分钟，或用闪罐法。本法适用于风寒感冒。

（3）刺络拔罐法：选大椎、风门、身柱、肺俞，消毒后，用三棱针点刺出血，拔火罐于穴位上，留罐 10 分钟后起罐，清洁消毒局部。本法适用于风热感冒。

治疗感冒的主穴是

A. 列缺、合谷、肺俞、太渊、大椎

B. 太渊、肺俞、合谷、鱼际、三阴交

C. *列缺、合谷、大椎、太阳、风池*

D. 鱼际、尺泽、膻中、肺俞、定喘

E. 尺泽、肺俞、膏肓、太溪、足三里

某男，24 岁，恶寒发热 1 天，恶寒重，发热轻，无汗，鼻塞声重，肢体酸楚，苔薄白，脉浮紧。治疗除列缺、合谷、大椎、太阳、风池外，还应加用

A. *风门、肺俞*

B. 曲池、尺泽

C. 迎香、身柱

D. 迎香、肺俞

E. 少商、曲池

哮　喘

【病因病机】

本病之基本病因为痰饮内伏。小儿每因反复感受时邪而引起；成年者多由久病咳嗽而形成。脾失健运，聚湿生痰，或偏嗜咸味、肥腻或进食虾蟹鱼腥，以及情志、劳倦等，均可引动肺经蕴伏之痰饮。痰饮阻塞气道，肺气升降失常，而发为痰鸣哮喘。发作期可气阻痰壅，阻塞气道，表现为邪实证；如反复发作，必致肺气耗损，久则累及脾肾，故在缓解期多见虚象。

【辨证】

1. 实证

主症：病程短，或当哮喘发作期，哮喘声高气粗，呼吸深长，呼出为快，体质较强，脉象有力。

兼见咳嗽喘息，咯痰稀薄，形寒无汗，头痛，口不渴，脉浮紧，苔薄白，为风寒外袭；咳喘痰黏，咯痰不爽，胸中烦闷，咳引胸胁作痛，或见身热口渴，纳呆，便秘，脉滑数，苔黄腻，为痰热阻肺。

2. 虚证

主症：病程长，反复发作或当哮喘间歇期，哮喘声低气怯，气息短促，体质虚弱，脉象无力。

兼见喘促气短，喉中痰鸣，语言无力，吐痰稀薄，动则汗出，舌质淡，或微红，脉细数，或软而无力，为肺气不足；气息短促，动则喘甚，汗出肢冷，舌淡，脉沉细，为肾气不足。

【治疗】

1. 基本治疗

（1）实证

治法：祛邪肃肺，化痰平喘。取手太阴经穴及相应背俞穴为主。

主穴：列缺　尺泽　膻中　肺俞　定喘

配穴：风寒外袭者，加风门；风热者，加大椎、曲池；痰阻肺热者，加丰隆；喘甚者，加天突。

操作：针用泻法，风寒者可合用灸法，定喘穴刺络拔罐。

方义：手太阴经列缺宣通肺气，祛邪外出。选其合穴尺泽，肃肺化痰，降逆平喘。局部取气之会穴膻中，可宽胸理气，舒展气机。取肺之背俞穴，以宣肺祛痰；定喘为平喘之效穴。

（2）虚证

治法：补益肺肾，止哮平喘。以相应背俞穴及手太阴、足少阴经穴为主。

主穴：肺俞 膏肓 肾俞 定喘 太渊 太溪 足三里

配穴：肺气不足者，加气海；肾气不足者，加阴谷、关元。

操作：定喘用刺络拔罐，余穴用毫针补法。可酌用灸法或拔火罐。

方义：肺俞、膏肓针灸并用可补益肺气。肾俞补之以纳肾气。肺经原穴太渊、肾经原穴太溪，可充肺肾真元之气。足三里调和胃气，以资生化之源，使水谷精微上归于肺，肺气充则自能卫外。定喘为平喘之效穴。

2. 其他治疗

（1）耳针法：选平喘、下屏尖、肺、神门、皮质下。每次取 2～3 穴，捻转法，用中、强刺激，适用于哮喘发作期。

（2）穴位贴敷法：选肺俞、膏肓、膻中、定喘。用白芥子 30g，甘遂 15g，细辛 15g，共为细末，用生姜汁调药粉成糊状，制成药饼如蚕豆大，上放少许丁桂散，敷于穴位上，用胶布固定。贴 30～60 分钟后取掉，局部有红晕微痛为度。若起疱，消毒后挑破，消毒纱布敷盖。

（3）穴位割治法：选膻中穴，常规消毒后，局部浸润麻醉，切开穴位 1cm，割去皮下脂肪，缝合后，外用消毒敷料固定即可。每 10～15 天做 1 次，一般做 1～2 次。

哮喘的基本病因是

A. 外感风寒

B. 外感风热

C. 情志内伤

D. 劳倦内伤

E. *痰饮内伏*

某男，68 岁，反复咳喘发作多年，现喘促气短，动则喘甚，汗出肢冷，舌淡，脉沉细。治疗应选取哪组经脉为主

A. 手太阴、足太阴、任脉

B. 手太阴、足太阴、足少阴
C. 手太阴、足厥阴、督脉
D. *手太阴、足少阴、背俞穴*
E. 手太阴、足少阴、督脉

癃　闭

【概述】

癃闭是指排尿困难，点滴而下，甚至小便闭塞不通的一种疾患。"癃"是指小便不利，点滴而下，病势较缓；"闭"是指小便不通，欲溲不下，病势较急。癃与闭虽有区别，但都是指排尿困难，只是程度上的不同，故常合称癃闭。

癃闭可见于西医学的膀胱、尿道器质性和功能性病变及前列腺疾患等所造成的排尿困难和尿潴留。

【病因病机】

本病由膀胱湿热互结，导致气化不利，小便不能，而成癃闭；或肺热壅盛，津液输布失常，水道通调不利，热邪闭阻而成癃闭；或跌仆损伤，以及下腹部手术，引起筋脉瘀滞，影响膀胱气化而致小便不通，此属实证。或脾虚气弱，中气下陷，清阳不升，浊阴不降，则小便不利；或年老肾气虚惫，命门火衰，不能温煦鼓舞膀胱气化，使膀胱气化无权，形成癃闭，此属虚证。

【辨证】

1. 实证
主症：发病急，小便闭塞不通，努责无效，小腹胀急而痛，烦躁口渴，舌质红，苔黄腻。

兼见口渴不欲饮，或大便不畅，舌红，苔黄腻，脉数者，为湿热内蕴；呼吸急促，咽干咳嗽，舌红苔黄，脉数者，为肺热壅盛；多烦善怒，胁腹胀满，舌红，苔黄，脉弦者，为肝郁气滞；有外伤或损伤病史，小腹满痛，舌紫暗或有瘀点，脉涩者，为外伤血瘀。

2. 虚证
主症：发病缓，小便滴沥不爽，排出无力，甚则点滴不通，精神疲惫，舌质淡，脉沉细而弱。

兼见气短纳差，大便不坚，小腹坠胀，舌淡苔白，脉细弱者，为脾虚气弱；若面色㿠白，神气怯弱，腰膝酸软，畏寒乏力，舌淡苔白，脉沉细无力者，为肾阳虚。

【治疗】

1. 基本治疗

（1）实证

治法：清热利湿，行气活血。以足太阳、足太阴经穴及相应俞募穴为主。

主穴：秩边　阴陵泉　三阴交　中极　膀胱俞

配穴：湿热内蕴者，加委阳；邪热壅肺者，加尺泽；肝郁气滞者，加太冲、大敦；瘀血阻滞者，加曲骨、次髎、血海。

操作：毫针泻法。秩边穴用芒针深刺 2.5～3 寸，以针感向会阴部放射为度。针刺中极等下腹部穴位之前，应首先叩诊，检查膀胱的膨胀程度，以便决定针刺的方向、角度和深浅，不能直刺者，则向下斜刺或透刺，使针感能到达会阴并引起小腹收缩、抽动为佳。每日 1～3 次。

方义：秩边为膀胱经穴，可疏导膀胱气机。三阴交穴通调足三阴经气血，消除瘀滞。阴陵泉清热利湿而通小便。中极为膀胱募穴，配膀胱之背俞穴，俞募相配，促进气化。

（2）虚证

治法：温补脾肾，益气启闭。以足太阳经、任脉穴及相应背俞穴为主。

主穴：秩边　关元　脾俞　三焦俞　肾俞

配穴：中气不足者，加气海、足三里；肾气亏虚者，加太溪、复溜；无尿意或无力排尿者，加气海、曲骨。

操作：秩边用泻法，操作同上；其余主穴用毫针补法，亦可用温针灸，每日 1～2 次。配穴用补法。

方义：秩边为膀胱经穴，可疏导膀胱气机。关元为任脉与足三阴经交会穴，能温补下元，鼓舞膀胱气化。脾俞、肾俞补益脾肾。三焦俞通调三焦，促进膀胱气化功能。

2. 其他治疗

（1）耳针法：选肾、膀胱、肺、肝、脾、三焦、交感、神门、皮质下、腰骶椎。每次选 3～5 穴，毫针用中强刺激，或用揿针埋藏或用王不留行籽贴压。

（2）穴位敷贴法：选神阙穴。用葱白、冰片、田螺或鲜青蒿、甘草、甘遂各适量，混合捣烂后敷于脐部，外用纱布固定，加热敷。

3. 特色治疗

金针王乐亭治疗本病常针刺龙门穴，该穴为经外奇穴，在任脉线耻骨下缘至前阴上际之间，功能为调理气机。可先点刺秩边，使之针感达到前阴部然后起针，以助膀胱气化，通利小便。

【按语】

1. 针灸治疗癃闭有一定的效果，可以避免导尿的痛苦和泌尿道感染，尤其是对于功能性尿潴留，疗效更好。

2. 膀胱过度充盈时，下腹部穴位应斜刺或平刺。

如属机械性梗阻或神经损伤引起者，须明确发病原因，采取相应措施。

第二节　妇儿科病证

痛　　经

【病因病机】

痛经多由情志不调，郁怒伤肝，肝气郁结，经血阻滞于胞宫；或经期受寒饮冷，坐卧湿地，冒雨涉水，寒湿客于胞宫；或脾胃素虚，或大病久病，气血虚弱；或禀赋素虚，肝肾不足，精血亏虚，以致冲任不足，胞脉失养而发。

【辨证】

主症：经期或经行前后小腹疼痛，历时数小时，甚者 2~3 天。痛重者面色发白，出冷汗，全身无力，四肢厥冷，或伴有恶心、呕吐、腹泻、尿频、头痛等症状。

兼见腹痛，多在经前或经期腹痛剧烈，拒按，经色紫红或紫黑，夹有血块，血下痛减，为实证。伴经前乳房胀痛，舌有瘀斑，脉细弦者，为气滞血瘀；小腹冷痛，得热痛减，月经量少，色紫黑有块，苔白腻，脉沉紧者，为寒湿凝滞。

兼见经后小腹绵绵作痛，少腹柔软喜按，月经色淡，量少，属虚证。伴面色苍白或萎黄，神疲无力，头晕眼花，心悸，舌淡，舌体胖大边有齿痕，脉细弱者，为气血不足；伴腰膝酸软，夜寐不宁，头晕耳鸣，目糊，舌红少苔，脉细者，为肝肾不足。

【治疗】

1. 基本治疗

（1）实证

治法：行气散寒，通经止痛。取足太阴经、任脉穴为主。

主穴：三阴交 中极 次髎

配穴：寒湿者，加归来、地机；气滞者，加太冲；腹胀者，加天枢、气穴；胁痛者，加阳陵泉、光明；胸闷者，加内关。

操作：毫针泻法，寒邪甚者可加艾灸。

方义：三阴交为足三阴经交会穴，可通经止痛。中极为任脉经穴，可通调冲任之气。次髎为治疗痛经的经验穴。

某女，18岁，经期下腹部疼痛剧烈，经色紫黑，有血块，经前伴乳房胀痛，舌有瘀斑，脉细弦。治疗宜选取

A. 三阴交、中极、次髎、太冲
B. 三阴交、归来、次髎、地机
C. 三阴交、中极、次髎、内关
D. 三阴交、气海、太溪、肝俞
E. 三阴交、气海、脾俞、胃俞

（2）虚证

治法：调补气血，温养冲任。以足太阴、足阳明经穴为主。

主穴：三阴交 足三里 气海

配穴：气血亏虚证者，加脾俞、胃俞；肝肾不足者，加太溪、肝俞、肾俞；头晕耳鸣者加悬钟。

操作：毫针补法，可用灸法。

方义：三阴交为肝脾肾三经之交会穴，可调理三经气血，肝脾肾精血充盈，胞脉得养，冲任自调。足三里为阳明经之合穴，可补益气血。气海为任脉穴，暖下焦，温养冲任。

2. 其他治疗

（1）耳针法：选子宫、皮质下、内分泌、交感、内生殖器、神门、肝、肾。每次选 2 ~ 4 穴，毫针刺，中等强度刺激，每次留针 20 ~ 30 分钟。或用耳穴贴压法，每 3 ~ 5 日更换 1 次。

（2）皮肤针法：选腰骶部督脉、膀胱经、夹脊穴，下腹部任脉、肾经、脾经。用皮肤针叩刺，至皮肤潮红，每次 10 ~ 15 分钟，隔日 1 次。

崩　漏

【病因病机】

本病发生的主要机理是冲任损伤，不能制约经血，以致经血从胞宫非时妄行。属实者，或因素体阳盛，或感热邪，或过食辛辣，或肝郁化火，热伤冲任，迫血妄行，致成崩漏；或经期产后，余血未尽，瘀血阻滞冲任，血不归经，发为崩漏；属虚者，或素体脾虚，或思虑过度，或饮食劳倦，损伤脾气，统摄无权，冲任不固，而发崩漏；肾阳亏损，失于封藏，使冲任不固，或肾阴不足致虚火动血，而成崩漏。本病涉及冲任二脉及肝脾肾三脏，证候有虚有实。

【辨证】

1. 实证

主症：下血量多，或淋沥不断，血色红。

兼见血色深红，质黏稠，气味臭秽，口干喜饮，舌红苔黄，脉滑数者，为血热；出血量多，色紫红而黏腻，带下量多，色黄臭秽，阴痒，苔黄腻，脉濡数者，为湿热；血色正常，或带有血块，烦躁易怒，时欲叹息，小腹胀痛，苔薄白，脉弦者，为气郁；漏下不止，或突然下血甚多，血色紫红而黑，小腹疼痛拒按，下血后疼痛减轻，舌质紫暗或有瘀点，脉沉涩者，为血瘀。

2. 虚证

主症：暴崩下血，或淋沥不尽。

兼见血色淡、质稀，面色萎黄，神疲体倦，少气懒言，纳呆便溏，舌淡胖，苔薄白，脉沉细无力者，为脾虚；出血量多，淋沥不尽，色淡红，少腹冷痛，喜温喜按，形寒畏冷，大便溏薄，舌淡苔白，脉沉细而迟者，为肾阳虚；下血量少，色红，头晕耳鸣，心烦不寐，腰膝酸软，舌红少苔，脉细数者，为肾阴虚。

【治疗】

1. 基本治疗
（1）实证
治法：通调冲任，祛邪固经。取任脉、足太阴经穴为主。
主穴：关元　公孙　三阴交　隐白
配穴：血热者，加血海；湿热者，加阴陵泉；气郁者，加太冲；血瘀者，加地机。
操作：关元用平补平泻法，其余穴位用毫针泻法。
方义：关元为任脉穴，公孙通冲脉，两者配合可通调冲任，固摄经血。三阴交为足三阴经交会穴，可清泻三阴经湿、热、瘀之邪，又可疏肝理气。隐白为脾经井穴，是治崩漏经验穴。

某女，24 岁，经血不止 15 天，下血量多，色红，气味臭秽，口干喜饮，舌红苔黄，脉滑数。治疗取穴是
A. 关元、公孙、三阴交、行间、阴陵泉
B. 关元、公孙、三阴交、隐白、太冲
C. *关元、公孙、三阴交、隐白、血海*
D. 关元、公孙、三阴交、隐白、内庭
E. 气海、三阴交、足三里、然谷、太溪

（2）虚证
治法：调补冲任，益气固经。取任脉、足太阴经、足阳明经穴为主。
主穴：气海　三阴交　足三里
配穴：脾气虚者，加百会、脾俞、胃俞；肾阳虚者，加肾俞、命门；肾阴虚者，加然谷、太溪；盗汗者，加阴郄；失眠者，加神门。
操作：毫针补法，可用灸法。
方义：气海益气固本，调补冲任。三阴交健脾益气，加强脾之统血作用。足三里补益气血，使经血生化有源。

某女，36 岁，经血淋沥不净 30 天，血色淡，质稀薄，伴面色萎黄，神疲肢倦，舌淡，苔白，脉沉细无力。除气海、三阴交、足三里外，应加取
A. 肾俞、命门
B. 然谷、太溪

    C. *百会、脾俞*

    D. 隐白、血海

    E. 隐白、地机

2. 其他治疗

（1）耳针法：选内生殖器、皮质下、内分泌、肾、肝、脾。毫针刺用中等刺激，或用埋针法，左右两耳交替使用。

（2）穴位注射法：选气海、关元、中极、肾俞、关元俞。用维生素 B_{12} 或黄芪、当归等注射液，每穴可注射药液 2ml，每日 1 次。

（3）挑刺法：在腰骶部督脉或膀胱经上寻找反应点，用三棱针挑破 0.2～0.3cm 长，0.1cm 深，将白色纤维挑断，每次选 2～4 个点，每月 1 次，连续挑治 3 次。

缺　乳

【病因病机】

本病多因素体脾胃虚弱，生化不足，气血虚弱；或分娩失血过多，气血耗损，乳汁化源不足；或产后思虑过度而伤脾，气血生化不足；或产后七情所伤，情志不调，肝失条达，气机不畅，乳汁运行不畅而乳少。足阳明胃经循行过乳房，中医有"乳头属肝，乳房属胃"之说，故本病与肝胃有关。

【辨证】

主症：产后没有乳汁分泌，或分泌量过少，或在产褥期、哺乳期乳汁正行之际，乳汁分泌减少或全无。

兼见乳汁清稀，乳房柔软无胀感，面色苍白，唇甲无华，神疲乏力，食少便溏，舌淡苔薄白，脉虚弱者，为气血不足；若产后乳汁不行或乳少，乳房胀满疼痛，或身有微热，情志抑郁，胸胁胀满，脘痞食少，舌红，苔薄黄，脉弦者，为肝气郁滞。

【治疗】

1. 基本治疗

治法：调理气血，疏通乳络。取足阳明、任脉经穴为主。

主穴：乳根　膻中　少泽

配穴：气血不足者，加足三里、脾俞、胃俞；肝气郁滞者，加太冲、内关；食少便溏者，加中脘、天枢；失血过多者，加肝俞、膈俞；胸胁胀满者，加期门；胃脘胀满者，加中脘、足三里。

操作：少泽点刺出血，其余主穴用平补平泻法。配穴按虚补实泻法操作。

方义：乳根为足阳明经穴，调理阳明气血，通络下乳。膻中为气会，调气通络。少泽为通乳之经验穴。

某女，28岁，产后泌乳量少质稀，乳房柔软无胀感，面色苍白，神疲乏力，舌淡，苔薄白，脉细。除乳根、膻中、少泽外，应加取

A. 太冲、内关

B. *足三里、脾俞*

C. 肝俞、膈俞

D. 中脘、天枢

E. 期门、太冲

2. 其他治疗

（1）皮肤针：背部从肺俞至三焦俞及乳房周围，叩刺强度根据证候的虚实决定轻重，一般多用轻刺激或中等刺激。背部从上而下每隔2cm叩打一处，并可沿肋间向左右两侧斜行叩刺，乳房周围作放射状叩刺，乳晕部作环形叩刺，每次叩刺10分钟，每日1次。

（2）耳针法：选胸、内分泌、交感、肝、脾。毫针用中等刺激，或用揿针埋藏或用王不留行籽贴压。

（3）穴位注射法：选乳根、膻中、肝俞、脾俞。用维生素 B_1、维生素 C 注射液各10ml混合，每穴注入1~2ml，每日1次。

胎位不正

【概述】

正常胎位中，绝大多数为枕前位。如果妊娠30周后，经产前检查发现胎位呈枕后位、臀位、横位等，称胎位不正，常见于经产妇或腹壁松弛的孕妇。

【治疗】

艾灸法

方穴组成：至阴

方法：嘱孕妇放松腰带仰卧于床上，或坐在靠背椅上，以艾条灸两侧至阴穴15～20分钟，每日1～2次，灸至胎位正常。若灸数次无效当查明原因，转科处理。

遗　尿

【概述】

遗尿是指年满五周岁以上的儿童夜间不自主地排尿。以男孩居多。若婴幼儿时期，由于生理上尚未建立起排尿反射，功能发育尚不成熟；或学龄前儿童因白日游戏过度，精神疲劳，睡前多饮等原因，也可偶然发生遗尿，均不属于病态。五岁以上的幼童，不能自主控制排尿，熟睡时经常遗尿，轻者数夜一次，重者可一夜数次，则为病态。

【病因病机】

本病的发生在于膀胱不能约束，其原因为下元虚寒，肾气不足，或脾肺气虚，膀胱失约；或因肝经湿热，火热内迫；亦有小儿没有养成夜间起床排尿的习惯，任其小便于床，久而久之，形成习惯性遗尿。

【辨证分型】

1. 下元虚寒　睡中经常遗尿，多则一夜数次，醒后方觉，神疲乏力，面色苍白，肢怕冷，下肢无力，腰酸腿软，智力较差，小便清长，舌质较淡。

2. 脾肺气虚　睡后遗尿，少气懒言，神疲乏力，面色苍黄，食欲不振，大便溏薄，自汗出，苔薄嫩，脉少力。

3. 肝经湿热　遗尿量不多，但尿味腥臊，尿色较黄，平时性情急躁，或夜间梦语龄齿，唇红，苔黄，脉数有力。

【治疗】

1. 一般治疗（常规治法）

（1）下元虚寒

治则：培肾固本，补益元气

方穴组成：关元、中极、膀胱俞、肾俞、三阴交、太溪。

方义：关元是精血之室，元气之所，为足三阴与任脉交会，功专培肾固本，补益元气；三阴交统补足三阴之气以加强膀胱之约束，为治疗本病必不可少的要穴；肾俞、太溪补益肾气；中极为膀胱募穴，与膀胱俞配用，俞募配穴，使膀胱约束有权。

（2）脾肺气虚

治则：补肺益气，培补脾胃

方穴组成：关元、三阴交、气海、太渊、足三里。

方义：关元为足三阴与任脉交会，功专培肾固本，补益元气；三阴交统补足三阴之气以加强膀胱之约束，为治疗本病必不可少的要穴；气海补气调下焦；太渊补益肺气；足三里补中益气，培补脾胃。

（3）肝经湿热

治则：疏泻肝胆，清利湿热

方穴组成：关元、三阴交、阳陵泉、足三里。

方义：关元补肾壮阳，培元固精，三阴交健脾补肾，除下焦湿热，阳陵泉为胆经合穴，可疏泻肝胆，清利湿热，足三里为胃经合穴，可益气固摄。

2. 特色治法（贺普仁教授经验）

贺普仁教授认为，小儿遗尿的发生，与肺脾肾不足有关，治疗中选用微通法（毫针）以健脾益肺，温肾固摄。

方穴组成：百会、气海、关元、三阴交。

方义：百会升举阳气；关元为人体元气生发之所，是足三阴经与任脉之交会穴，可以培肾固本，补益元气；气海以补气，三阴交统补足三阴之气，以加强膀胱之约束，诸穴共奏健脾益肾、温肾固摄之功。

3. 特色治法（周德安教授经验）

周德安教授认为，本病多因先天禀赋不足，气化功能不利，或下元亏虚，膀胱约束无权所致。亦有因后天失养，脾胃失调而导致脾肾两虚者。

治则：固肾培元，约束膀胱

方穴组成：

第一组：关元、中极、三阴交、足三里

第二组：肾俞、膀胱俞、秩边

第三组：承浆、夜尿点（小指掌侧面第 1 指横纹中点）。

方义：关元培本固元；中极是膀胱募穴，有补肾固胞之力；足三里及三阴交二穴起健脾胃、益气血之效；肾俞补肾壮阳；膀胱俞与中极俞募配穴法，共起益气固胞之功；承浆为任脉终末穴，其经气与督脉相通，既可调一身之阴，又可调一身之阳，可加强全身气化功能；秩边为治泌尿生殖系统疾病的经验穴；夜尿点为治遗尿的经验穴。以上三组穴交替使用，可达固本培元、补肾固脬之效。

4. 其他治疗

（1）耳针法：选肾、膀胱、尿道、皮质下。每次选 2～3 穴，毫针轻刺，或用王不留行籽贴压。

（2）皮肤针法：选夹脊穴、气海、关元、中极、肾俞、膀胱俞、八髎。皮肤针轻叩，使皮肤微微潮红，也可叩刺后加拔火罐，隔日 1 次。

小儿脑性瘫痪

【概述】

小儿脑性瘫痪是以大脑发育不全、智力低下、四肢运动障碍为主症的常见疾病，属中医"五迟"、"五软"范畴。

【病因病机】

多因先天禀赋不足，肝肾亏损，精血不能注于筋骨；或元阳不振，阳气不能温煦肌肤、营于四末而成；或平素乳食不足，喂养失调或久病、大病后失于调养，以致脾胃亏损，气血虚弱，筋骨肌肉失于滋养所致；或因感受热毒，内陷厥阴，后期阶段导致伤气耗阴，日久气血失调，筋脉失养；或风痰留阻络道，气滞血瘀，筋脉失利而致。

【辨证分型】

1. 肝肾不足　发育迟缓，坐立、行走、生齿等明显迟于正常同期小儿，平素疲劳喜卧，精神呆滞，面色无华，舌质淡，苔薄白，脉弦细。

2. 气血虚弱　肢体软弱，神情呆滞，智力迟钝，面色苍白，神疲乏力，唇淡苔少，脉细弱。若脾胃虚弱明显者，兼见头、项、口唇、手足软弱无力，不能活动，肌肉松弛，食少不化，唇淡，舌淡苔薄白，脉沉迟无力。

3. 气滞血瘀，痰阻经络　神志迟钝，失语，痴呆，手足软而不用，肢体麻木，舌淡紫或边有瘀点，苔黄腻，脉弦滑或涩。

【治疗】

1. 一般治疗（常规治法）

治则：滋养肝肾，理气活血，通络化瘀

方穴组成：百会、大椎、四神聪、悬钟、足三里、合谷

方义：百会为诸阳之会，能醒脑开窍；大椎通阳活络；四神聪为经外奇穴，有宁神醒脑益智之功；悬钟为髓会，可益髓通脑、强筋壮骨；足三里、合谷培补后天、调理气血。

随症配穴：语言障碍配通里、廉泉、金津、玉液；颈瘫配天柱；面瘫配颊车、下关；上肢瘫配肩髃、曲池；下肢瘫配环跳、阳陵泉；腰部软配腰阳关；智力迟钝配通里；耳聋配听宫、听会。

2. 特殊治法（贺普仁教授经验）

贺普仁教授认为本病由先天禀赋不足，肝肾亏损，后天失养，气血虚弱所致。以心脾肝肾亏虚为主，精髓不充，精明之腑失养。部分后天性患儿有因瘀血痰浊阻滞脑络，致神明失聪。病因以先天为主，父母双方自身遗传缺陷，精血虚损者，精薄血弱，孕胎禀赋不足，或胎儿期间母亲起居饮食、用药不慎，以致伤及胎元。以上各种原因可导致患儿心脾气血不足，肝肾阴亏，上不能充髓而养脑，外不能滋养筋骨肌肉，以致精明之府失于聪慧，肢体痿软，智能低于正常同龄儿童。

治则：添髓通督，健脑益智

方穴组成：百会、四神聪、风府、哑门、大椎、心俞、譩譆、通里、照海

方义：本病属虚多实少，主因先天不足，后天失养，故补益先后天为其大法，辅以益智开窍醒神。本方多采用督脉之穴，总督一身之阳气，充实髓海，健脑益智；膀胱之脉，挟脊抵腰络肾，取心俞和譩譆二穴，开通心窍，镇静安神；足少阴肾经照海之穴，滋补肝肾；通里为心经穴，可调补心气心血，与照海相配，共奏补益心肾，使水火相济、心肾相交之功；四神聪穴为典型的健脑醒神之穴，其连于督脉，太阳经与肝经之间，故善调一身之阴阳，针之可息风宁神定志。在临床中，当辨证以虚为主时，可取百会、四神聪、哑门、心俞、譩譆、通里、照海为首。少数以实证为主者，则采用扶正与祛邪实并举之法，即在虚证的基础上，加上风府、大椎、腰奇三穴。（注：腰奇，为奇穴，专治癫痫）切不可手法过重，泻之过重。

操作方法：进针要稳准、轻浅、快，即持针要稳，刺穴要准，手法要轻，进针要浅且快。力求无痛，针不可提插捻转。

治疗特点：

①患儿智力低下，不会与医者进行配合，且疼痛及刺激会使其更辗转翻腾，故用针刺轻浅不留针，即快针疗法。小儿脏腑娇嫩，形气未充，正是

"稚阴稚阳"之体，故采用针法以补为主，以轻浅为宜。另外，对于快针疗法有一种说法，认为快针为轻度刺激，轻刺激属于补法的一种。

②本方多为头部及四末之穴，针之方便，坐之可取，易被患儿及家长接受，不伤病儿脏器。

第三节　皮外科病证

瘾　疹

【病因病机】

本病之病位在肌肤腠理，多与风邪侵袭、胃肠积热有关。腠理不固，风邪乘虚侵袭，遏于肌肤而成；或体质索虚；或食用鱼虾荤腥食物，以及肠道寄生虫等，导致胃肠积热，复感风邪，使内不得疏泄，外不得透达，郁于腠理而发。

【辨证】

主症：皮肤突然出现大小不等、形状不一的风团，成块或成片，高起皮肤，边界清楚，其色或红或白，瘙痒异常，发病迅速，消退也快，此起彼伏，反复发作，消退后不留任何痕迹。

若发作与气候变化有明显关系，或疹块以露出部位为重，或兼有外感表证者，为风邪袭表；发作与饮食因素有明显关系，伴有脘腹胀痛、大便秘结，小便黄赤，或伴有恶心呕吐，肠鸣泄泻，舌质红赤，舌苔黄腻，脉滑数者，为胃肠积热；久病不愈，热伤阴血，可致血虚风燥之证。

【治疗】

1. 基本治疗

治法：疏风和营。以手阳明、足太阴经穴为主。

主穴：曲池　合谷　血海　膈俞　委中

配穴：风邪侵袭者，加外关、风池；胃肠积热者，加足三里、天枢；湿邪较重者，加阴陵泉、三阴交；血虚风燥者，加足三里、三阴交；呼吸困难者，加天突；恶心呕吐者，加内关。

操作：主穴用毫针泻法。

方义：曲池、合谷同属阳明，善开泄，既可疏风解表，又能清泻阳明，风邪侵袭、胃肠积热者用之皆宜。本病邪在营血，膈俞为血之会穴，委中又名"血郄"，与血海同用，可调理营血，而收"治风先治血，血行风自灭"之效。

某女，20 岁，食海鲜后皮肤出现大小不等、形状不一的风团，高起皮肤，边界清楚，色红，瘙痒，伴恶心，肠鸣泄泻，舌红，苔黄腻，脉滑数。除曲池、合谷、血海、膈俞、委中外，应加取

A. 外关、风池

B. *足三里、天枢*

C. 三阴交、天枢

D. 足三里、大横

E. 三阴交、风池

2. 其他治疗

耳针法：选神门、肾上腺、内分泌、肺、耳尖、耳背静脉。毫针刺，中强刺激，耳尖、耳背静脉可点刺出血。

蛇 串 疮

【概述】

带状疱疹是由病毒引起的急性、炎症性、神经性皮肤病。病程一般 2 周左右，严重者可迁延较久，一般不会超过 1 个月。多见于胸背、面部和腰部，好发于春、秋两季。大部分患者患病后很少复发，极少数患者有时可以再发。

中医学将本病称为"缠腰火丹"、"火带疮"、"蛇串疮"、"蛇丹"和"蜘蛛疮"。

【病因病机】

本病由于肝气郁结，久而化火妄动而呈肝胆火盛，或由脾经湿热内蕴，外溢皮肤而生；或因偶然兼感毒邪，以致湿热火毒蕴积肌肤而成。年老体弱者，常因血虚肝旺，湿热毒盛，气血凝滞，以致疼痛剧烈，日久才能消失。

【辨证分型】

发病时患者常有带索状皮肤刺痛，疼痛有的发生在皮疹出现之前，有的伴随皮疹同时出现，有的发生于皮疹出现之后。皮肤刺痛轻重不等，儿童患者疼痛轻微，年老体弱者疼痛剧烈，常扩大到皮疹范围之外，即使皮疹消失，尚可后遗持续数月，甚至更长时间。或伴有轻度发热，疲乏无力，胃纳不佳等症状。皮损多先为带片状的红色斑丘疹，很快即成为绿豆到黄豆大小的水疱，3～5个簇集成群，聚集一处或数处，排列成带状，疱群间隔正常皮肤，疱液初透明，5～6天后转为浑浊，重者有出血点、血疱或坏死。轻者无皮损，仅有刺痛感，或稍有潮红，没有典型的水疱。皮疹常发生于身体的一侧，如腰胁部、胸部、颜面部、大腿内侧等，一般不超过正中线。但发于面部者，病情较重，疼痛剧烈，往往伴有附近淋巴结的肿痛，甚至影响视力和听觉，应特别注意。

肝胆火盛型：皮损鲜红，疱壁紧张，口苦口渴，烦躁易怒，便秘尿赤，舌红苔黄，脉弦数；

脾胃湿热型：皮损淡红，疱壁松弛，口不渴，纳呆，便溏，舌体胖，苔白厚或白腻，脉濡数。

【治疗】

肝胆火盛

治则：清火燥湿，解毒止痛。

取穴：局部围刺，期门、曲泉、足窍阴、中渚、支沟、阳陵泉。

方义：手法以泻为主，局部围刺可调理患处气血，阻遏皮疹进一步发展；期门、曲泉清肝解郁泻热；足窍阴、中渚为手足少阳经穴，泻之可疏散少阳之风邪；支沟为手少阳经经穴，具有调理脏腑、行气止痛、清利三焦、通调腑气、降逆泻火的作用；阳陵泉为足少阳经合穴，具有和解少阳、疏泻肝胆、清泻邪热、祛风止痛的作用。诸穴合用，可祛风邪，清利肝火。

脾胃湿热

取穴：局部围刺，夹脊穴、合谷、曲池。

方义：本病取局部围刺、夹脊穴以通病所经气；合谷、曲池配合疏导阳明经气，以清解邪毒。随症配穴：肝胆火盛配太冲、支沟，脾胃湿热配血海、三阴交。

操作：毫针刺，用泻法，每日1次，每次留针30分钟，10次为1疗程。

特殊治法

1. 王乐亭放血疗法

"龙眼"放血："龙眼"穴位于小指近端指关节尺侧面上，握拳取之。局部常规消毒后，用三棱针点刺，然后进行挤压，即有黄色黏液或恶血溢出，挤出 1~2 滴即可。

"龙头"、"龙尾"点刺放血：疱疹首先出现处为"龙尾"，疱疹延伸方向之端称为"龙头"。其放血部位应在"龙头"之前，"龙尾"之后。经常规消毒后，以三棱针点刺出血，在针刺部位拔火罐，以求恶血尽祛，起罐后，用酒精棉球擦净该处，不必包扎。

大椎放血，配穴：如疱疹的发病部位在胸或胸以上部位者加曲池、合谷；疱疹在腰部者，加足三里、三阴交、太冲。选穴多少，根据病情之轻重而定，一般选 1~2 个穴。刺激手法取泻法，每穴留针 30 分钟，每日治疗 1 次。

2. 灸法 用艾条在病灶处由中心向四周围灸，灸至皮肤潮红，以患者舒适而不觉痛为度，约 30~40 分钟，风热者加灸心俞、肺俞；湿热者加灸肝俞、脾俞。

3. 皮肤针法 疱疹消失后遗留的神经痛可在局部用皮肤针叩刺，加艾条灸。

痤 疮

【概述】

痤疮是青春发育期常见的皮脂腺疾病，又称为粉刺。本病好发于 15~30 岁的青年男女，多见于颜面部、上胸、肩、背部等部位。青春期后多数患者可以自愈，少数严重者终生留有瘢痕。

【病因病机】

本病多由肺经风热，熏蒸肌肤；或过食辛辣油腻之物。现代医学认为本病原因是由于青春期性腺成熟、睾丸酮分泌增加、皮质腺代谢旺盛、排泄增多，使其成分有所改变，过多的皮脂堵塞于毛囊口，加上细菌等侵入引致发炎。本病的发生和过食脂肪、糖类、消化不良、休息欠佳等因素有关。

【辨证分型】

初起为粉刺，有的为黑头丘疹，可挤出乳白色粉质样物；常对称分布，可散在分布，在发展过程中可演变为炎性丘疹、脓疱、结节、囊肿，甚至瘢痕等，往往数种同时存在。病程缓慢，常持续到中年才逐渐缓解而痊愈，遗留或多或少的凹坑状萎缩性瘢痕或瘢痕疙瘩。

1. 肺经湿热　多以丘疹损害为主，可有脓疱、结节、囊肿等，舌苔黄，脉数。

2. 脾胃湿热　多有颜面皮肤油腻不适，皮疹有脓疱、结节、囊肿，伴有便秘，苔黄腻，脉濡数。

3. 冲任不调　病情与月经周期有关，可伴有月经不调、痛经，舌黯红，苔薄黄，脉弦细数。

【治疗】

针刺法

治则：宣肺，清热，化湿。

处方：合谷　曲池　内庭　阳白　四白

方义：本方取合谷、曲池清泄阳明之热；阳明多气多血，其经脉上走于面，故配以内庭以清泄阳明经气；四白、阳白疏通局部气血，使肌肤疏泄功能得以调畅。

随症配穴：肺经风热配少商、风门，脾胃湿热配阴陵泉、天枢，冲任不调配血海、三阴交。

特殊治法

1. 贺普仁放血疗法

取穴：耳尖、背部痣点。耳尖穴用速刺法。针刺前先将耳尖穴周围用手指向针刺处挤按，使血液聚集于针刺部位，消毒后以左手拇、食、中指夹紧被刺部位，快速刺入1分左右，迅速出针，挤出鲜血数滴，再用干棉球挤压。背部痣点位于背部五脏俞附近，用挑刺拔罐法。配合辨证取穴，采用针刺法。肺经风热：肺俞；胃肠湿热：胃俞、大肠俞；脾失健运：脾俞；冲任不调：膈俞。

2. 拔罐疗法

取穴：大椎、肺俞、曲池、足三里。操作：上述穴位，采用单纯罐法、刺络罐法或出针罐法，吸拔并留罐5~20分钟，每日一次或隔日一次。10

次为一个疗程，间隔 5 天后进行下一疗程。应经常用温水洗涤病变局部，禁止用手挤压皮疹，不食或少食油腻、辛辣刺激性食品，忌烟酒，多食新鲜蔬菜和水果，保持心情愉快和大便通畅，起居有时。

腱鞘囊肿

【概述】

腱鞘囊肿是发生于关节或腱鞘内的囊性肿物，内含有无色透明或微呈白色、淡黄色的浓稠黏液，属祖国医学"筋结"、"筋瘤"的范围。好发于关节和腱鞘附近，常见于腕背和足背部。属常见病，多为青壮年。女性多于男性。

【病因病机】

本病多因过度劳累，外伤筋脉，以致痰凝筋脉；或因经久站立、扭伤等筋脉不和、气血运行失畅，阻滞于经脉络道而成。现代医学认为本病的发生与手或足的肌腱关节的慢性劳损有关。

【辨证分型】

腱鞘囊肿可无明显自觉症状，偶有轻微酸痛、乏力，囊肿部分外观呈圆形隆起，表面光滑，边缘清楚，质软，有波动感。囊液充满时，囊壁坚硬，局部有压痛。

【治疗】

刺灸法

治则：行气活血，舒筋散结。

处方：局部围刺。

随症配穴：发于手腕配外关，发于足背配解溪。

操作：囊肿局部常规消毒，在囊肿的正中和四周各刺入 1 针，针尖均刺向囊肿的中心，以刺破囊壁为度，留针 20～30 分钟，并用艾条在局部温和灸。隔日 1 次，至囊肿消失为止。

贺普仁火针疗法：以粗火针速刺瘤体数针，挤压出瘤内胶冻状内容物。

扭 伤

【病因病机】

多由剧烈运动或负重不当、跌倒闪挫、牵拉以及过度扭转等原因，引起皮肉、筋脉、关节损伤，致经络不通，经气运行受阻，瘀血壅滞局部。

【辨证】

主症：扭伤部位疼痛，关节活动不利，继则出现肿胀，伤处肌肤发红或青紫。

兼见皮色发红，多为皮肉受伤，青色多为筋伤，紫色多为瘀血留滞；新伤疼痛肿胀，活动不利者，为气血阻滞；若陈伤每遇天气变化而反复发作，为寒湿侵袭，瘀血阻络。

此外，应根据扭伤部位的经络所在，辨清扭伤属于何经。

【治疗】

1. 基本治疗

治法：祛瘀消肿，舒筋通络。取受伤局部腧穴为主。

主穴

腰部：阿是穴　肾俞　腰痛穴　委中

踝部：阿是穴　申脉　解溪　丘墟

膝部：阿是穴　膝眼　膝阳关　梁丘

肩部：阿是穴　肩髃　肩髎　肩贞

肘部：阿是穴　曲池　小海　天井

腕部：阿是穴　阳溪　阳池　阳谷

髋部：阿是穴　环跳　秩边　承扶

配穴：可根据扭伤部位循经远取或上下循经邻近取穴。如腰部正中扭伤远取人中、后溪；腰椎一侧或两侧（紧靠腰椎处）疼痛明显者，远取手三里或三间；膝内侧扭伤取血海、阴陵泉。

操作：毫针泻法。陈旧性损伤可用灸法。

方义：《针灸聚英·肘后歌》言："打仆伤损破伤风，先于痛处下针攻。"扭伤多为关节伤筋，属经筋病，"在筋守筋"，故治疗当以扭伤局部取穴为主，以疏通经络，散除局部的气血壅滞，以达通则不痛。

2. 其他治疗

（1）耳针法：选取相应扭伤部位、神门，中强度刺激，或用王不留行籽贴压。

（2）刺络拔罐法：选取阿是穴，用皮肤针叩刺疼痛肿胀部，以微出血为度，加拔火罐。适用于新伤局部血肿明显者或陈伤瘀血久留，寒邪袭络等。

有关扭伤的针灸辨证论治，叙述不正确的是

A. 扭伤多为关节伤筋，属经筋病

B. 以受伤局部腧穴为主

C. 可配合循经远取

D. 可在扭伤部位上下循经邻近取穴

E. *陈旧性损伤不宜用灸法*

第四节　五官科病证

近　　视

【概述】

近视是以视近清楚、视远模糊为主症的眼病，又称"能近怯远症"。清代黄庭镜所著《目经大成》时称为"近视"，与今名同。本病即现代医学的近视眼，为屈光不正疾病之一。

【病因病机】

近视的发生多因先天禀赋不足、后天发育不足、劳心伤神、心阳耗损，使心肝肾不足之全身因素，致睛珠形态异常成为本病；或因过近距离夜读，书写姿势不当，照明不足，使目络瘀阻，目失所养而致。本病多发于青少年。

【辨证分型】

目为可视之窍，五脏六腑之精气皆上注于目而能视，若肝肾阴虚则视物昏花，能近怯远，伴失眠、健忘、腰酸、目干涩，舌红，脉细。

【治疗】

治则：滋补肝肾，益气明目。

处方：睛明　攒竹　承泣　光明　风池　肝俞　肾俞

方义：睛明、攒竹、承泣为治疗眼疾常用穴，有清肝明目作用；风池为手足少阳与阳维脉之交会穴，有通经活络、养肝明目之功；肝俞、肾俞配光明可调补肝肾，益气明目。

【特殊治法】

1. 耳针法

选穴：眼　肝　脾　肾　心

方法：王不留籽贴压，每 3~5 日更换 1 次，双耳交替，嘱患者每日自行按压数次。治疗 5 次测视力表 1 次，观察视力改善程度。

2. 皮肤针法

选穴：颈椎两旁至大椎处　眼区周围

方法：颈椎两旁至大椎处用重叩法叩打 5~10 次，眼区周围由内向外转圈轻叩 3~5 次，每日 1 次，10 次为 1 疗程。

目 赤 肿 痛

【病因病机】

多因外感风热时邪，侵袭目窍，郁而不宣；或因肝胆火盛，循经上扰，以致经脉闭阻，血壅气滞，骤然发生目赤肿痛。

【辨证】

主症：目赤肿痛，羞明，流泪，眵多。

兼见头痛，发热，脉浮数者，为风热证；兼口苦，烦热，便秘，脉弦滑者，为肝胆火盛。

【治疗】

1. 基本治疗

治法：清泻风热，消肿定痛。取手阳明、足厥阴、足少阳经穴为主。

主穴：合谷　太冲　风池　晴明　太阳

配穴：风热者，加少商、上星；肝胆火盛者，加行间、侠溪。

操作：毫针泻法。少商、太阳、上星点刺出血。

方义：目为肝之窍，阳明、太阳、少阳、足厥阴经脉均循行目系。合谷调阳明经气以疏泄风热。太冲、风池分属肝胆两经，上下相应，导肝胆之火下行。晴明为足太阳、阳明之交会穴，可宣泄患部之郁热，通络明目。太阳点刺放血以泄热消肿。

2. 其他治疗

（1）挑刺法：可在肩胛间按压过敏点，或大椎两旁0.5寸处选点挑治。本法适用于急性结膜炎。

（2）耳针法：选眼、目1、目2、肝。毫针刺，留针20分钟，间歇运针；亦可在耳尖或耳背静脉点刺出血。

有关针灸治疗目赤肿痛，叙述不正确的是

A. 以清泻风热，消肿定痛为法

B. 取手阳明、足厥阴、足少阳经穴为主

C. *风热者，加行间、侠溪以疏散风热*

D. 可取晴明穴以宣散郁热

E. 毫针用泻法

耳鸣、耳聋

【概述】

耳鸣、耳聋都是听觉异常。耳鸣是指耳内鸣响，如蝉如潮，妨碍听觉；耳聋是指听力不同程度减退或失听。两者虽有不同，但往往同时存在，后者多由前者发展而来。

【病因病机】

耳为胆经所辖，若情志不舒，气机郁结，气郁化火；或暴怒伤肝，逆气上冲，循经上扰清窍；或饮食不节，水湿内停，聚而为痰，痰郁化火，以致蒙蔽清窍发为本病。

【辨证分型】

1. 实证 因情志不舒，郁怒伤肝，肝胆之火上攻者，发病突然，耳内有雷鸣或闻潮声，可自行缓解，常于恼怒后发生或加重，可突然丧失听力而出现暴聋；若痰热郁结日久则双耳呼呼作响，耳内闭塞憋气感明显，兼见头昏头疼，口苦咽干，烦躁不宁，舌红苔黄，脉弦数。

2. 虚证 禀赋不足，脾胃肾经失养，耳鸣常在劳累后加重，耳内常有蝉鸣之声，时作时止，或昼夜不息，以夜为重，听力逐渐减退，兼见虚烦失眠，头晕目眩，食欲不振，面色痿黄，舌红或淡，少苔，脉细。

【治疗】

治则：清肝泻火，豁痰开窍，健脾益气。

处方：翳风 听会 侠溪 中渚

方义：手足少阳经循耳之前后，取翳风、听会以疏导少阳经气；侠溪清泻肝胆之火，中渚泻三焦火而清窍。诸穴相配通上达下，通经活络。

随证配穴：肝胆火盛配太冲，肾虚配肾俞。

【其他治疗】

1. 耳针法 选心、肝、肾、内耳、皮质下。暴聋者，毫针强刺激；一般耳鸣、耳聋中等刺激量，亦可埋针。

2. 穴位注射法 选听宫、翳风、完骨、瘈脉。用 654-2 注射液，每次两侧各选一穴，每穴注射 5mg；或用维生素 B_{12} 100μg 注射液，每穴 0.2～0.5ml。

3. 头针法 选取两侧晕听区，毫针刺，间歇运针，留针 20 分钟，每日或隔日 1 次。

牙　　痛

【概述】

牙痛是指牙齿因某种原因引起的疼痛而言，为口腔疾病中最常见的症状之一，遇冷、热、酸、甜等刺激时发作或加重，属中医的"牙宣"、"骨槽风"范畴。现代医学中的龋齿、牙髓炎、根尖炎、牙周炎、牙本质过敏等多有本症状出现，任何年龄和季节均可发病。

【病因病机】

本病多因胃火、风火和肾阴不足所致。由于手足阳明经分别入上下齿，故而肠胃火盛，或过食辛辣，或风热邪毒外犯引动胃火循经上蒸牙床，伤及龈肉，损伤络脉为病者属实证。

肾主骨，齿为骨之余，平素体虚和先天不足，或年老体弱，肾元亏虚，肾阴不足，虚火上炎，灼烁牙龈，骨髓空虚，牙失荣养，致牙齿松动而痛者为虚证。

【辨证分型】

1. 风热牙痛 牙痛阵发性加重，龈肿，遇风发作，患处得冷则减，受热则痛重，形寒身热，口渴，舌红苔白干，脉浮数。

2. 胃火牙痛 牙痛剧烈，齿龈红肿，或出脓血，甚则痛连腮颊，咀嚼困难，口臭，便秘，舌红苔黄而燥，脉弦数。

3. 肾虚牙痛 牙痛隐隐，时作时止，牙龈微红肿，久则龈肉萎缩，牙齿松动，咬物无力，午后加重，腰脊酸软，手足心热，舌红少苔，脉细数。

【治疗】

治则：疏风清热，通络解痛

处方：合谷 颊车 下关

方义：手足阳明经脉循行入上下齿，阳明郁热，循经上扰，而发牙痛。取合谷清阳明之热，颊车、下关疏泻足阳明经气，通经止痛。

随证配穴：风火配外关、风池，阴虚配太溪，胃火配内庭。

【特殊治法】

1. 耳针法

选穴：神门 屏尖 牙

方法：毫针刺，每次取 2～3 穴，强刺激，每日 1 次，每次留针 30 分钟。

2. 穴位注射法

选穴：合谷 下关

方法：柴胡或鱼腥草注射液，每穴注射 0.5ml，每日或隔日注射 1 次。

某男，30 岁，右下齿痛，疼痛剧烈，齿龈红肿，无龋齿，身热，舌红，苔薄黄，脉浮数。针灸治疗本病的取穴是：

A. 合谷、颊车、下关、外关、风池

B. 合谷、颊车、下关、内庭、二间

C. 合谷、颊车、下关、太溪、行间

D. 合谷、颊车、下关、风池、侠溪

E. 合谷、颊车、下关、风池、太冲

咽喉肿痛

【概述】

咽喉肿痛是口咽和喉咽部病变的主要症状，以咽喉部红肿疼痛、吞咽不适为特征，又称"喉痹"。本证相当于现代医学的急慢性咽炎、扁桃体炎、喉炎等。

【病因病机】

1. 风热犯肺，热邪熏灼肺系，或因过食辛辣煎炒，引动胃火上蒸，津液受灼，煎炼成痰，痰火蕴结，皆可导致咽喉肿痛，属实热证。

2. 肾阴不足，阴液不能上润咽喉，虚火上炎，灼于咽喉，亦可导致咽喉肿痛，属阴虚证。

【辨证分型】

1. 实热证　咽喉红肿疼痛，吞咽困难，恶寒声嘶，痰多黏稠，头痛，口干渴，便秘，溲黄，舌红苔黄厚，脉浮数或洪大。

2. 阴虚证　咽部稍肿，色暗红，疼痛较轻，或吞咽时觉疼痛，入夜症状加重，兼口干咽燥，手足心热，舌质红，脉细数。

【治疗】

1. 实热证

治则：清热利咽，消肿止痛。

处方：少商　合谷　尺泽　关冲

方义：本方治疗咽喉肿痛属热证者，少商乃手太阴井穴，点刺出血，轻泻肺热，为治咽喉病证之主穴；合谷疏泻阳明郁热；尺泽穴为手太阴合穴，泻肺经实热，取实则泻其子之意；更取三焦经井穴关冲，点刺出血，加强清泻肺胃之热，以达到消肿利咽的作用。

随证配穴：外感风热配外关，胃经热盛配内庭。

2. 阴虚证

治则：滋阴降火，养阴清热。

处方：太溪 照海 鱼际

方义：太溪为足少阴经原穴，照海为足少阴经和阴跷脉之交会穴，两脉均循行于喉咙，取两穴以调理两经经气；鱼际为手太阴荥穴，可利咽、清肺之虚热。三穴同用，可使虚火得清，不致灼伤阴液，适用于阴虚咽喉肿痛。

随证配穴：肝肾阴虚配三阴交。

【特殊治法】

1. 耳针法

选穴：咽喉 轮 1~4 扁桃体 肾上腺

方法：实证毫针强刺激，嘱患者作吞咽动作，每日 1 次，每次留针 30 分钟。

2. 刺血法

选穴：咽部的下 1/2 处

方法：患者张口，医者左手持压舌板将舌体压平，右手持较长毫针沿压舌板向咽部下 1/2 处散刺约 1 分深，共 3~5 处，以出血为度，刺后吹入牛黄吹咽散，禁食 2 小时，未愈隔 2~3 日再行 1 次。

某男，35 岁，咽喉肿痛，咽干，口渴，便秘，尿黄，舌红，苔黄，脉洪大。除少商、合谷、尺泽、内庭外，应加取

A. 内庭、关冲、风池

B. 内庭、关冲、天突

C. *关冲、厉兑、鱼际*

D. 列缺、照海、鱼际

E. 太溪、曲池、鱼际